새로운 목소리로 **간호를 노래하자**

간호 실무, 연구 및 교육에 나타난 Newman의
의식 확장으로서의 건강 이론

새로운 목소리로 **간호를 노래하자**

간호 실무, 연구 및 교육에 나타난 Newman의 의식 확장으로서의 건강 이론

강혜영 · 강창열 역

전남대학교출판부

Margaret Newman 박사님께 그녀의 우정과,
그리고 지식 개발을 통해 간호 과학의 발전을 위한
그녀의 헌신에 감사 드리며 이 책을 바칩니다.

Carol Picard and Dorothy Jones

역자 서문

의식 확장으로서의 건강 (Health as Expanding Consciousness, HEC) 이란 표제로 번역본을 낸지가 벌써 10년이 넘었습니다. 그 책은 Margaret A. Newman이 간호에 대한 이론을 체계화한 책으로 1994년 미국 간호연맹(National League for Nursing, NLN)이 출간한 것입니다. 제게 있어서 간호이론은 어렵게 느껴지면서도 간호학자로서 다양한 간호 실무를 이끌어주고 뒷받침해 주는 이론이 얼마나 절실한가에 대한 내심의 목소리는 갈수록 커져왔습니다. 그러기에 학위 논문을 쓰고 첫 번째 번역을 마치고도 이 이론이 너무 어려워 실무연구도 제대로 못하면서도 간호학문과 실무의 정체성에 대한 갈구는 늘 제 머릿속에 숙제가 되었습니다. 그러던 차에 지난 2005년 가을 Indiana에서 열린 The 38th Sigma Theta Tau International 학회에 참석하여 그 당시 막 출판된 이 책을 접하게 되었고 곧바로 판권 계약을 맺고 번역을 시작하였지만 게으름으로 이제야 출간하게 되었습니다.

이 책은 여러 나라, 다양한 실무환경에서 연구자들 나름대로 뉴만의 건강이론을 근거로 연구한 결과들입니다. 처음 번역판이 건강이론을 정리한 것이라면 이번 책은 그 건강이론을 여러 나라의 다양한 임상상황에서 어떻게 활용하였는지를 보여주는 사례집이라고 볼 수 있습니다. 여기 제시한 간호실무사례들은 역자 자신도 놀라울 정도로 다양한 간호실무영역에서 건강이론에 근거하여 이뤄진 실무연구들로서 번역자인 저로서도 간호이론의 나가야 할 방향을 좀 알았다는 게 맞겠습니다. 주위에 맡겨지는 여러 일 때문에 번역이 늦어지면서 내심 '왜 나는 이렇게 어려운 번역을 하려는 것일까?' 라는 의문이 떠오르곤 했지만 거의 동시에 해야만 하는 어떤 당위성에 대한 내적인 요구가 있었기에 이제라도 마무리가 된 것 같습니다.

이 책은 HEC 이론을 간호 지식개발을 위한 연구와, 임상 실무, 및 교육에 접목시킨 책으로 총 5부, 20장으로 구성되어 있습니다. 1부 '연구배경과 맥락을 설정하기'는 총 3장으로 구성되어 있으며 HEC에 관한 개요로서 HEC 안에서 발견되는 이론적인 전제조건들과 돌봄의 개념을 소개하고 있습니다. 제1장에서는 인간건강경험의 돌봄을 다루고 있고, 제2장에서는 HEC을 통해 각 연구 분야에서 얻어진 지식들로서 프랙시스, 패턴, 및 다양한 간호실무모델과 교육혁신에 대해 나가야 할 방향을 제시합니다. 끝으로 제3장에서는 간호실무에서 어떻게 윤리적인 접근을 할 것인가를 HEC과 돌봄에 비추어 설명하고 있습니다.

2부 '돌봄의 프랙시스'는, 총 7장으로 본 서의 초점인 HEC 관련 다양한 실무 상황을 제시하고 있습니다. 제4장에서는 임종간호현장에서 고난과 성장의 가능성을 제시하면서 HEC이 어떻게 임종간호대상자에게 접근하였는지를 보여 줍니다. 특히 이 장은 공역자가 간호학전공이 아님에도 가장 간호의 진수를 느낄 수 있었다고 말한 부분이기도 합니다. 제5장은 수술 전 크리닉에서 환자와 간호사가 어떻게 치유환경을 만들어갔는가의 사례를 보여줍니다. 특히 입원 없이 수술하는 사례가 급증하는 상황에서 수술환자들에 대한 간호의 공백이 생기지 않도록 배려하는 간호환경조성이 고무적이며 HEC이론이 처음 발표되었을 당시에는 상상하기 어려운 실무적용사례 중 하나입니다. 제6장은 가정방문을 하는 간호사가 오랜 동안 은둔해 살아온 노인과 경험한 상호변환적인 과정을 HEC이론의 핵심인 '이론이 곧 실무임'의 본보기로 제시하고 있습니다. 제7장에서는 심한 천식으로 고통 받고 있는 뉴질랜드 한 가족과 간호사의 건강경험을 대화와 동반자관계 그리고 패턴인지로 설명하면서 간호의 관계지향에 대한 본질을 다루고 있습니다. 제8장에서는 간호사가 지역사회에서 살인과 같은 폭력을 가했던 젊은이들과 어떻게 동반자 관계를 이루어갔는가를 다루고 있습니다. 간호사가 비처방적이고, 비중재적이며 완전한 개방과 무조건적인 수용을 통한 간호실무에서 대상자들에게 나타난 파괴와 그로부터 헤쳐 나오는 과정과 간호사가 지역사회의 패턴을 제대로 인지하는 것이 얼마나 중요한지를 지적합니다. 또한 유색인종 여성들과 소녀들이 갖는 고정적인 패턴을 변화시켜가는 사례를 소개하면서 HEC이론이 지역사회간호실무을 변화시키는데도 깊은 함의가 있음을 밝힙니다. 제9장에서는 요양원에 입소한 치매환자들의 리듬과 패턴에 대한 본보기입니다. 치매 진단으로 점점 혼돈스럽고 파괴적이며 상실해가는 요양원 노인들에게 Merriman House에서 돌봄환경을 조성함으로써 대상노인들과 직원들에게 일어난 변환의 결과를 소개합니다. 제10장에서는 대형 메디컬 센타에서 간호행정가들과 임상가들이 어떻게 HEC이론을 통합하고 간호사나 환자 모두에게 유익한 임상삶의 변화를 가져오게 되었는지의 전략들을 소개합니다. 특히 빠르게 변화하는 임상상황에서 이론-기반 실무를 이행하는 것은 어려운 일이지만 이에 대한 가치를 부여하고 간호리더들의 헌신이 있다면 가능하다고 밝히고 있습니다.

3부 '실무연구'는 총 4장으로 프랙시스로서의 연구에 초점을 두고 있습니다. 특히 연구를 위해 패턴인지와 변환과정에서 춤과 사진들을 사용하고 있음을 보여 줍니다. 제11장에서는 중년 여성들인 연구참여자가 HEC을 나타내는데 활용한 움직임 즉 춤으로 자신의 패턴을 표현한 것과, 제12장에서는 양극성장애를 가진 환자 부모가 겪은 경험을 제시하고 있습니다. 제13장에서는 일본의 실제 병동에서 실무자들과 연구자들이 협력하면서 연구팀을 구성하여 간호사들이 프랙시스 방법론으로 실무에 임한 사례를 제시합니다. 제14장은 다발성 경화증을 앓고 있는 여성들과 류마치스성 관절염을 가지고 사는 여성들과 2년 동안 동반자관계를 통해 이루어진 삶의 패턴인지와 변환을 소개합니다.

4부 '교육'은 총 3장으로 HEC과 관련하여 세 유형의 학생들을 위한 교수 학습에 초점을 두고 있습니다. 제15장에서는 학부학생들에게 만성정신질환을 앓고 있는 사람들을 대상으로 HEC이론 안에서 패턴과 의미의 가치를 경험하고 평가하며, 이해하기 위한 방법인 미러링 과정(mirroring process)을 소개합니다. 제16장에서는 현재 우리나라에서도 다른 전공학생들이 간호학을 다시 시작하는 사례가 증가하는 추세인데 미국에서 이들을 위한 교육에서 HEC과 그 학습전략을 소개하면서 그 학생들의 반응들도 밝히고 있습니다. 제17장에서는 중환자간호실에서 어떻게 건강이론에 입각한 실무를 접근해갔는가를 설명하고 있습니다. 이는 뉴만 자신도 이론개발초기에는 감히 중환자간호실에서의 HEC이론을 사용할 수 있으리란 생각을 하진 못했던 것으로, 여기서는 박사과정 학생이 급박한 임상 상황에서 어떻게 HEC 이론에 입각한 간호실무를 진행해갔는지를 설명합니다.

5부 '대화와 논평'은 총 3장으로 HEC이론에 대한 다양한 대화를 싣고 있습니다. 제18장에서는 서로 달라 보이는 간호이론가인 Roy와, Watson 그리고 Newman 박사들과 함께 본서의 편집자인 Picard와 Jones박사가 미래 간호지식 개발과 간호이론의 방향을 단일변환적인 건강관에 비추어 의견을 교환하고 있습니다. 제19장에서는 뉴만 박사와 본 저의 저자들을 포함한 세계 여러 나라에서 HEC이론에 관심을 가진 학자들이 한 학회에서 만나 함께 토의한 내용을 소개하고 있습니다. 여기서 참석자들은 HEC-기반 실무를 확대해가려면 간호사들은 열린 마음으로 자신의 실무에 대한 시야를 넓혀야 하며, 간호지식에 헌신할 필요가 있음을 주장하고 있습니다. 마지막으로 제20장에서는 HEC을 간호의 본질을 구체화 시키는 이론으로 보고 간호 지식을 생성 시키는 모델로서, 건강 전략으로서, 그리고 배우는 사람, 간호사, 그리고 돌봄을 받는 사람을 위한 건강과 질환의 인간 경험을 이해하는 방법론으로서 새롭게 바라볼 것을 제안을 하고 있습니다.

본 서를 번역하는 과정에서 사용한 용어 중 첫 번역에서 'pattern'을 '양상'으로 했던 것을 여기서는 그냥 패턴으로 하였고 'praxis'도 그대로 '프랙시스'로 번역하였습니다. 역자는 모쪼록 이 번역서가 현재도 학문의 주류가 되고 있는 논리실증주의에 입각한 여러 이론과, 교육, 및 실무를 향해 새로운 목소리로 간호를 노래하는데 견인차역할을 할 수 있기를 기대해 봅니다. 번역이 마치면서까지도 문장이 매끄럽지 못해 부끄럽기도 하지만, 이미 전문간호사의 교육이 시작되었으나 아직 실무영역이 구체화되지 못한 우리나라의 현 상황에서 앞으로 다양한 전문간호실무를 자리매김하는데 도움이 되었으면 하고 바래봅니다. 특히 대학에서 연구하는 간호학자들과 현장에서 실무를 하는 간호사들 그리고 무엇보다 젊은 후학들에게 조그맣게나마 하나의 도전으로 다가가면 역자로서는 더 이상 바랄 것이 없겠습니다.

끝으로 본 번역서가 나올 수 있도록 도움을 주신 전남대학교와 깔끔한 편집으로 아름다운 책을 만들어주신 전남대학교출판부 박방배 과장님을 비롯한 관계자 여러분과 전공이 다름에도 간호의 진수를 맛보아간다면서 기꺼이 초벌번역을 맡아주신 강창열 이사님, 멀리서 한국 독자들을 위해 서문을 써주신 Meian Litchfield 박사님에게도 깊은 감사를 드립니다. 또한 한국에서 HEC이론을 기반으로 연구한 성과를 보내 주신 공수자, 심문숙, 권영란 박사님들에게도 고마움을 전하며, 잠시의 휴가기간 임에도 의료인의 감각으로 새로운 각도에서 교정을 봐 주신 남편에게도 감사의 말씀을 전합니다.

2008년 1월

빛고을 캠퍼스에서 강혜영

축하의 글

저는 '새 목소리로 간호를 노래하자 (Giving Voice to What We Know)'의 한글판 서문을 쓰게 됨을 큰 영광이자 특권으로 생각합니다. 몇 년 전 저는 전남대학교에 객원교수로 방문한 적이 있습니다. 그때 본 저서의 역자인 강 교수와 나는 한국과 뉴질랜드가 아주 다른 문화를 갖고 있음에도, 간호가 하나의 학문으로서 나가야 할 바에 대해 함께 같은 길을 가고 있음에 공감하였습니다. 저는 한국에서 간호학 교수들과 함께 머무는 동안, 이 책에서 다루고 있는 상호연결성이 얼마나 중요한지를 깊이 의식하게 되었습니다.

그 때 강 교수는 지역사회에서 혼자 일하는 보건진료원에 대한 연구를 하고 있었습니다. 그들은 주민들과 독특한 관계를 중요시하면서, 주민건강을 위해 간호가 할 수 있는 독자적인 실무에 대해 고심하고 있었습니다. 이 책의 저자들이 보여준 바와 같이 Margaret A. Newman의 건강이론은 우리에게 많은 영감을 불불 일으킵니다. 즉 연구란 자료를 분석해서 그 결과를 제시하는 것에서 떠나 새로운 의미를 부여 하는 것으로 보는 것으로, 건강에 대한 우리들의 관점을 바꿔 놓은 것입니다. 강 교수는 이 이론을 한국 동료간호사들이 접할 수 있도록 1996년에는 뉴만의 "의식확장으로서의 건강"의 건강이론 제2판을 번역한 바 있습니다. 이제 여러 다양한 간호실무 연구를 제시하고 있는 '새 목소리로 간호를 노래하자'의 이 번역서는 한국에서 의식확장으로서의 건강이론이 간호실무와 이론 영역에서 발전할 수 있도록 하는 계기가 될 것입니다.

그러나 이 번역서는 - 이 이론을 한국에 적용하기 위해 - 더 많은 간호사들이 읽을 수 있도록 다른 언어로 번역했다는 것 이상으로 그 의미가 큽니다. 번역이란 한 간호사가 서로 문화가 다른 간호사들의 경험을 이해하기 위해 집중적으로 노력한 결실이기에, 국제적인 간호공동체에 활기를 불어넣는 일입니다. 건강에 대한 이론적 해석이 다르다 해도, 하나의 전문직 공동체로서 우리가 나누는 대화는 우리 각자의 통찰력을 구체화하기 위해 서로를 개방하는 것입니다. 그렇게 함으로, 간호를 받는 사람들의 삶과 각 나라의 건강에 대해, 간호 실무를 보다 새롭고 다른 방식으로 할 수 있는 통찰력을 갖게 됩니다.

주지하는 바와 같이, 공동체의식과 참여의식을 높여주는 이런 번역활동이야말로 의식확장으로서의 건강이라는 아이디어가 그만큼 넓혀졌음을 의미하는 것입니다. 이것은 바로 관계를 기반으로 하는 간호 실무의 진수로서 이미 '새 목소리로 간호를 노래하자'의 많은 공헌자들도 밝힌 바입니다. 이처럼 이 책은 한국 간호와 국민건강뿐 아니라 보다 넓게는 돌보며 존경하고 평화로운 세계에 영향을 줄 수 있는 국제간 대화를 가능하도록 하는데 기여할 것입니다. 또한 이는 간호사인 우리 모두에게 영감을 불어넣어주는 일이고, 서로를 이해하는데 우리 모두 스스로 진력하도록 격려하는 일입니다. 간호학문이 발전하는데 기여하는 일은 신나는 일입니다. 이 귀한 번역을 계기로 국제적인 대화가 더욱 확장되기를 촉구하는 바입니다.

31 January 2008

Merian Litchfield PhD RN
Litchfield Healthcare Associates
PO Box 17081
Wellington
NEW ZEALAND
Merian.litchfield@clear.net.nz

*Invited foreword for Kang HaeYoung's Korean translation of **Giving Voice to What We Know** edited by Dorothy Jones and Carol Picard.*

It is indeed an honour and a privilege to write a foreword for this publication of Kang HaeYoung's translation of *Giving Voice to What We Know.* Some years ago I was a visiting scholar in the School of Nursing at Chonnam National University in Gwangju. Previously, each in our very different cultural worlds of Korea and New Zealand, Kang HaeYoung and I had had a similar experience in our quest for advancing nursing as a discipline, and this brought our professional paths together. While in Korea, amongst nursing faculty, I became conscious of the depth of significance of the interconnectedness that is represented now in this publication.

At that time Kang HaeYoung had developed her research involving nurses working in solo rural community posts. Together they were searching for a way to articulate the importance for people and health of the practice that was uniquely nursing, in particular acknowledging its relational nature. As happened for all of us who contributed chapters to *Giving Voice to What We Know*, Margaret Newman's theory of health brought inspiration; our attention turned to health with new meaning as we analysed data and presented research findings. Then, to make the theory accessible to her Korean nursing colleagues and position her research internationally, Kang published a translation of the second edition of Newman's (1994) explication of her theory. Now, her translation of *Giving Voice to What We Know* elaborates in Korean the relevance for nursing practice and theory evolution occurring through the research of many other nurses.

But the significance of this publication is much deeper than just rendering these writings accessible to more nurses in another language -as if for application of the theory in Korea. The translation is the realisation of the intensive effort of one nurse to understand the experience of other nurses across cultures, and hence it is an enlivening of the international nursing community. Whatever our different theoretical interpretations of health, the dialogue amongst us as a professional community is opened to incorporate the insights of each of us who participates in it. In these insights lie the possibilities for practice that can influence in new important ways the lives of the people being nursed and the health of our respective nations.

As I see it, this very activity of translation to honour a sense of community and participation is an expression of what the idea of health as expanding consciousness is all about; it is the essence of the relationally founded practice of nursing about which the contributors to *Giving Voice to What We Know* have written. As such, this publication contributes not only to the nursing care and health of people in Korea, but to the potential for international conversations that can influence a more inclusive, caring, respectful and peaceful world. It is an inspiration for all of us as nurses. It is an encouragement for all of us to invest our own personal efforts in seeking to understand each other. It is an exciting contribution to the advancement of the discipline of nursing. I look forward to the extension of international dialogue this important publication is calling forth now.

Newman MA (1994). *Health as expanding consciousness.* 2nd Edn. New York: National League for Nursing.

Merian Litchfield RN PhD
Litchfield Healthcare Associates
PO Box 17081
Wellington
NEW ZEALAND
Merian.litchfield@clear.net.nz
31 January 2008

머리말

Margaret A. Newman

Dottie Jones가 언젠가 나에게 의식 확장으로서의 건강 (HEC) 이론은 그 자체의 생명력을 가지고 있다고 장담한 적이 있었다. 이 책이 그 말을 뒷받침하는 증거가 되는 셈이다. "새로운 목소리로 간호를 노래하자" 라는 이 책의 제목은 지금껏 제대로 표현하지 못한 간호의 진수: 즉, 돌봄의 경험과, 변환과정(transformative process)으로서의 건강에 있어서 실재(presence)에 관한 이론을 드러내 보여주고 있다.

간호학과 학생으로서의 시절이 끝나갈 무렵에 나는 Dorothy Johnson(1961)의 획기적인 논문 "간호 돌봄의 중요성"을 읽었고, 그녀는 그 논문에서 간호의 지식이 의술의 지식과는 차이가 있음을 선언 하였다. 그 시점 까지만 해도, 간호 교육과정에서 가르치고 있었던 것들은 의학 위주였고, 간호에 관한 내용은 한 추가적으로 조금 더 가르칠 뿐이었다. Johnson은 간호를 실행하기 위해 요구되는 다른 종류의 지식을 전개해 나가기 시작 하였고, 이 분야로 가는 실질적인 문호를 열어 주었다. 그녀의 주장은 내 간호 경력의 자극제가 되어 간호지식개발을 시작하게 되었다. 나는 그 이후로 쭉 나의 간호 경험을 기록으로 남기도록 스승들의 세심한 격려를 받아 왔고, 1967년에 내 자신의 경험과 일치하는 연구 개념을 정립한 Martha Rogers와 함께 연구에 들어가게 되었다. Rogers (1970) 는 간호지식 발전을 환자-환경 관계의 단일적인 관점에 초점을 두는 패러다임 전환 요구에 따라 한 단계 앞서갔다.

Rogers의 관점은 건강에 대한 새로운 개념개발을 촉진시켰다. 그

후 나는 건강을, 연속선상에 존재하는 것으로 보는, 당시에 유행하던 관점과 투쟁해 봤지만, 결국 연속체 개념을 받아들이게 되면 건강과 질환을 양분하는 이분법적 관점에서 벗어나지 못한다는 것을 깨닫게 되었다. 리듬이 있는 현상의 단일한 본질을 인식하는 것과 Bentov (1978)의 삶이란 의식확장이라는 주장에 확신을 가지게 되면서, 나는 건강이 질병까지 **포함(encompassing)**하고 있으며 의식이 확장되는 것처럼 펼쳐져 가는 것이라는 사실에 강한 충격을 받았다. 이 깨달음은 180도 방향 전환을 요구하였다. 항상 사람들을 건강하게 하려고 한다거나 그들이 병에 걸리는 것을 막으려는 헛된 시도들은 이 건강 개념으로 인해 초월하게 되었다. 간호사는 이 단일적인 시각을 수용할 수 있으며 그들의 대상자가 건강-질환의 연속선상의 어디에 속하든지 관계없이 대상자들과 의미 있고, 변환적인 관계 속으로 들어갈 수 있다.

이 책은 의식확장으로서의 건강을 수용하는 간호사들이 간호활동의 중요성(significance of nursing care)에 어떻게 기여하고 있는 지를 보여주는 놀라운 증거를 제시하고 있다. 각 연구는 환자의 드러난 패턴을 확인하는 과정 안에서 간호사-환자 관계에 초점을 두고 있다. 이 이론은 경계가 없으며, 각 문화와 건강 문제의 전체적인 스펙트럼의 모든 부분과 관련되어 있다. 거기에는, 물론, 각 연구간호사/임상가/저자들이 이 이론을 다양하게 해석한 것도 볼 수 있다. 관여하고 있는 모든 사람의 각 패턴들의 상호 침투는 독자적인 패턴을 분명하게 나타낸다. 그럼에도 불구하고 이 다양성은 이 이론의 단일적이고, 변환적인 본질을 잘 설명하고 있다.

HEC에 관한 간호 연구는 이론, 연구, 그리고 간호사와 환자 모두가 함께 모두가 참여하는 실무를 하나로 통합하고 있다. HEC은 참여대상자들의 삶에 중요한 변화를 만들어냈을 뿐만 아니라 간호사들의 삶에도 영향을 미쳐, 간호사 자신들도 변화되었다. Jane Flanagan

은 제5장에서, 그러한 변화는 하나의 내적 각성(inner awareness)으로서, 이때 간호사들은 자신들에게 익숙하지 않은 취약함도 겪으면서, 새로운 각도에서 자신들을 바라볼 수 있게 되며, 확실하지는 않지만 진정으로 간호사가 되는 새로운 자유를 찾게 된다고 지적하고 있다. 그녀는 일단 HEC에 부합하는 변화가 이루어지면, "예전의 돌봄방식으로 돌아가는 일도 없음"도 덧붙였다.

이 과정은 종종 전환점에 다가가면서 점점 더 혼돈스럽고 예측할 수 없는 것이 되기도 한다. 간호사와 대상자가 함께 해야 할 일은 새로운 방향과 패턴이 분명하게 드러날 때까지 그것에 "굴하지 않고 버티는 것"이다. 이 책에 있는 많은 저자들은 간호사들이 이 같은 불확실성과 함께 머물러 있는 것을 시도하면서 경험하는 초기의 어려움을 증언해주고 있다. 그러나, 그들이 끝까지 혼돈의 중심에서 견뎌낼 수 있다면, 서광이 비치고 그리고 그들은 변환이 가져다 주는 풍성함을 경험한다. 상황적인 불확실성은 의식이 보다 높은 차원으로 나아간다는 내적 확실성으로 극복하게 된다. 여러 간호사들이 지적한 것과 같이, 이론을 가지고 간호를 한다기보다는 오히려 그 이론이 대상자와 함께 할 수 있는 수단이 된다-즉 대상자가 그들 자신의 방법을 알고 배워서 찾아가게 하는 수단이 되는 것이다. 간호사들의 경험은 대상자들의 경험과 함께 공감하게 되고 변환할 수 있는 에너지를 방출하며, 새롭게 얻어진 통찰력으로 앞으로의 행동 방향을 결정할 수 있게 된다.

의식확장으로서의 건강 이론은 Rogers학파 관점에서 비롯된 것이다. 이 시각은 제반 돌봄의 이론에 연결되어 있으며, 인간의 건강 경험 안에서 돌봄을 향한 간호 전문직의 사명을 실현시키는 것이다. Dorothy Jones의 이론의 의미에 관한 예리한 감수성은 학생들과 동료 교수 모두를 향해 지속적으로 불을 밝히는 등대이다. Carol Picard의 창조적인 에너지는 이 HEC 학자들로 하여금, 간호 실무의 변환적 본질에 대한 증거로서 그리고 보다 더 정교한 이론을 만드는데 필요한 자극제로서, 그들의 경험을 함께 발표할 수 있게 해주었다. 나는 이 책을 통해 간호활동이 중요하다는 것을 알리게 된 것을 기쁘게 생각한다.

References

Bentov, I. (1978). *Stalking the wild pendulum.* New York, NY: E. P. Dutton.

Johnson, D. E. (1961). The significance of nursing care. *American Journal of Nursing*, 61 (11), 63-66.

Rogers, M. E. (1970). *An introduction to the theoretical basis of nursing.* Philadelphia, PA: Davis.

CONTRIBUTORS

Anne-Marie Barron, PhD, APRN-BC
Assistant Professor, Simmons College
Boston, Massachusetts
Clinical Specialist
Massachusetts General Hospital
Boston, Massachusetts

Virginia A. Capasso, Ph.D., APRN-BC
Clinical Specialist, Center for Clinical and Professional Development
Co-Director, Wound Care Center
Massachusetts General Hospital
Assistant Clinical Professor
MGH Institute of Health Professions
Instructor
Harvard Medical School
Boston, Massachusetts

Amanda B. Coakley, Ph.D., R.N.
Staff Specialist
Massachusetts General Hospital
Boston, Massachusetts

Edward Coakley, M.S., R.N.
Deputy Vice-President of Nursing Emeritus
Massachusetts General Hospital
Boston, Massachusetts

Emiko Endo, Ph.D., R.N.
Professor
Miyazaki Prefecture Nursing University
Manabino, Miyazaki, Japan

Jane Flanagan, Ph.D., R.N., APRN-BC
Assistant Professor
University of Massachusetts-Lowell
Lowell, Massachusetts
Associate Clinical Scientist
Dana-Farber Cancer Institute Cantor Center
Boston, Massachusetts

Carolyn Hayes, PhD, RN
Director, Clinical Initiatives
Nursing and Patient Care Services
Dana Farber Cancer Institute
Boston, Massachusetts

Dorothy Jones, EdD, RNC, FAAN
Professor, William F. Connell School of Nursing
Boston College
Chestnut Hill, Massachusetts
Senior Nurse Scientist
Massachusetts General Hospital
Boston, Massachusetts

Satsuki Kuho, PhD, RN
Lecturer, School of Nursing
Kitasato University
Kitasato, Japan

Susan M. Lee, PhD (Candidate), RN, FNP
Doctoral (Candidate), William F. Connell School of Nursing
Boston College
Chestnut Hill, Massachusetts

Merian Litchfield, PhD, RN
Research/Consultant
Wellington, New Zealand

Tara Mariolis, RN, MS, CS
Clinical Instructor
Fitchburg State College
Fitchburg, Massachusetts

Hideko Minegishi, PhD, RN
Associate Professor, School of Nursing
Kitasato University
Kitasato, Japan

Jane Neill, PhD, RN
Senior Lecturer in Nursing, School of Nursing and Midwifery
Flinders University
Adelaide, Australia

Margaret A. Newman, PhD, RN, FAAN
Professor Emeritus
University of Minnesota
Minneapolis, Minnesota

Hollie Noveletsky-Rosenthal, PhD, APRN-BC
Geropsychiatric Nurse Practitioner
York, Maine

Margaret Dexheimer Pharris, PhD, RN, MPH, FAAN
Assistant Professor, Department of Nursing
College of St. Catherine
Minneapolis, Minnesota

Carol Picard, PhD, RNC
Professor, School of Nursing
University of Massachusetts
Amherst, Massachusetts
Associate Clinical Scientist
Dana-Farber Cancer Institute Cantor Center
Boston, Massachusetts

Katherine Rosa, PhD, RN
Assistant Professor
University of Massachusetts
Lowell, Massachusetts

Sr. Callista Roy, PhD, RN, FAAN
Professor and Nurse Theorist, William F. Connell School of Nursing
Boston College
Chestnut Hill, Massachusetts

Susan Ruka, PhD, RN
Nursing Home Administrator
Merriman House
North Conway, New Hampshire

Kathleen Solomon, RN, MS, APRN-BC
Assistant Clinical Professor
MGH Institute of Health Professions
Boston, Massachusetts

Jean Watson, PhD, RN, HNC, FAAN
Distinguished Professor of Nursing
Chair in Caring Sciences
University of Colorado Health Science Center
Denver, Colorado

감사의 말

나는 먼저 나와 함께 Margaret Newman 박사의 연구를 공부하면서 의식 확장으로서의 건강 이론을 연구와 임상 실무 적용을 통해 간호 과학을 발전시킨 Boston College, William F. Connell School of Nursing 의 석사과정 및 박사과정 학생들의 공헌에 감사 드린다. 또한 전문적인 간호와 그 모든 잠재력을 경험하는데 지원과 사랑을 준 내 가족에게도 감사한다.

Dorothy A. Jones EdD, RNC, FAAN

내 가족, 특히 나를 격려해주고 지원을 해준 Denis, Alison, 그리고 Jeff와 사랑과 용기를 북돋워 주신 부모님께 감사의 말씀을 드립니다.

Carol Picard PhD, RNC

서 문

이론적 시각을 간호 지식의 개발과, 임상 실무, 교육과 교육과정의 개발, 연구, 및 간호행정과 연결시켜 특별히 기획된 책은 단지 몇 개에 불과하다. "**새로운 목소리로 간호를 노래하자**"는 이 목표를 염두에 두고 만들어졌다. 간호사가 임상 실무 결과에 대해 그들이 기여한 바의 근거를 정당화 하라는 요구를 받을 때에, Margaret Newman의 이론적 시각은 간호사들로 하여금 즉각적인 그리고 장기적으로 건강에 변화를 주기 위해 그들이 공헌한 바를 분명하게 설명해주는 방법을 제공한다. 동반자 관계의 맥락 안에서, 간호사는 환자와 그(녀)의 가족과 그 사람을 알기 위해, 선택을 독려하기 위해, 성장을 촉진시키기 위해, 그리고 건강과 질환에 대해 인간이 살아온 경험에 관한 의미를 밝혀내기 위해 의도적으로 관계를 맺는다. 저자의 의도는 의식확장으로서의 건강 이론의 적용에 대한 새로운 통찰을 제공하고, 그렇게 함으로써, 간호사들에게 동반자관계, 간호 지식, 그리고 그 지식을 창의적으로 응용하여 건강 관리와 환자 간호 환경을 재구성하는데 걸맞는 돌봄의 차원들을 기술하는 방법을 제공하려는 것이다. 이 책은 HEC의 이론적인 틀을 가지고 가르치고, 연구하며, 그리고 실무에 임하고 있는 간호사들에 의해 쓰여졌다. 각 저자들은 이 책이 간호 교육과 임상 연구를 위한 틀이 되도록 건강관리 시스템을 변화시키는 지침으로서의 역할을 하고, 건강관리 조직의 리더들로 하여금 전문적인 간호 실무를 최적화하고 환자와 가족-중심적인 간호가 강화되도록 영향을 주는 중요한 이론적 시각을 가져다 줄 것으로 믿고 있다.

이 책의 제1부는 HEC에 관한 개요를 제공한다. **제1장**에서 Margaret Newman은 인간 건강 경험의 맥락 안에서 돌봄의 개념에 관해 그녀가 가진 가장 최근의 생각을 제시하고 있다. 이 장에서는 HEC 안에서 발견되는 기초적인 이론적 기본 가정들을 강조하고 있으며 이 틀 안에서 돌봄의 개념을 확장시키고 있다. 실무 모델과 교육 혁신에 관한 현존하는 연구와 출판된 보고서에 있는 내용들은 **제2장**에서 논의하고 있다. 이 전반적인 개요는 교육, 연구, 그리고 임상 실무에서 사용된 HEC과 관련된 간호 지식의 발전과 잠재적 영향력까지 확대되어 있다. **제3장**에서는 HEC에 대한 논의, 그리고 HEC의 윤리 및 환자 간호와의 관계에 대해서 유일하게 추가된 내용을 제공한다. 이것은 사람의 본질, 개인의 권리와 자유, 선택, 그리고 상호 존중에 학문적 가치와 신념의 닻을 내리기 위해 간호 윤리와 간호사-환자 관계 안에서의 협력적 관계에 대한 Newman의 초점을 연결시키고 있다.

제2부에서는, 각 저자들이 다양한 임상 상황에서 Newman의 이론적 시각을 가지고 연구하고 발전시킨 선택된 실무 모델과 본보기에서 HEC이 틀로서의 역할을 하고 있다. **제4장**은 프랙시스 모델의 사용과 임종을 맞는 사람에 대한 간호에 대해 살펴본다. 저자들의 연구에서 나타난 이 모델은 현재 종양학 실무(oncology practice)에서 사용하고 있는 것이다. **제5장**에서는, 간호사, 환자, 그리고 그들의 가족을 위한 임상현장에서의 물리적 환경을 변환 시키는 치유환경의 개발과 평가에 관한 내용을 독자들에게 소개한다. 이 모델은 수술전 clinic을 방문하는 환자를 대상으로 하여 의미-중심적 경험을 설계하기 위해 간호 지식 -특히 HEC- 을 의도적으로 사용한다. 연구에서 얻은 결과는 환자와 간호사에게 일어난 변화를 잘 설명해주었고, 간호사와 환자간 협력적 관계의 중요성과 개인적인 앎과 변환에 관한 이 협력적 관계의 상호 효과를 다시 생각해 보게 하였다.

제6장은 가정 간호 상황에서 HEC을 활용한 사례를 실무 본보기로 제시하고 있고, 간호사가 함께 있음에 대해 알게됨으로써(one of knowing presence) 간호 패러다임의 변화(paradigm shift)를 이루어낼 수 있을 때에 돌봄 제공에 극적인 변화를 가져올 수 있음을 보여준다. 환자가 말하는 이야기를 듣고 이에 주의를 기울임으로써, 저자는 또 다른 "상처"를 드러내는 것은 상처 치유를 촉진시키는 것과 관련이 있다고 하였다. 이 만남(encounter)의 결과는 동반자 관계의 가치를 지지하고 있으며 패턴의 평가와 간호제공이 이루어지는 과정 중에서 전체로서의 패턴을 인지하도록 격려한다.

제7장에서는 가족 간호에 대한 실무모델로, 동반자 관계의 중요성과 함께 다루어진다. 이 논의에서는, 대화와 상호반영을 통해, 심한 천식을 앓고 있는 아이를 가진 복잡한 상황에 있는 한 가족의 패턴에 대한 통찰과 변화를 이루어 낼 수 있는 기회를 제공한다. 이 장은 환자뿐만 아니라 그들의 가족과의 동반자 관계의 중요성을 다루고 있으며, 대화의 맥락 안에서 이루어지는 반영의 가치를 말하고 있다. **제8장**은 우리로 하여금, 전체를 볼 수 있게 하고 사회적 관계 속에서의 패턴을 볼 수 있는 시각을 가지도록 해 준다. 두 가지 지역사회의 문제 즉, 폭력으로 인한 피해(violent victimization)와 유색인종 여성의 의료장벽을 다루고 있다. 독자는 저자가 살인죄로 수감된 젊은 남자들이 그들의 가족과, 지역사회의 지도자들과, 그리고 전문가들의 패턴 안에서 관계 기회의 교차점을 제공하는 것을 보면서 지역사회 안에서 상호작용의 개인적 패턴을 되돌아 볼 기회를 가지게 된다.

제9장은 치매 환자에 대해 초점을 맞추고 있다. 그들 자신에게 의미 있는 것이 무엇인지 분별할 수 없는 환자에게 주어진 어려운 문제에 대처하기 위한 노력을 통해 저자는 요양원에서의 혁신적인 간호 모델의 창조에 관한 논의를 하고 있다. 요양원의 직원들은 각 환

자들이 표현하는 리듬을 이해하기 위해 가족들 및 다른 의료진과 공동으로 협력하고 안위와 연대감을 증진시킬 간호모델을 만들어 낸다. **제10장**은 간호 행정 분야에서와 HEC을 활용하는 데에 있어서의 난제들을 개략적으로 정리하고 있다. 이 저자들은 독자로 하여금 간호 과학이 환자 간호와 개인적 발전에 줄 수 있는 공헌과 영향력의 견지에서 이론-기반 실무의 평가를 생각해보도록 청하고 있다.

제3부는 선택된 참여자 그룹을 대상으로 한 건강연구를 위해 HEC을 실무방법론으로서 사용한 연구에 초점을 두고 있다. **제11장**에서는, 대화 과정과 여성들의 패턴 인지를 향상시키기 위해 사용한 창조적인 움직임과 반영을 보여주는 예술작품에 관해 연구가 이루어졌다. **제12장**은 양극성 장애를 가진 사람의 부모와 함께 프랙시스 연구를 시도한 것을 자세하게 보여준다. **제13장**에 나와 있는 프랙시스 모델은 평간호사, 병동의 리더, 그리고 연구 간호사들로 이루어진 팀과 함께 임상현장에 창조적으로 HEC-기반 간호 모델을 시도한 행동 연구를 보여준다. **제14장**은 HEC 실무 방법론 내에서 참여자들과의 장기적인 관계를 살펴보고 있으며 다발성 경화증 진단을 받은 여성들의 반영을 촉진시키고 의미를 밝혀내기 위해 사진을 첨부하고 있다.

제4부는 HEC과 관련하여 가르치는 것, 배우는 것, 그리고 간호교육에 초점을 두고 있다. 여기서는 제반 과정들과 전략들을 의도적으로 교과과정 내에 도입시켰으며, 학생들과 교수진은 각 수준별 간호 학습의 다양한 과정 안에서 능동적으로 대화와 반성에 참여 한다. **제15장**은 간호 학사 교육과정의 학생들과 한 정신과 환자 그룹의 의미에-기초를 둔 임상 경험을 보고하고 있다. 간호의 질의 증진과 관련된 문제점들과 임상 환경의 중요성을 HEC의 틀 안에서 살펴보고 있다. "미러링 과정"으로 불렸던 멘토링 모델이 가장 잘 나타난 것은 학생들이 대상자들과 함께 있도록(student's presence)

교수진이 학생들을 지원하기 위해 같이 있어(faculty presence) 줄 때였다. 이 모델은 배우는 학생에게 벅찰 수도 있는 임상현장 안에서 교수진, 학생, 그리고 환자간의 협력적 관계를 촉진 시킨다. **제16장**에서, 저자들은 상급 실무 간호 학생을 위해 HEC에 바탕을 둔 반영적 실무모델을 기술하고 있다. 그들은 되돌아보면서 반영하는 것이 개인적 성장, 연결관계, 그리고 개선된 임상 학습을 촉진시키는 유용한 강의 전략임을 제시하고 있다. **제17장**에서는, 박사과정 학생이 교실에서의 HEC의 학습과 그 임상 적용에 대해 말하고 있다. 이 저자는 ICU 안에서의 급박한 임상 경험을 HEC 내에서의 이론적 지식과 연결 시키고 있다. HEC에 근거한 지식과, 의도적으로 함께 있어주기, 그리고 돌봄을 가지고 여러 날 동안 유지해 온 환자-간호사 관계를 기술하였다. 이러한 경험으로부터 새로운 지식이 얻어지면서 개인적 반영, 지식과 실무 간의 연결 고리 형성, HEC 안에서 실무가 이루어 질 때 일어난 개인적 변환을 인지하는(recognizing personal transformation) 것에 대해 논의한다.

제5부는 대화를 위해 마련되었다. 세 분의 선구자적인 간호 학자들 - Margaret Newman 박사, Callista Roy 수녀님, 그리고 Jean Watson 박사가 보스톤에서 예정된 회합에 참석해 주었다.

이 책의 공저자들은 이 세 분 학자들에게, 간호 지식의 발전이 이론적으로 수렴되어 가는지에 초점을 두고 질문하였다. 이와 함께 이어진 대화 내용이 **제18장**에 소개 되었다. 이 외에도, 국제 간호 회의 끝에 모인 뉴만 학자들의 대화는 **제19장**에 나와 있다. 여기서는 이 이론에 대한 친숙도가 서로 다른 국제 학자들의 HEC에 관한 논의 중에 새롭게 떠오르는 주제들을 종합하는데 초점을 두었다. 이 책은 HEC에 내재된 이론적 시각들과 전제조건들에 대한 반영들, 임상 실무에서의 이론의 효용성, 그리고 연구방법론으로서 그 유효성을 요약하고 있는 **제20장**을 마지막으로 끝이 난다. 이 외에도, 이 장에서는 간호의 본질을 구체화 시키는 이론으로서, 간호 지식을 생성 시키는 모델로서, 강의 전략으로서, 그리고 배우는 학생, 간호사, 그리고 돌봄을 받는 사람들을 위한 건강과 질환의 인간 경험을 이해하는 방법론으로서 HEC에 관해 생각해 보기 위한 여러 가지 제안 사항들을 담고 있다.

목 차

CONTENTS

3부 실무 연구 (RESEARCH AS PRAXIS)

5부 대화와 논평 (DIALOGUE AND COMMENTARY)

SETTING THE CONTEXT

제1부

연구 배경과 맥락을 설정하기

제 1 장

인간 건강 경험의 돌봄

Margaret A. Newman

나는 어떻게 이 '돌봄; caring'의 개념에 관심을 두게 되었을까? 그동안 해온 연구가 건강의 의미에 대해 초점이 맞추어져 있었지만 간호학에 있어서 핵심이 되는 논제들에 대한 해답을 찾기 위해서는 간호사-환자 관계의 본질에 초점을 맞추어야 했다 (Newman, 1990). 돌봄 개념이 간호사-환자 상호관계 효과에 결정적인 요인이라는 Joanne Butrin (1992)의 연구가 나의 관심을 끌었다. Butrin 연구의 이론적 배경은 거의 '의식 확장으로서의 건강(HEC)' 에 기반을 두고 있었지만, 그녀는 이 이론을 다루려고 시도하지는 않았다. 대신, 간호사-환자 관계에 있어 서로 다른 문화적 배경을 가진 두 당사자들 간 관계에 대한 개방적이고 질적인 측면의 연구를 수행하였다. Butrin은 연구 데이터가 어떻게 나타날 것인지 그 결과에 대한 아무런 전제조건이나 예상을 하지 않았다. 연구 과정 중에 상호 긍

Reprinted with permission from the International Journal for Human Caring, 6(2), 2002.

정적인 관심의 표출, 상호 존중, 및 상호이해와 같은 효과적인 관계의 특성들이 드러났다. 이러한 특성들은 '돌봄'의 특성과 놀라울 정도로 똑같이 부합하는 것이었다. Butrin이 일부 '돌봄'에 관한 문헌을 조사할 때에, Watson (1985)이 개인의 이해를 초월한 돌봄에 대해 기술한 내용과 나 자신 (Newman, 1986)이 HEC에 있어서 간호사-환자 간의 관계에 대해 언급한 것과 유사점을 발견하였다. Watson은 이 관계를 "인간의 능력을... 확대시킬 수 있는 역량"이라 하였고, 나는 "보다 높은 차원의 의식"으로 이동하는 것이라 하였다 (Newman, 1986, p.89). Watson은 두 사람이 관련되어 있는 상호주관성의 이상(the ideal of intersubjectivity)이라 하였고, 나는 간호사와 환자가 "그들의 상호작용에 의해 형성된 의식의 패턴을 경험하는 것"으로 보았다 (Newman, 1986, p.89). Butrin이나 나 자신도 '돌봄'에 관심을 두고 찾지 않았을 때였지만, 그것은 효과적인 간호의 중요한 양상으로 드러나고 있었다. 이렇게 드러난 사실이 이 책의 독자들에겐 놀라운 일이 아님을 알고는 있지만, 이러한 사실을 뒷받침하는 데이터와 직면했을 때 나는 간호 과정에서 돌봄이 중심적인 위치를 차지하고 있다는 사실을 처음으로 깨닫게 되었다.

이와 동시에, 동료 교수들과 함께 스스로에게 자문하게 되었다. "과연 학문의 초점을 어디에 둘 것인가?" 우리 모두 건강에 대해 다양한 관점에서 조사하고 있었고, 자연스레 건강을 간호의 중심 개념으로 보았다. 학문의 초점이 '건강' 너머로 옮겨가는 것은 쉽지 않은 – 일부는 불가능한 – 일이었다. 우리가 '돌봄'을 무시할 수 없었음은 누가 보더라도 자명했다. 문헌 조사를 시작했을 때, '돌봄'에 관한 이론가들이 '돌봄'을 간호의 진수로 여기고 있음을 알 수 있었다. 학문의 초점이 무엇인가에 대한 질문을 염두에 두면서 우리는 두 가지의 중심적인 요소를 분명하게 볼 수 있었다. 간호 실무에서, 건강과 돌봄은 밀접하게 연계되어 있어서: 서로가 서로를 포괄적으로 감싸고 있다. 그러므로 두 개념의 통합은, 인간의 건강 경험에 대한 돌봄에 있어서, 간호 분야의 진정한 핵심 문제로 떠오른 것이다. 그 이후로, 다른 사람들도 이 점이 독특하다는 것을 인정하였다. 예를 들면, Smith는 "다른 어느 학문에서도 상호관계 [돌봄]의 질이 어떻게 건강을 촉진시키는가에 대한 지식을 개발하고 있진 않다" 라고 쓴 바 있다 (1999, p.19).

인간의 건강 경험을 돌보는 것은, 나눌 수 없는 전체성과 변환의 하나로서, 단일한 현상이다. 어느 한 개념도 나머지 다른 것의 그것 없이는 충분치 못하다. 독자도 알고 있겠지만, 많은 조직에서 돌봄에 대한 역할을 주장하고 있고, 간호사들만이 건강을 돌보는 유일한 실무자 그룹이 아닌 것은 분명하다. 이는 간호 전문직의 사명은 학문의 초점을 건강과 돌봄의 통합으로 하는 것이다. 두 개념의 융합이 현실화 됨에 따라, 돌봄 없이 간호 업무를 수행하는 간호사는 간호를 제대로 수행하지 못한다는 것이 분명해졌다. 이와 동시에, 한 사람이 가지고 있는 건강에 대한 개념도 똑같이 중요하기 때문에; 간호사가 간호 실무에 있어서 무엇을 추구해야 할 지를 결정한다. 즉 의학적인 관점에서 본 건강개념인가 아니면 간호의 독자적인 건강개념인가?

HEC : 의식 확장으로서의 건강

의식 확장으로서의 건강 (HEC, Health as Expanding Consciousness) 개념 (Newman, 1979, 1986, 1994)은 Rogers (1970)의 간호 파라다임으로부터 나왔으며 (a) 단일하고 역동적인 관점을 가지고, (b) 패턴으로 전체성을 식별하며 (c) 변화과정으로 변환적 전개(transformative unfolding)에 기반을 두고 있었다. HEC이 전제하고 있는 가정 중 하나는 삶이란 의식의 확장되어 가는 과정이라는 것이다 (Bentov, 1978).

의식은 우주의 전체성과 함께 포괄적인 연계성에 대한 단일한 정보 패턴이며 잠재 행위에 대한 무한한 레퍼토리와, 사랑을 할 수 있는 제한 없는 능력을 제공해주는 것이다.

이것이 바로 건강에 관한 모든 것이다. 건강은 의학적 모델처럼 질병으로부터 분리되는 것이 아니다. 건강은 질병까지 통합하며 전체에 대한 패턴으로 존재한다. 사람은 아프다해도 (혹은 병에 걸렸을 때에도) 온전하지 않은 것은 아니다. HEC의 개념에서는 의학적으로 볼 때 많은 질병으로 희망이 없는 상황에서도 간호사가 다가갈 수 있으며 그 사람의 <의식이> 진전되어가는 과정에 힘을 부어주고 수단을 동원하는데 총력을 기울일 수 있다.

역사적으로, HEC을 이해하는 과정에서 첫 번째 단계는 패턴을 보는 법을 배우는 단계로 - 그것의 변환적 전개를 더듬어 찾아가는 것이다. 패턴의 인지는 삶의 과정에서 필수적인 요소이다. 이것은 생존을 위해 핵심적인 것이다. 패턴 인지 기술은 사냥꾼으로부터 사냥감을 보호한다. 이를 통해 개인들은 언제 (다른 사람들과) 어울릴 수 있고 또 언제 그렇지 않은지를 알 수 있다. 생물학자이자 고고학자인 Lyahl Watson (1978)은 새의 무리 중에서 한 새가 다른 새의 관심을 끌기 위해 다른 새가 노래하는 것을 흉내 내려 하는 상황을 기술한 적이 있다. 그 새는 오래된 노래를 아무거나 부르는 것이 아니고; 그가 관심을 끌고자 하는 그 새의 노래를 부르는 것이다. 상대 새의 노래를 따라 하면서 그 새는, "얘야 나는 지금 너에게 말하고 있는 거야!" 라고 말했던 것이다. 패턴은 서로 연결된다. 나의 초기 연구는 환자와 매우 짧은-범위의 관계에서 간호사가 무엇을 성취할 수 있는가를 보는데 초점을 두고 있었다. 이 연구에서는 Orlando (1961)가 말한 신중한 간호과정(deliberative nursing process)을 사용하여 환자의 어떤 상황에 대하여 (예를 들어, "피곤해 보이시는군요" 와 같은) 매우 구체적인 관찰을 함으로써 이루어지는 환자와의 연결을 다루었다. 언젠가 한번 들은 적이 있었던 질문으로 "구인 광고를 보고 계시나 봐요?" 라는 말을 들은 적도 있었다. 이 말은 "어느 누구도 그녀에게 물어보지 않았기 때문에" 다른 사람에게 드러내지 못했던 한 여자 환자의 육체적 상태와 그녀의 향후 직무 수행능력에 관해 억눌리고 감춰졌던 많은 관심사를 들추어내게 되었다. 이 말은 그 사람에게는 개인적이고 구체적인 것이어서 "나는 당신과 이야기 하고 싶답니다!"라는 말이었다. 간호사들이 환자들에게 흔히 하는 다음과 같은 인사말과 비교해보라. "오늘 아침은 어떠십니까?" 후자의 상호관계는 구체적이지도 않고 어느 누구나 혹은 간호사가 접하는 모든 사람에게 쓸 수 있는 것이다. 그러나 간호사가 한 개인만의 특정한 그 무엇에 대해 언급을 하게 되면 그 사람의 상황에 관한 대화의 문이 열리게 된다. 비로소 많은 정보가 나오게 되고, 패턴이 모호하고 사소한 스케치로부터 인지할 수 있는 만큼 발전해간다.

간호의 맥락에서, 패턴은 그 사람 내부의 관계와 또 다른 사람과 주변 환경과의 관계와 같은 제반 관계들을 설명한다. 이 패턴은 거기 존재하는 모든 것들의 나눠어질 수 없는 전체성에 대한 초상화이다. 여기에는 경계가 없다. 각 개인의 정체성을 알 수 있는 전체성의 패턴인 의식은 바위로부터 정신에 이르기까지, 동물로부터 인간, 및 인간 이상의 것에 이르기까지 우주 속에 공존한다 (Newman, 1986).

사람들이 보고, 듣고, (미시적으로나 거시적으로) 느끼는 패턴들은 관계들을 보여준다. 이러한 패턴에는 수소와 같은 실체만 포함되는 것이 아니라, 실체들의 관계 - 물 속의 수소와 산소의 관계가 다른 물질 안의 수소와 산소의 관계와는 매우 다른 것처럼 - 도 포함된다. 여기에는 1과 같이 단지 수량뿐만 아니라 1:2와 같은 수량의 관계도 포함되어 있으며 - 이것이 바로 패턴의 시작이다. 인간 차원에서, 이것은 분노와 같이, 어떤 사람의 질적인 특성뿐만이 아니고, 분노한 사람이 다른 사람이나 주변 환경과 어떤 관계를 갖는가도 포함된다. 패턴들은 제 관계들을 나타내고 그 패턴은 각각 서로 연결되어 있다.

과거에, 나는 개인 스스로의 패턴을 이해하는 것이 중요하다고 말한 적이 있다. 패턴은 다른 사람들과의 관계에서 생겨나기 마련이다. H. G. Gadamer는, "다른 사람들을 통해서만이 우리는 우리 자신에 관한 지식을 얻는다." 라고 말한 적이 있다 (Rabinow & Sullivan, 1979, p.107에서 인용). 의식이란 둘 또는 그 이상의 사람들의 패턴에 서로 침투해가는 것이며 이를 통해 그들은 그 관계에 대한 패턴을 감지할 수 있다. 이 패턴을 완전하게 경험하려면 사람이 반드시 스스로 해방되어 완전한 자기 자신이 되어야 한다. 만일 사람 스스로가 의식의 전체적인 스펙트럼에 대해 개방되어 있다면, 보다 넓은 대상자의 세계가 가지는 스펙트럼으로 들어갈 수 있다. 간호사가 이렇게 관찰 가능한 관계들에 주의를 기울인다면, David Bohm (1980)이 내재질서(implicate order)라 했고, 나 역시 의식의 기저로 보고 있는 내재적인 패턴을 감지할 수 있다.

HEC에 관한 연구는 패턴 인식과 함께 시작되었다. 질병이란 그 전체성의 패턴의 표현이라는 가정 하에, 동료 교수들과 나는 주요 건강 문제로 간주되던 다양한 질병을 가진 사람들을 대상으로 연구하기로 하였다. 그 이후로, 이 연구는 또 다른 건강-관련 상황으로 옮겨졌다. 대부분의 연구들이 패턴 인지 과정과 참여한 사람들의 생애중의 결정적 선택 포인트에서 확장되는 의식의 전개에 집중되었다. 연구 초기에는, 전반적인 패턴들이 질병패턴에서 추측할 수 있는 것과 비슷했지만, 돌이켜 보면, 이러한 측면은 간호 실무의 방향을 결정하는 데에 있어 간호사와 대상자 간 변환적 전개 과정에서 일어난 것만큼 중요한 것은 아니었다.

패턴 인지 과정은 각 참여자의 인생에 있어서 무엇이 의미 있는 것인가에 초점을 맞춘다. 의미는 패턴을 특징 지운다. 많은 사람들이 스스로에게 가장 의미 있는 것이 무엇인지 진지하게 생각해 본적이 없다. 간호사는 참여자들이 말해준 이야기들 속에서 의미 있는 것이 무엇인지 알아낼 수 있고, 거기에 나타난 관계들의 패턴을 참여자들에게 되비추어 줄 수도 있다. 이 과정에서, 참여자들은 직관적 통찰력을 경험하게 되며, 이 통찰력을 가지고 취해야 할 명확한 행위를 알게 된다. Litchfield (1999)와 Endo (1998)는 이 과정이 더욱 완전한 것이 되도록 정교하게 다듬었다.

이 과정에서 대상자는 통찰력을 얻게 되고 자신의 입장에서 취해야 할 행동이 무엇인지 알게 된다. 대상자는 길이 분명하지 않은 삶의 어느 한 지점에 다다르게 된다. 여기서 낡은 규칙은 쓸모가 없다. 여기서는 선택을 강요한다. 간호사는 이 불확실한 때에 통찰력을 가지고 행동할 수 있도록 대상자를 도와줄 수 있다. 선택을 하게 되면, 대상자의 삶은 예측하지 못했던 방향으로 나가는데, 이는 더 자유롭고 연결성이 있으며 보다 더 돌보는 관계가 형성됨으로써, 의식의 확장이 전체적으로 나타나게 된다.

돌봄과 건강

Gadow (1990)는 돌봄과 알아지는 것에 대한 논증을 요구하였다. 패턴 인지란, 알게 됨으로써 볼 수 있는 것으로, 돌봄의 한 형태이다. 돌봄과 알게 되는 것에 대한 논증은 의식 확장에서 펼쳐지는 것으로, 보다 큰 돌봄으로 나타나며, 가장 높은 수준의 의식은 사랑이다.

참여자에 대한 지식과 참여과정에 대한 지식 ("우리"에 관한 지식)은 그 자체를 느낌과 직관으로 표현하는 점에 있어서 차이가 있다. 전문가와 대상자 둘 다 이런 종류의 지식을 경험한다. 간호 실무는 상호 공통적 과정으로서 밖에서가 아닌 실무 과정 내부로부터 알게 되는 이해의 형식으로 이루어져야 한다.

‘돌봄’의 이론가인 Boykin 과 Schoenhofer (2001)는 (환자의) 요구는, 환자가 가치 있는 인간이라는 관점에서, 무엇인지를 알아야 할 필요가 있다고 주장하였다. 이들은 돌봄을 높은 수준의 개발에 두었으며, “돌봄이 성장하는” 데는 간호의 의도가 중요함을 강조하였다(Boykin & Schoenhofer, 2001, p.393). HEC에 관한 연구는 패턴 규명 (이해하는 것)에서부터 출발했지만 대상자-참여자 입장에서의 돌봄은 무엇인지 알려주는 자료도 얻어졌다. 예를 들면, 유방암을 앓고 있는 여성을 대상으로 한 연구에서, 참여자들이 서로 다른 사람에게로의 친밀감과 서로에 대한 수용성이 증가하였음을 보여 주었다 (Moch, 1990). 관상 동맥성 심장 질환을 앓고 있던 개인들과 함께 한 연구에서는 참여자의 일부분이 보다 의미 있고, 서로 돌보는 관계로 이동 해갔음이 나타났다(Newman & Moch, 1991). 마지막으로, HIV/AIDS 양성 판정을 받은 남자들을 대상으로 의식 확장에 대한 역설을 조사한 연구에서도 “그들 자신을 충분히 돌볼 수 있도록” 하는 경지에까지 이르게 하였다.

HEC의 맥락 내에서 연구를 한 다른 연구자들도 그들의 실무에서 대상자와 돌봄의 동반자관계가 실현되는 방식으로 되어감을 알게 되었다 (Endo, 1998; Jonsdottir, 1995; Kiser-Larson, 1999; Litchfield, 1999; Neill, 2002; Pharris, 2002; Tommet, 1997). 일본의 Endo와 그 동료들도 (Endo et al, 2000) 상호성과 패턴 인지과정을 (HEC관련 연구프로토콜의 요소들인) 변환의 증거로서 참여자들을 돌보는 데서 나타나는 돌봄의 동반자관계로 보았다.

최근, Rogerian계 학자들은 돌봄을, 간호와-과학-에 근거한 실무 접근방법으로 통합하고 있는데: Barrett은 “돌봄의 동반자관계(Caring Partnership)”라 하였고, Malinski는 “지성이 있는 돌봄(Knowledgeable Caring)”이라는 말을 사용하였으며 (Smith, 1999); 나는 “검증력이나, 조작 및 통제에 초점을 둔 건강 패러다임을 떠나 반성적이고 동정적인 의식 패러다임으로 이동해가야 할 때이다" 라 하였다 (1997, p.37). 이 돌봄과 이해에 관한 명제들 중에서 가장 돋보이는 것은 Watson (1999)이 만들어낸 '돌봄에 대한 의식(caring consciousness)'이라는 용어이다. 의식의 개념을 강조함에 있어서 Watson은, 의식이 존재하는 모든 것의 기반이 된다고 보는 단일한 관점을 지지하는 수 많은 이론가들을 인용하였고, 나 역시 이를 지지하고 있다. Watson의 저술에 있는 기타 포인트로서 그녀와 내가 동의하고 있는 것으로는 (a) 간호 실무는 관계와 의미에 관한 것이라는 것, (b) 간호 실무는 보건의료를 통합하는 (변환시킬 수도 있는) 힘이라는 것, 그리고 (c) 간호 실무란 의식 확장의 틀 내에서 간호자체를 초월하는 것들이다.

간호에 대한 이 두 가지 접근방법의 의도에는 차이도 있다. Watson의 경우, 의식을 치유를 촉진할 수 있는 실체로 보고 있는 듯 보인다. 예를 들면, 그녀는 돌봄의 의식을 진실과, 아름다움과, 조화를 향해 나가면서 "의도적으로 돌봄과-치유의 의식을 갖게 되는 것"으로 정의하고 있는 반면 (Watson, 1999, p.10), 나는, 의식을 질서와 무질서가 포함된 전체성의 패턴으로 보고 있다 (실재하는-모든 것의-바탕이라는 관점에서). 나는 보다 높은 의식으로 변화해 가는 과정이란 고요함과 조화뿐 아니라 파괴와 부조화도 포함하는 것이라고 생각한다. Watson은 사물을 전체성으로 보는 것에 대해 말하지만; 나는 사물은 본래 전체성을 가지고 있다고 전제한다. 여기서 차이는 Watson은 의도적인 변환을 강조하는 반면; 나는 보다 높은 의식으로 예상치 않게 전개되어가는 지혜에 둔다는 점이다. 나는 간호 실무의 현실적인 관점에서 이 차이가 무엇을 의미하는지 정확하게 말할 수는 없다. 이 문제는 다른 분들이 생각해 보도록 남겨 두겠다. 나는 간호실무의 현실이, 그 현재 상황이 어떻든 그 의미를 다 받아드리면서, 그 현재가 다 표현된 것으로 본다.

이와 무관하게, 돌봄과 HEC의 이론은 간호의 사명을 정의하기 위해 함께 갈 수 있다. 이것은 분명 새로운 길은 아닐지라도 수 년 동안 많은 직관적인 실무자들이 추구해온 길이다. 이론가들은 그들의 언어로 이에 대한 언급을 하였을 따름이다. 앎에 대한 하나의 형태로서, 돌봄이란 보다 높은 수준의 의식에서 보다 포괄적인 돌봄으로 변환되어 가는 것이다.

이론연구실무 (Theory Research Practice)

연구가 실무형태로 이루어진다면 얼마나 깔끔하겠는가! 학교에서 과학적 방법이 요구하는 조건들을 배운 간호사들에게, 통제와 예측 가능한 환경에서, 예측 불가능한 방식으로 나타나는 자연스런 현상을 허용하도록 하는 일은 어렵고 불확실한 여정이었다. 그러나 한번 그렇게 되면, 참여자들의 의식이 확장되고 돌봄 행위가 드러나는 과정이 전개된다는 것은 분명해진다. 이론연구실천은 단일한 과정이다.

참여자(환자)들은 그들의 생애에서 의미 있는 사건들에 대해 이야기하고, 관계의 패턴이 드러남에 따라 통찰력이 생기게 되고 이와 함께 가능한 행동이 분명해진다. 참여자들이 그들 자신들의 패턴의 의미를 깨닫기 시작하면, 그들 자신에 대한 자신감이 커지고 주장도 분명해진다. 변환이 이루어지면 보다 더 자유로워지고, 연결성이 더 탄탄해지며, 돌봄의 관계가 더욱 더 깊어지게 된다.

이러한 연구는 과학적인가? 나는 최소한 단어의 일상적인 의미로 볼 때 그렇게 생각하진 않는다. 단일하고, 변환적인 패러다임 내에서, 연구는 달리 정의된다. 그것은 예측가능 하거나 반복 가능한 것도 아니며; 이것은 그 순간에만 쓸 수 있고 (적용 가능한), 차이를 만들어낼 수 있으며 (대상자가 의미와 가능한 행동을 깨닫게 할 수 있는). 실무과정을 알게 해준다. 이것이 실천이며, 이는 상호간의 과정으로,

예측하기 보다는 '이해하는 것'이다. Bernstein (1983)에 따르면, 해석학과 실천은 이해와 적용이 합해진 것으로서; 즉 지식을 이해하고, 해석하여 적용하는 것이다. 대화가 기본적인 개념으로; 더불어 느끼는 것이다. 실무란 방법보다 더 근본적인 것으로, 연구 (과학?)의 또 다른 장르이다.

돌봄에 관한 몇몇 문헌을 고찰하는 과정에서, Madeleine Leininger의 간호지식 발견에 대한 해돋이 모델을 접하게 되었는데 (McFarland, 2001), 이는 HEC 연구의 특징과 상당히 일치하고 있음을 발견하였다. 여기서는 의미있는 문화적 맥락 내에서 전체성의 패턴을 강조한다. 이 모델은 그들의 실제 생활-세계 속에서 인간을 보다 포괄적인 그림으로 포착하기 위해 사람들의 생활양식 전체에 초점을 두며 (패턴 인식); 연구자나 임상가들이 제보자로부터 배우고 (참여자가 이끌어가는 대로 따라가면서 정보가 나타나는), 그들이 아이디어를 통제할 수 있도록 허용하며; 어떤 문화에서도 사용될 수가 있다는 점이다 (HEC에서도 그렇다).

만일 각 사람이 그만의 특정 문화를 나타내고, 간호사도 항상 횡문화적인 관계 속에 있다고 가정한다면, 내가 질병과 무관한 접근방법이라 말한 것과 똑같이, 그것도 문화를 배제한 방법이라 말할 수는 없겠는가? 이 주장은 문화와 질병이 나타나지 않는다는 의미라기 보다는 패턴을 그리는데 있어서 서로가 다르게 드러난다는 것이다. 이 접근방법은 어디에서 무엇이 관련되어 있건 간에 전체성의 패턴에 초점을 둔다.

결론

인간의 건강경험에 있어 돌봄에 대해 탐구하면서, 나는 돌봄과 앎에 대한 변증을 강조하면서; 패턴 인지를 환자를 알게 되는 과정으로 보며; 또한 HEC이란 돌봄, 연결성, 통찰력, 그리고 행동에서 나타내는 그 자체로 본다. 이 과정은 각 사람에 따라 다르다. 이 과정은 이론을 실체화하는 것으로 실무와 연구가 한 형태이다.

돌봄과 HEC에 대한 이론들을 조사했던 경험에서 여러 이론들의 공통성을 발견하였다. 차이가 있다면, 각 개인의 건강에 대한 개념에 차이라고 생각한다. 내 관점에서, 건강이란 전체성에 대한 패턴으로서, 그 패턴에는 변환을 위한 혼돈도 반드시 있어야 하며, 그 변환과정은 궁극적으로 사람을 보다 포괄적인 수준의 존재와 연결체(more inclusive level of being and connected-ness)로 만들어가는 것임을 아는 것이다. 실무에서 차이가 있다면 바로 돌봄이며, 이는 그 전체성의 패턴을 인식하는데 간호사가 창조적으로 참여(creative presence)하는 것이다.

References

Bentov, I. (1978). *Stalking the wild pendulum*. New York: E. P. Dutton.

Bernstein, R. J. (1983). Beyond objectivism and relativism: Science, hermeneutics, and praxis. Philadelphia, PA: University of Pennsylvania.

Bohm, D. (1980). *Wholeness and the implicate order* London, England: Routledge & Kegan Paul.

Boykin, A., & Schoenhofer, S. O. (2001). Nursing as caring. In M. Parker (Ed.), *Nursing theories and nursing practice* (pp.391-402). Philadelphia, PA: F. A. Davis.

Butrin, J. E. (1990). The experience of culturally diverse nurse-client encounters (Doctoral dissertation, University of Minnesota, 1990). *Dissertation Abstracts International*, 51(06), 2815B.

Butrin, J. E. (1992). Cultural diversity in the nurse-client encounter. *Clinical Nursing Research*, 1 (3), 238-251.

Endo, E. (1998). Pattern recognition as a nursing intervention with Japanese women with ovarian cancer. *Advances in Nursing Science*, 20(4), 49-61.

Endo, E., Nitta, N., Inayoshi, M., Saito, R., Takemura, K., Minegishi, H., Kubo, S., & Kondo, M. (2000). Pattern recognition as a caring partnership in families with cancer. *Journal of Advanced Nursing*, 32(3), 603-610.

Gadow, S. (1990, October). *Beyond dualism: The dialectic of caring and knowing*. Paper presented at the conference on Education for Ethical Nursing Practice, University of Minnesota, Minneapolis.

Jonsdottir, H. (1995). Life patterns of people with chronic obstructive pulmonary disease: Isolation and being closed in (Doctoral dissertation, University of Minnesota, 1995). *Dissertation Abstracts International*, 56(03), I 346B.

Kiser-Larson, N. (1999). Life patterns of Native American women experiencing breast cancer (Doctoral dissertation, University of Minnesota, 1999). *Dissertation Abstracts International*, 60(05), 2062B.

Lamendola, F. P, & Newman, M. A. (1994). The paradox of HIV/AIDS and expanding consciousness. *Advances in Nursing Science*, 16(3), 13-21.

Litchfield, M. (1999). Practice wisdom. *Advances in Nursing Science,* 22(2), 62-73.

McFarland, M. R. (2001). The ethnonursing research method and the culture care theory: Implications for clinical nursing practice. In M. Parker (Ed.), *Nursing theories and nursing practice* (pp.377-390). Philadelphia, PA: F. A. Davis.

Moch, S. D. (1990). Health within the experience of breast cancer. *Journal of Advanced Nursing*, 15, 1426-1435.

Neill, J. (2002). Transcendence and transformation in the life patterns of women living with rheumatoid arthritis. *Advances in Nursing Science*, 24(4), 27-47.

Newman, M. A (1966). Identifying patients' needs in short-span nurse-patient relationships. *Nursing Forum*, 5(1), 76-86.

Newman, M. A (1979). *Theory development in nursing*. Philadelphia, PA: F. A Davis.

Newman, M. A (1986). *Health as expanding consciousness*. St. Louis, MO: Mosby.

Newman, M. A (1990). Nursing paradigms and realities. In N. L. Chaska (Ed.), *The nursing profession: Turning points* (pp.230-235). St. Louis, MO: Mosby.

Newman, M. A. (1994). *Health as expanding consciousness* (2nd ed.). New York, NY: National League for Nursing Press.

Newman, M. A. (1997). Experiencing the whole. *Advances in Nursing Science*, 20(I), 34-39.

Newman, M. A. (2002). The pattern that connects. Advances in Nursing Science, 24(3), 1-7.

Newman, M. A., & Moch, S. D. (1991). Life patterns of persons with coronary heart disease. *Nursing Science Ouarterly*, 4(4), 161-167.

Newman, M. A, Sime, A. M., & Corcoran-Perry, S. A (1991). The focus of the discipline of nursing. *Advances in Nursing Science*, 14(1), 1-6.

Orlando, I. J. (196 I). *The dynamic nurse-patient relationship*. New York, NY: Putnam.

Pharris, M. D. (2002). Coming to know ourselves as community through a nursing partnership with adolescents convicted of murder. *Advances in Nursing Science*, 24(3), 21-42.

Rabinow, P, & Sullivan, W. M. (Eds.). (1979). *Interpretive social science: A reader.* Berkeley, CA: University of California Press.

Rogers, M. E. (1970). *An introduction to the theoretical basis of nursing.* Philadelphia: F. A Davis.

Smith, M. (1999). Caring and the science of unitary human beings. *Advances in Nursing Science*, 21(4), 14-28.

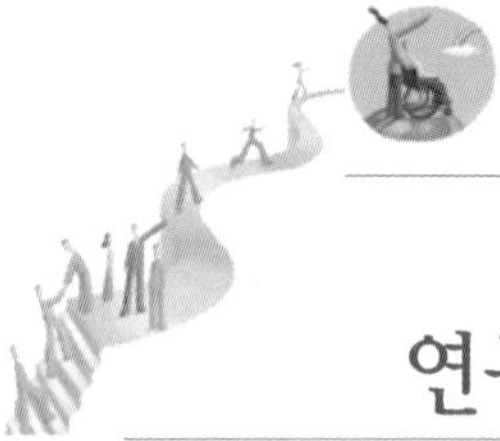

제 2 장

의식 확장으로서의 건강: 연구 분야에서 얻어진 지식들

Carol Picard & Dorothy Jones

서론

Margaret Newman이 1979년 HEC 이론에 관한 그녀의 초기 생각을 펴낸 이래, 학자, 교육자, 및 간호 실무자들이 자신들의 연구를 통해 이론의 효용성을 탐색 해오고 있다. 어떤 이들은 이론을 구체화 시키기도 하고, 다른 이들은 기초 연구나, 임상 실무, 및 교육에 사용하기도 하였다. 이 장에서는 Newman의 연구실천을 이용하여 다양한 집단에게 연구한 지식을 그 집단들과, 배경, 그리고 사회적 경험의 관점에서 검토해보기로 한다. 또한 이장은 대화를 통해 실무를 변화해 보고자 하는 간호 지도자들과 학생들에게 새로운 방식으로 인간경험을 연구해보도록 도전을 주는 교육자들의 보고서이기도 하다. 이들로부터 얻어진 지식을 가지고 HEC 이론의 검증과 발전을 모색하는 방향으로 논의해보고자 한다.

Newman과 의식 확장으로서의 건강

제1장에서, Margaret Newman은 HEC의 기초가 되는 중심 개념과 기본 가정에 대해 설명하였다. 이 논의에서, 단일하고 나누어지지 않은 인간패턴이 전개되는 본질과, 사람-환경의 관계, 그리고 돌봄의 협력적 관계로서 간호 실무에 관한 내용을 제시하였다. (전무한 상태인) 참여자에 대한 지식과 (참여자와의 관계로부터 얻어진) 과정에 대한 지식은 간호사가 돌보면서 함께 있어주는 것과 알아가는 것에 중점을 두고 기술하였다 (Newman, 2002).

Newman에게, 협력적 관계란 임상가나 연구자 모두가 참여하는 신중한 과정으로, 이는 간호에서 지식을 개발하고 활용하는 방법은 본질적으로 참여적이어야 한다는 것이다. Newman은 간호사에게 하나의 관계 속에서 자신들만의 상호작용 과정을 찾아보라고 도전을 준다. 이렇게 얻어진 자기에 대한 지식은 환자와, 가족, 및 지역 공동체 속에서 전개되는 패턴에 대한 감지 능력을 향상시킬 수 있다. Newman은 질병을 전체 패턴에 대한 하나의 표현이며, 건강에 대한 표현으로 본다. 전체성, 연결성, 생생한 경험 속에서의 의미가 의식 확장으로서의 건강 이론의 핵심들이다.

의식은 진화해가는 과정이다. Newman (1990)은 확장되어가는 의식을 설명하기 위한 개념적 방법으로서, HEC의 개념화와 Young's (1976)의 잠재적 자유로부터 실제 자유로의 진행을 서술한 인간 움직임 진화 이론(theory of evolution of human movement)간에 유사점을 찾아냈다. Figure 2.1은 Newman 이론과 Young의 개념화에서 개념들을 어떻게 통합하고 있는지를 보여 준다.

그 과정은 **잠재된 자유** 시점에서 시작된다. 이 의식의 단계는 물질의 **속박 단계** 이전의 단계로, 우리가 태어났을 때이다. Newman은 이러한 의식의 구속 단계에서 시간개념을 파악한다. Young의 도식에서는, 사람이 개인으로서 자신에 대한 지각이 없고 타인에 의해 의사결정이 이루어질 때 그는 속박 상태에 있는 것이다. 그 다음 단계인 **중심화 단계**에서, 사람은 자아-의식과 정체성이 드러나고 자기 자신과 자신의 세계와 관계를 맺는 기존 질서나 방식을 신뢰하게 된다. Newman은, 사람이 힘과 타인을 통제하는 어떤 감각을 갖게 되는, 이 단계에서 공간 개념을 파악 하였다.

선택 단계는, 이 진화의 과정에서 드러나는 그 다음 국면이다. 여기서는 더 이상 낡은 규칙은 설 자리가 없으며, 상황에 대한 반응을 함에 있어서 보다 반성적으로 해야 할 필요가 있게 된다. Young은 이 **선택시점**을 의식 내에서의 반성적인 전환으로 설명한다. Newman은 이것을 전환점이라 믿고, 움직임의 개념과 결부시킨다. 이 선택단계에서 기존 질서의 변동 내지는 불안정은 움직임과 의식의 확장을 촉진시킨다.

일단 선택이 이루어지면 **탈-중심화 단계**가 나타나는데, 자신의 입지에 변화가 일어나고, 성장과 보다 높은 수준의 자유를 향한 움직임이 계속된다. 이 단계의 에너지는 이 경험을 다른 사람들과 공유함으로써 얻어진다. 이 개념은 Newman의 무경계성의 개념과 관련이 있는데, 여기서 사람은 그 자신의 육체적 경계 너머로 확장되는 것을 깨닫게 된다. **탈-속박 단계**는 사람이 시간의 구속으로부터 자유로워지고 보다 충실하게 현재 상태에 있게 되면서 나타나는데; 이것은 Newman의 무시간성과 상관이 있다. Newman은 Young의 사랑이 깃든 진정한 자유 단계와 모든 반대론자들과 화합하게 되는 조화의 상태를 대등하게 보았다.

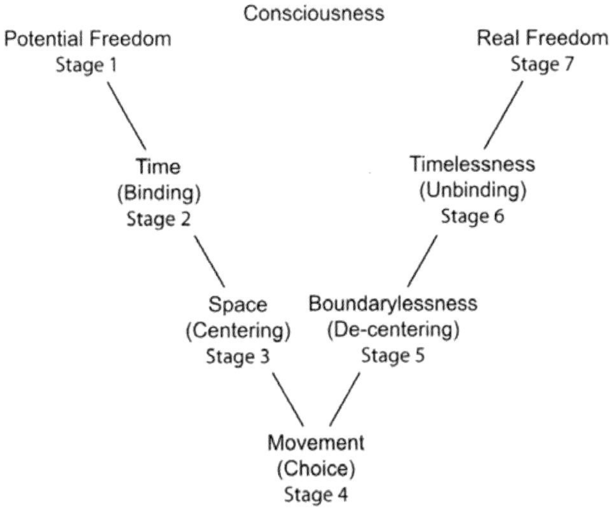

Figure 2.1. Newman's Concepts and Young's Stages of Evolution of Consciousness. *Source: A developing discipline: selected works of Margaret Newman* (p.132) by Margaret A. Newman, 1995, New York: National League for Nursing. Copyright 1995 by Margaret A. Newman. Reprinted with permission.

프랙시스

Newman이 제시한 연구 방법은 연구자가 이론을 구체화할 수 있는 방법 중 하나이다. Newman (1990, 1994, 1997, 1999)에 의하면, 프랙시스란 확장되는 의식의 본질, 패턴, 및 관계에 대한 연구자의 깊은 이해와 환자와의 대화에 그 지식을 적용하는 것을 포함한다. 연구에 참여한 사람들을 그들의 삶에서 가장 의미 있었던 사람과 사건에 대한 대화를 하게 함으로써, 연구자는 반성, 자각, 그리고 잠재적 통찰의 기회를 제공한다. 몇몇 사람들의 이야기는 말로 나타낼 수도 있는 반면, 어떤 이야기들은 대화를 표현하거나 보충하기 위한 미학적 방법을 동원할 수도 있다. 예컨대, 14장에서 보면 Neill은, 죽상경화증을 가진 참여자들의 삶의 의미를 표현하기 위해 사진을 이용하였다.

의미를 표현하기 위한 또 다른 전략으로 움직임이 있다. Picard (2000)는 중년 여성에 대한 표현 양식으로 의도적이며 창의적인 움직임을 사용하였다. Ruka는 알츠하이머를 앓고 있는 사람의 움직임의 의미를 신중하게 이해하기 위해 관찰 전략을 썼다 (Ruka, Chapter 9). 프랙시스로서 Newman 연구 방법은, 연구자가 함께 있어주는 것이 그 이야기를 나누고 수용하는 환경이 된다. Newman에 따르면, 이 관계가 펼쳐지는 경험의 핵심이다. 대화와 이에 따른 반성을 통해, 연구자는 그(녀)가 패턴과 의미를 이해하는 방식을 가시적으로 표현할 수 있다. 이러한 표현을 함께 나눔으로써 참여자는 대화와 반성 및 패턴 인지를 할 수 있는 또 다른 기회를 갖게 된다. 가시적인 표현은 반성적인 예술활동으로 나타낼 수도 있다 (Picard, Chapter 12).

패턴: 사람-환경의 연결관계

패턴이란 다른 사람들과, 자기 자신, 그리고 그 개인의 영적 삶에 나타난 가치를 반영한다. 중년여성에 대한 한 연구에서는 개인적 의미를 반영하는 주제들을 통해 상실과, 질환 그리고 제 관계에 대한 위협을 다루었다 (Piacard, 2000). 여러 연구에서 의식의 확장이란, 자신의 세계를 통제하려는 시도를 포기하고 수용하면서, 관계성과 움직임을 더욱 더 잘 감지할 수 있게 되는 과정이라 하였다. 이러한 변환은 자유와 평화, 개방된 상태로 존재하기, 자기-일관성, 또는 다른 장소에 머물기와 같은 주제로 표현되었다 (Fryback, 1993; Lamendola & Newman, 1994; Endo, 1998, 2000; Neill, 2002b; Kiser-Larson, 2002).

인생 초기에 중한 질환을 경험하면 중요한 대인관계를 맺는데 있어 패턴을 상실할 수도 있다. 여러 연구들에서 암이나 (Endo, 1998; Kiser-Larson, 2002; Newman, 1995) 폐색성 폐질환과 같은 만성적 질병을 가진 사람들은(Jonsdottir, 1998; Noveletsky-Rosenthal, 1996) 종종 인생 초기에 심각한 상실이 있었음을 보고하였다. 단절감과, 홀로 있음, 또는 가족이나 사랑하는 사람, 혹은 공동체로부터의 고립 내지는 떨어진 느낌을 경험하는 것이 참여자들의 전반적 패턴 속에서 고뇌의 근원임을 밝히는 연구들은 흔하다.

Smith (1997a, 1997b)는 이전에 성적 희생자가 되었던 여성들을 대상으로 개인-환경 연결성의 본질을 탐구하였다. 이 여성들은 고립되고, 가족들과 사회적 관계를 긍정적으로 맺지 못하나, 외부로부터의 통제에 대해서는 예리하게 감지하는 패턴을 나타냈다. 이 연결성의 부족은 살인죄 선고를 받은 청소년에 관한 Pharris의 연구에서도 나타났다 (2002). 이 연구에서는 참여자의 폭력적 행위를, 그들이 모든 사람으로부터 극도로 고립되어 있다고 느낄 때에 어떤 방식으로든지 공동체와 연결되기 위한 마지막의 필사적인 시도로서 기술하고 있다. Capasso의 상처 치유 지연을 경험한 개인에 대한 모형 (6장)에서는 유년기의 외상과 이에 따른 다른 사람들과의 연결성 문제가 어떻게 환자의 지속적인 고통의 근원이 되고 있는지를 보고하고 있다. 대화를 통해 이러한 정보를 밖으로 드러내는 과정이 환자의 선택과 새로운 통찰에 영향을 미치는 것으로 생각되었다.

Newman의 실무방법론을 사용한 모든 연구자들은, 어떤 참여자들에게는 대화를 통한 연구과정이 사람과-환경을 연결하게 되었고 그것이 패턴인지를 경험하는 새로운 기회가 되었음을 보고하고 있다. 비록 참여자와 장기적인 접촉을 한 연구는 거의 없었지만, 일년간의 추후관리를 통해 지속적으로 변화해가면서 펼쳐지는 개인 행동에 대한 보고는 있다 (Litchfield, 1999; Neill, 2002b; Tommet, 2003; Yamashita, 1999).

성장을 위한 기회로서 질서 파괴와 붕괴

Newman (1994)은 패턴에 있어서 질서 파괴와 붕괴(disorganization and disruption)의 주기가 의식 확장을 위한 촉매로 작용할 수 있음을 가정하였다. 질환 경험은 붕괴의 근원이 될 수 있다. 여러 연구에서, 심각한 질환을 앓았던 참여자들이, 붕괴의 시기 이후에 의식적 자각이나 관점의 변동과 같은 변화가 일어났음을 종종 기술하였다. 그 경험에 참여했던 대상자들은 삶에서 가장 중요한 것이 무엇이며, 관계를 맺는 것이 얼마나 가치가 있고, 무엇이 더 의미 있는가를 알게 되고, 자기 간호를 하게 되었으며, 단순한 것에서도 기쁨을 발견하게 되었다는 새로운 지식에 대해 종종 고마워 하였음을 밝혔다 (Moch, 1990; Fryback, 1993; Lamendola & Newman, 1994). 어떤 연구자들은, 질병과정에 대한 진단을 받은 후에, 참여자들은 자신들의 자가-간호를 반성해볼 수 있는 기회를 갖게 되었다 하였다. 그러한 붕괴가 오기 전에, 그들은 자신을 돌보거나 추스르기 위한 기본적인 행위보다 먼저, 다른 사람에 대한 그들의 의무를 더 우선시 하였다. 질병경험이란 자신들의 개인적인 요구를 잘 보고 현명하게 선택할 수 있게 하는 일종의 자명종이었다 (DeMarco, Picard & Agretelis, 2004; Fryback, 1993; Koob, Roux & Bush, 2002; Moch, 1990; Neill, 2002b; Newman, 1995; Picard, 2000; Kiser-Larson, 2002).

질환이나 감금과 같은 움직임의 제한은 Newman의 초기 연구에서 발견한 것과 비슷한 내적 성찰의 기회가 되었다 (Moch, 1990; Pharris, 2002; Neill, 2002a; Koob, Roux & Bush, 2002). 만성폐색성폐질환(COPD)을 앓고 있는 사람을 대상으로 한 Jonsdottir (1998)의 연구에서, 그 질병으로 인한 신체적 요구들 때문에 개인적으로 고립되고 개인-환경간 연결성이 제한되는 패턴이 나타남을 밝혔다. 많은 참여자들이 그들의 에너지를 보존하고 폐동맥 상태에 긴장을 줄이기 위해 안정적이고 변화없이 사는 삶이 필요함을 보고하였다. Jonsdottir 역시 참여자들의 관계형성 패턴이 몇 가지 점에서 질병 과정 자체를 반영함을 – 즉 "닫혀진 채(closed in)" 실재하고 있음을 지적하였다. Noveletsky-Rosenthal (1996)도 COPD를 앓는 참여자 그룹에서 유사한 패턴을 보고하였는데, 고립과 다른 사람, 혹은 보다 큰 환경과의 단절을 보였다.

Karian, Jankowski, 그리고 Seal (1998)은 유년기 암을 극복하고 살아 남은 성인들을 면담하였다. 참여자들은 그들의 자각의 변화는 질병경험과 관련이 있음을 이야기하였다. 이러한 자각의 변화들로, 다른 사람과의 연결성이 커지고, 그들의 상황에 동정적으로 반응하며, 다른 이들을 돕고 싶어하고, 삶과 사랑하는 사람들의 가치를 알아보는 눈이 생기게 된 것이다. 질병 이후에, 참여자들은 자신들의 시간을 보다 현명하게 사용하는 방법을 알게 되었고 의사결정에 보다 신경을 쓰게 되었음도 보고 하였다. 암을 극복한 생존자에 관한 Moch (1990)의 연구에서도 비슷한 연구 결과가 나왔다. 암을 극복하고 생존한 간호사에 관한 다른 연구에서도, 참여자들은 그들의 질환과 관련된 혼돈과 붕괴의 시기를 지나면서, 그들은 동정심이 더욱 깊어지는 경험을 하였고, 돌봄에 대해 새롭게 두둔하게 되었으며, 자신이 관계를 맺을 때 다른 사람들을 가장 중요시 하도록 우선 순위가 바꾸게 되었음도 보고하였다(Picard, Agretelis & Demarco, 2004; DeMarco, Picard & Agretelis, 2004).

Smith (1997a, 1997b)와 Picard (1998)는, 유년기에 겪은 혼돈과 붕괴의 경험 이후에, 치유를 촉진시킨 가장 중요한 요인은 자신들이 성인으로서 유일한 돌봄 관계에 있었기 때문이라고 밝히는 참여자들을 알아 냈다. 참여자들은 이러한 상황을 다른 사람(예, 배우자, 친구 혹은 조부모)이 손을 내밀어 자신들을 무조건적으로 받아주는 관계로 설명하였다.

간호 동반자 관계, 통찰, 및 행동을 위한 가능성

사람이 병들었을 때와 같이, 한참 혼란한 시기에는 그들 자신의 패턴이나 패턴에 내재하는 의미를 인식하지 못할 수가 있다. 이 때 간호사와 동반자 관계를 맺으면 패턴을 반추해보고 관점을 바꿀 수 있는 기회가 되기도 한다 (Jonsdottir, Litchfield & Pharris, 2003). Litchfield의 연구에서, 가족들은 간호사/연구자와 대화를 함으로써 자신들의 패턴에 대한 통찰력을 갖게 되고, 자녀들의 질병도 가족 내 초점으로부터 가족 패턴의 통합적인 국면으로 바뀌어졌음을 보고하였다 ((1999). 통합한다는 것은 어떤 것을 하나의 국지적인 초점에서 바라보기보다는 그것을 안으로 받아들이는 것이다. 어떤 식견을 갖게 되는 것을 Litchfield는 "지평의 확장(expanding horizon)" 이라 하였다. 이 연구에서, 부모들은 시간경과에 따른 가족의 패턴을 볼 수 있었다. 대화와 패턴 인식을 통해 얻은 통찰에 대한 잠재력은 각 가족으로 하여금 자신들의 패턴을 완전히 받아들이고 현 시점에서 보다 충만한 삶을 살아가도록 해 주었다.

몇몇 연구가들은 종종 연구/실무방법을 접근할 때 동반자관계를 맺는 과정에서 참여자들은 힘을 얻고 통찰력을 갖게 되었다고 보고하였다 (Barron, 2002; Endo, 1998, 2000; Pharris, 2002; Picard, 2000; Tommet, 2003). 한 사람의 삶에 걸친 의미를 반추할 수 있는 기회는 하나의 새로운 기회로 본다. 예를 들어, Tommet은 참여자들이 간호사와 돌봄의 동반자 관계를 맺었을 때, 의학적으로 연약한 자신들의 아이를 돌보면서 보다 쉽게 혼돈으로부터 질서를 찾을 수 있었음을 보고하였다.

다른 연구자들도 (Yamashita 1999; Koob, Roux & Bush, 2002; Demarco, Picard & Agretelis, 2004; Picard, Chapter 12; Tommet, 2003) 보건 전문가들 (간호사들)과의 돌봄의 관계가 없을 때, 고통이

더 심해지고 질병경험도 더욱 깊어졌음을 보고하고 있다. 예를 들면, 부진한 의사소통과 일부 보건 전문가들의 무신경한 매너가 참여자들로 하여금 정신질환을 가진 아이들과 혼자서 고통 받고 있다는 느낌을 갖게 했다 (Yamashita, 1999).

가족 패턴을 드러내기: 움직임과 선택

여러 연구자들이 가족 패턴을 연구하기 위해 Newman의 HEC을 사용하였다. Yamashita (1999)는 가족 중에 정신 분열증 진단을 받은 가족들의 패턴을 연구하였다. 이 연구 조사에서 가족들은 정신 질환과 싸우면서 외로움을 경험하고 있었다. 그들은 그 (아픈) 가족의 행동들을 이해하는 데 도움이 되는 정보가 부족하고 전문가들과의 연결도 잘 되지 못함을 기술하였다. 가족들이 그 질환을 수용할 수 있었을 때, 각 개개인들에게 전환점이 나타났다. 가족들이 보다 개방적으로 변하고, 그들의 상황을 다른 사람들에게 말하며, 도움을 청할 수 있게 되는 등의 변화가 일어났다. 가족들이 자신들의 가족 패턴을 내보였을 때, 연구자와 대화할 수 있게 되었다. 실천과정을 통해 통찰력을 갖게 되고, 행동과 변화의 잠재력이 현실화된 것이다.

최근 난소암을 앓고 있는 여성의 가족과 (Endo, 2000) 아이의 죽음에 대한 가족 반응의 연구 (Picard, 2002)에서 가족들은 서로가 고통스러운 문제에 대해 그들의 슬픔에 대한 표현을 자제해가면서 서로에 대해 에너지와 리듬을 조정하고 있었다. 일단 의미 공유와 상황 수용에 관한 대화가 일어나면, 가족들 간의 상호관계에 질적인 변화가 일어났다. 가족들은 의미에 대한 가족 패턴을 보다 더 폭넓게 공유하고 있음을 볼 수 있었다.

Tommet (2003)과 Litchfield (1999)는 병든 어린이가 있는 가족의 간호사-환자 상호관계 패턴을 연구하였다. 이러한 상황에서 간호사

-환자 관계는, 대상자 가족들로 하여금 그들이 아픈 아이를 위한 자원을 찾아 건강관리체계의 다양한 측면들과 협상하고 투쟁하는 과정에서, 가족-환경 패턴에 일어난 혼돈 속의 의미를 찾기 위한 매개 역할을 하였다.

연구자들의 경험: 상호과정으로서의 대화

HEC을 이용한 연구자들은 연구과정 결과에서와 같이, 그들 자신의 상호작용 패턴에 대한 이해가 향상되었고 실무에서도 환자에 관한 관심이 넓어졌음을 보고하였다. Moch (1990)는 연구자들의 동반자관계 형성 과정을 조사하여 그 주제에 관한 교재를 출판하였다(Moch & Gates, 2000). 저자는 과정에 관한 사적인 느낌을 포착하기 위해 시를 사용하였다. 이와 유사하게, 수술 전 병실에서 일하는 간호사들도 그 연구과정을 말로 표현하기가 어려워 종종 예술이나 시를 사용하여 이 과정에서 자신들에게 일어난 변화를 표현하였다(Flanagan, 2002).

Neill (2002a)은 연구 과정인 돌봄 실천이 자신이 갖고 있는 간호에 대한 개념을 어떻게 변화시켰고, 관계와 의미에 대한 자신의 패턴에 어떠한 통찰력을 주었는지를 기술하였다. Barron (2001)은, 중증 암환자를 대상으로 이 실천방법을 적용해보고 나서는 자신이 이전에 수행하던 간호방법으로 되돌아갈 수 없음을 알게 되었다. 이 경험은 HEC에 근거한 대화 안에서의 상호성을 가리킨다. Pharris's (2002) 연구에서는 간호사 개개인과 지역사회 공동체 모두가 문제청소년들의 삶 속에서의 자신들의 역할을 되돌아보는 방법을 강조하였다. 이 연구는 지역사회 구성원들로 하여금 자신들이 청소년들의 환경의 일부분이라는 것을 알게 하였고, 대화와 참여가 전체로서의 지역사회를 더욱 건강하게 만드는 수단인 것을 알게 하였다.

HEC과 문화적 유일성 포착

HEC 관점에서 간호사와 환자간의 만남에 문화가 어떤 역할을 하며 그 영향력이 어떤지를 구체적으로 조사한 연구자는 단 한 사람이었다. Newman의 프로토콜 개발 이전에, Butrin (1992)은 간호사와 환자들이 임상에서 만난 후에 그들의 기대와 만족감을 알아내기 위해 개별적으로 인터뷰 하였다. 이 결과, 언어 차이에도 불구하고 (통역자가 사용한), 참여자들이 존경을 경험하고, 이해 받고 있으며, 가치를 공유한다고 느꼈을 때에 간호사-환자 양자간 상호작용에 대한 상호 만족이 있었다. 이 연구는 양자간 임상적 만남에서 만족에 장애를 주는 요인들은 자민족 중심주의와 틀에 박힌 것, 그리고 언어 문제이지, 문화적 차이가 주요인이 아니라는 결론을 내렸다.

Newman의 실무방법을 이용한 연구자들은 문화와 관련된 기타 몇 개의 연구 결과들을 보고하였다. 두 이민자 가족에 대한 Yamashita's (1999)의 연구에서 이민자들은 새로 이주해간 나라의 건강 전문가들이 정형화되어 있다고 믿고 있었다. 이러한 태도 인식은 제공자들과 의미 있는 대화를 가로막았다. Kiser-Larson (2002) 또한 유방암을 앓고 있는 아메리카 인디언 여성들에 대한 연구에 Newman의 실무 연구방법론을 사용하였는데, 이 여성들은 그들이 경험한 빈곤과 박탈이 지배적 문화로부터 오는 차별과 관련된 것으로 믿고 있었다.

HEC-기반 간호 실무 모델들

Margaret Newman은 두 보건체계 내 간호지도자들과 함께 간호 실무/프랙시스를 사용한 초기연구를 완성하였다. Newman, Lamb, 그리고 Michaels (1991)은 HEC에 부합하는 돌봄 사례관리 모델을 사용하였음을 보고하였다. Newman은 사례관리 팀과 3개월간 일하면서 그들 간호 실무의 본질을 탐색하기 위해 해석학적 변증과정을 사용하였다. 대화와 패턴 평가를 해가는 과정에서, 상호작용이 시작되는 본질에 대해 이해하게 되고 개개인의 (패턴) 전개 과정이 개방되어가는 것을 감지하면서, 패턴 인지가 드러나기 시작하였다. 프로젝트에 참여한 간호사들은 간호하면서 환자가 선택하도록 지지하고 환자에게 비판을 하지 않는 방식으로 지식을 제공하는 것이 중요한 것임을 알게 되었다. 전체성을 강조함으로써, 선택이란 개인적 성장을 가져오는 기회임을 알게 되었다.

Bunkers와 그 동료들(1992) 그리고 Koerner와 Bunkers (1994)는 South Dakota주 Sioux Falls에 있는 여러 건강관리체계 관련 문제에 대한 자문을 위해 Newman을 초청하였다. 이 학자들은 실무와 교육간의 통합 모델을 위한 이론적 기초로서 처음으로 HEC 사용을 검토한 그룹이었다. 저자들은 Navaho 원주민의 창조신화로부터 나온 거미줄을 상징적으로 사용하여, Newman 이론의 기본적 가치와 원칙, 조직 구조, 및 돌봄 실무간의 상호연결성을 설명하였다. 이 분석을 통해, 간호사의 돌봄 능력이란 패턴 인지와, 자아에 대한 지각, 창조적 긴장, 치료적 동맹(therapeutic alliance) 및 훈련된 현존(disciplined presence)으로 규명하였다.

임상을 배경으로 한 연구 역시 사람들: 간호사와 환자, 간호사와 간호사, 및 돌봄 공동체와 간호사 간의 다양한 관계를 밝힘으로써 간호 과학에 기여한다. 이상의 저자들은 간호 지도자들이 성공적인 체계를 구축하기 위해 필요한 요소로, 상호성에 대한 리더쉽은 물론 경청과 대화를 통해 체계를 넘는 상호작용의 순환적이고 비계층적 구조가 필요하다 하였다. 대화 과정에 참여하면서, 참여자들은 전체성의 패턴과, 함께 협력하는 과정 중에 하나됨을 알게 되었다. 그들은 진심에서 우러난 행동을 해야 한다는 목소리를 내었고, 이에 덧붙여, HEC 프로토콜을 그룹 서식 속에서 사용하는 것을 제시하였다.

Kalb(1990)는, 패턴 인지가 조기분만 여성의 돌봄을 다지는 역할을 하는 임상 프로젝트를 기술하였다. 간호사들과 주산기전문의로 구성된 팀은, 임신부들로 하여금 태동을 임신 전체 패턴의 하나로, 인식하도록 했다. 환자들은 스스로 투약이 필요한지를 모니터하였다. 이 팀은 임신 여성을 주변 환경과 상호작용을 하는 하나의 전체로 바라보는 간호방법을 강조하였다. 대화하는 동안, 간호사와 임신 여성 모두 조기 분만 문제를 바라보는 그들의 시각을 바꾸었다. Kalb는, 조기분만이 임신에 있어 원치 않는 요소라 하더라도, 그 산모들은 그 태아와 그들 세계에 대한 상호관계 패턴에 대해 더 잘 인식하게 된 기회는 하나의 선물이라 하였다고 보고하였다.

다른 임상 실무 모델에서, Schlotzhauer와 Farnham (1997)은 당뇨병 진단을 받은 어린이들을 대상으로 HEC에 근거를 둔 보건교사의 사례관리실무를 보고 하였다. 이 연구경험을 통해, 보건교사들은 당뇨를 앓고 있는 학생들과 함께 하면서, 학교와 가족, 사회적 관계들로 이루어진 청소년 세계의 맥락속에서 학생들의 에너지 소비 패턴을 이해하게 되었다. 그러한 결과들에서 보건교사는 질병 경험에 관한 새로운 통찰을 얻게 되었고 이러한 집단에 대한 앞으로의 간호의 방향에 도움을 얻었다.

Flanagan (2002)의 연구는 입원 전 클리닉에서 효과적인 환자간호 개선 전략으로서 HEC을 활용한 예이다. 대화에 초점을 둔 간호모델을 설계하여, 간호사들은 대상자들이 수술경험에서 패턴과 의미를 찾아내도록 도왔다. 많은 경우, 이 경험은 삶을 변화시켰다. 더 중요한 것은, 이 연구가 간호사와 환자 둘 모두에게 치유를 촉진하는 실무 환경을 만들어내기 위한 모델을 제공하였다는 것이다.

HEC과 간호 교육

많은 학부과정 프로그램에서 간호 이론을 어떤 과목에서 한 주제로 다루긴 하나, 강의실과 임상경험의 한 부분으로서 이 내용을 의미 있게 통합한 곳은 거의 없다. 간호 교육의 기반을 다지고 전반적인 이론 지식을 사용한 것에 대한 연구는 몇몇 밖에 없었다. 한 이론의 효과를 완전히 이해하려면, 특히 HEC은, 학생들에게 필히 시간을 가지고 그 과정을 연구할 기회를 주어야 한다. 학생들이 이론적 원리와 기본가정에 대해 알게 되면, 이론과 실무 및 연구간의 연계를 밝혀내기 위한 학습 경험을 하도록 교육과정 내에 짜 넣어야 한다. 한 프로젝트에서 학생들로 하여금, 자신들의 패턴을 이해하고 임상교수나 동료들과 대화하고 함께 하는 경험을 갖도록, 자신들에게 가장 의미 있는 것이 무엇인지에 대해 나누도록 한 적이 있었다. 이 과정을 통해 학생들은 그 이론을 알게 되었고, 그들 자신의 삶에 이 이론이 어떤 영향을 주었는지를 경험하게 되었다(Chapter 15).

Jacono와 Jacono (1996)는 Newman의 HEC을 학생의 창의성 개발 전략으로 사용하여 교육실무의 기반을 다졌다. 저자들은, 그 자신들과 학생들을 위해 심사숙고 해보는 반성적인 과정을 활용하여, 학생들이 임상적 상황에서 간호사-환자간 경험을 보다 넓게 할 수 있음을 발견 하였다. 이 과정에서 학생들은 간호사와 환자간의 충분한 경험을 하기 위해서 그들의 내적 지혜와 통찰력을 활용하게 되었다. 다시 말해서, 교수들이 비춰주는 과정을 통해 간호 학생들은 자신들의 건강/삶의 경험에 대하여 갖게 된 내적 지혜와 통찰력을 이해하게 되었다.

Weingourt (1998)은 HEC 이론틀 안에서 임상 실무 경험의 기반을 다지기 위해 간호 학생들과 양로원에서 연구하였다. 이론 세미나 참가는 물론, 학생들은 그들 자신과 거주자들의 상호작용 패턴을 논의하였다. 학생들은 주로 개인-환경 연결관계를 격려하는 활동에 초점을 맞추었고 이 경험들을 HEC의 이론적 근거와 연결하였다. Weingourt는 학생들에게 활동하려는 충동을 자제하고, 먼저 거주자들이 표현하는 패턴과 의미를 이해하도록 하였다. 학생들은 환자들의 질병과 단절을 전체의 일부로 보도록 훈련을 받아 간호란 일련의 목표-지향적 만남이 아닌 하나의 과정임을 알기 시작하였다. 환자들은 이 학생들과의 일련의 만남 후에 고통이 경감되었고 보다 평안해졌다고 하였다.

대학원생들이 그들 자신의 패턴을 알게 되는 과정을 연구하였다 (Noveletsky-Rosenthal & Solomon, 2001). 저자들은 반성적인 글쓰기 과정이 학생들로 하여금 그들 자신의 임상 실무 패턴과 자기자신의 발전해가는 패턴을 지각할 수 있게 해주었다는 것을 알게 되었다. 세미나에서 대화 역시 각 학생들의 반성 과정에 도움이 되었다고 하였다. 이 사례는 이후에 환자들에게 사용할 수 있는 행위와 경험 모델을 개발하는데 도움이 되었다(Chapter 16).

박사과정 학생들은 Newman의 연구/실무방법론을 배우면서, 지식을 드러내고 이론을 검증하기 위한 한 방법으로서 HEC을 사용하고 비평, 평가하는 기회를 가졌는데, 그러한 경험들이 학생들에게는 흥미진진하고 새로운 것임을 알게 되었다. 많은 사람들이 HEC을, 환자들과 새로운 차원에서 다시 연결시켜주며, 전인간호 (holistic care)에 대한 반응과 의미를 새로운 각도에서 평가하는, 하나의 방식으로 보았다. 한 학생의 사례를 통해 그 경험에 대한 사려 깊은 반영을 하게 하고 환자와의 의도적인 관계에 있어 간호사에 대한 의미와 그 존재(The meaning and presence of the nurse)에 대해 새롭게 깨닫게 되었다(Chapter 17).

요약

방법론으로서 HEC; 실무 가이드 및 교육과정을 위한 틀

Newman (1994)의 의식 확장으로서의 건강에 관한 연구 프로토콜은 (pp.147-149; 강혜영 역, pp.135-137) 연구자/임상가 및 교육자로 하여금 개인들 (가족들 및 공동체들)과 시간을 내서 대화하고 의미 있는 경험에 초점을 두도록 한다. 여기서 목표는, 전체로서의 패턴을 나타낼 수 있는 동반자관계를 이루는 것이다. 대상자와의 동반자관계를 통해, 이야기가 가시적으로 나타나는데 즉 시간적인 순서대로 분절된 자료가 드러나고 면담하는 동안 참여자들이 기술한 제 사건들과의 상호관계들이 나타나게 된다. 이 과정은 여러 번의 인터뷰를 통해 일어나며, 드러나는 패턴은 그 이야기를 타당화하고(패턴 인식) 반영을 촉진시키기 위해 참여자들과 나누게 된다.

이 프랙시스는 교육과정과 관련 간호경험에 초점을 두고, 임상실무지침으로 사용할 수도 있고, 연구 프로토콜이 될 수도 있어, HEC은 간호과학에서 창조적인 실무와 교육 모델로, 그리고 앞서가는 연구와 지식 개발을 할 수 있는 기회를 제공한다.

방법론으로서

- HEC은 환자나 간호사 모두에게 의미 있는 과정이다.
- 하나의 방법으로서, HEC은 연구자에게 협력적 관계와 이론의 구체화의 맥락 내에서 인간 경험에 초점을 두도록 한다.
- HEC은 의미와 맥락에 대한 개인적인 관점에서 삶의 경험을 이해하는 방법을 제공한다.
- 네러티브 데이터에 들어가게 되면 연구자는 대화 속에서 경험한 패턴을 반추해낼 수 있다.
- 참여자와 함께 패턴 표현을 공유하면 참여자의 패턴인지를 촉진하고 반성과 추가적인 생각도 자극한다.
    a. 한 연구에서 참여자들에게 반영되는 패턴을 쭉 훑어보면, 또 다른 연구를 위해 검증 가능한 명제가 될 수 있는 공통성들이 드러난다. 이는 HEC을 근거로 한 연구를 통해 밝혀지는 정보

들로서 다음과 같은 것들이 있다:

b. 어린 시절의 단절과 상실에 대한 의미와 삶의 선택, 사건, 그리고 관계에 대해 주의를 기울이는 것

c. 의미 있는 상호관계와 지지의 중요성을 인식하는 것과 삶의 변화를 시작하고 유지하는 것.

d. 패턴 인지와 격동기가 성장과 치유 그리고 변환의 기회라는 것.

e. 배운 가치와 신념에 맞는 선택과 의사결정을 하는 개인을 이해하는 것.

f. 개인적으로 건강을 촉진하고, 질병을 전체 패턴 속에 통합하며, 죽음의 의미를 알 수 있는 행동 변화를 가져올 수 있는 자각과 발견을 하는 것.

g. 비언어적 표현을 관찰함으로써 패턴을 드러나게 할 수 있음을 아는 것.

h. 움직임, 예술, 그리고 다른 형태의 미적 지식을 이용해서 패턴 인지를 강화하고 참여자와 간호사에 대한 의미를 명확하게 하는 것.

창의적인 실무 가이드로서

- HEC은 의도적 동반자관계 속에서 그 사람과 간호사에게 초점을 둔다.
- 패턴 평가는 환자로 하여금 그들의 삶에서 가장 의미 있고 중요한 것이 무엇인지 반추해 내게 하고 새로운 통찰력을 갖게 한다.
- 돌봄 과정에서 간호사와 환자간의 관계가 핵심이다.
- HEC은 환자에 대한 이해와 전인치유를 촉진하는 치료 환경을 조장한다.
- 패턴 인지란 삶의 경험의 맥락 속에서 의미와 이해를 나타내며 미래 행동에 대한 비전 속에 과거에 대한 인지가 현재 존재하는

것으로 본다.

- 대화와 간호사의 의도적인 실재를 통해 참여자와 간호사가 패턴을 이해하고 인지할 수 있다.
- 패턴 인지는 통찰력과, 자각, 및 변화를 가능하게 한다.
- 패턴을 이해하면 참여자들이 움직이게 되고 그들의 관계에서 경계를 지었던 사건들을 떨쳐 버린다.
- HEC은 돌봄에 대한 간호모델이 지속적인 행동 변화와 지지적 관계를 촉진함으로써 간호실무가 볼 수 있는 범위를 증가시킬 수 있다고 본다.
- 질환은 혼돈의 시간이 될 수도 있고 간호가 목적을 가지고 참여할 때는 변화와, 자각의 성장, 그리고 통합의 기회가 될 수도 있다.
- 패턴 인지는 선택과, 움직임, 변환, 그리고 의식 확장에 있어 불가결한 것이다.

교육과 교육과정의 개발을 위한 가이드로서

- HEC은 학문적 관점에 부합하는 철학적 가치와 신념에 앞장 선다.
- HEC은 간호사와 환자 (가족과 지역사회) 간 동반자관계에 초점을 맞추는 간호 존재론을 촉구한다.
- 모든 수준의 학생들은 간호의 독자성과 치료성과에 기여하는 것에 대해 보다 분명한 시각을 가질 수 있다.
- HEC 모델은 인간 경험을 알기 위한 수단으로서 과정과 대화에 초점을 둔다.
- 패턴 평가, 참여, 그리고 반성을 통해 간호사는 참여자에게 환자-중심 간호 방법을 제공한다.
- HEC은 간호이론, 연구, 및 실무간 연계를 인정하는 교육과정을

개발하기 위한 틀을 제공한다.

- HEC은 학습자에게 탐구심을 갖게 하고 간호사-환자 경험에 대한 지식 개발과 연구를 향상 시킨다.
- 교수는 돌봄 행위를 모델화 하고 국가보건관리, 사회개혁정책의 변화, 및 전 지구차원의 건강에 대한 간호 과학의 공헌을 최적화하기 위해 이 접근 방법을 사용할 수 있다.

결론

이 장에서는 간호사들이 HEC의 틀을 활용하여 교육과 임상환경에서 개발한 연구 및 실무 모델에 대해 요약하였다. Litchfield (1999)는 이러한 지식은 인식론 (간호의 및 간호에 관한 지식)과 존재론 (간호란 무엇인가)이 융합하여 실무적 지혜(practice wisdom)로 나타난다 하였다. 다음 장들에서는 간호 실무에 연구과정을 적용하는 것과, 전체성에 대한 시각을 가지고 변화하는 보건환경을 창조하려는 실무간호사가 동반자관계를 공고히 하는 것이 얼마나 가치있는 일인가에 대한 실무모델을 제시한다.

References

Barron, A. M. (2001). Life meanings and the experience of cancer. *Dissertation Abstracts International*, 54, 3B (UMI No. 30-08589).

Bunkers, S. (1992). The healing web: A transformation model for nursing. *Nursing and Health Care*, 13(2), 68-73.

Butrin, J. E. (1992). Cultural diversity in the nurse-client encounter. *Clinical Nursing Research*, 1(3), 238-251.

DeMarco, R., Picard, C. & Agretelis, J. (2004). Nurse experiences as cancer survivors: Part I-Personal. *Oncology Nursing Forum*, 31(3), 523-530.

Endo, E. (1998). Pattern recognition as a nursing intervention with Japanese women with ovarian cancer. *Advances in Nursing Science*, 20(4), 49-61.

Endo, E. (2000). Pattern recognition as a caring partnership in families with cancer. *Journal of Advanced Nursing*, 32(3), 603-610.

Flanagan, J. (2002). Nurse and patient perceptions of the pre-admission nursing practice model: Linking theory to practice. *Dissertation Abstracts International* 56 (UMI No. 30-53657).

Fryback, P. B. (1993). Health for people with a terminal diagnosis. *Nursing Science Quarterly*, 6(3), 147-159.

Jacono, B. J., & Jacono, J. J. (1996). The benefits of Newman and Parse in helping nurse teachers determine methods to enhance student creativity. *Nurse Education Today*, 16(5), 356-362.

Jones, D. A. (2003). *Nursing and expanding paradigms* (NU 820). Chestnut Hill, MA: Boston College, William F. Connell School of Nursing.

Jonsdottir, H. (1998). Life patterns of people living with chronic obstructive pulmonary disease: Isolation and being closed in. *Nursing Science Quarterly*, II(4), 160-166.

Jonsdottir, H., Litchfield, M., & Pharris, M. D. (2003). Partnership in practice. Research and Theory for Nursing Practice: *An International Journal,* 17(1), 51-63.

Kalb, K. A. (1990). The gift: Applying Margaret Newman's theory of health in nursing practice. In M. E. Parker (Ed.), *Nursing theories in practice* (pp.163-186). New York, NY: National League for Nursing.

Karian, V. E., Jankowski, S. M. & Beal, J. A. (1998). Exploring the lived experience of childhood cancer survivors. *Journal of Pediatric Oncology Nursing*, 15(3), 153-162.

Kiser-Larson, N. (2002). Life pattern of Native American women experiencing breast cancer. *International Journal for Human Caring*, 6(2), 61-68.

Koerner, J. G., & Bunkers, S. S. (1994). The healing web: An expansion of consciousness. *Journal of Holistic Nursing*, 12(I), 51-63.

Koob, P. B., Roux, G., & Bush, H. A. (2002). Inner strength of women dwelling in the world of multiple sclerosis. *International Journal for Human Caring*, 6(2), 20-27.

Lamendola, F., & Newman, M. A. (1994). The paradox of HIV/AIDS as expanding consciousness. *Advances in Nursing Science*, 16(3), 13-21.

Litchfield, M. (1999). Practice wisdom. *Advances in Nursing Science*, 22(2), 62-73.

Moch, S. D. (1990). Health within the experience of breast cancer. *Journal of Advanced Nursing*, 15, 1426-1435.

Moch, S., & Gates, M. (Eds.) (2000). *The researcher experience in qualitative research*. New York, NY: National League for Nursing.

Neill, J. (2002a). From practice to caring praxis through Newman's theory of health as expanding consciousness: A personal journey. *International Journal for Human Caring*, 6(2), 48-54.

Neill, J. (2002b). Transcendence and transformation in the life patterns of women living with rheumatoid arthritis. *Advances in Nursing Science*, 24(4), 27-47.

Newman, M. A. (1979). Theory development in nursing. Philadelphia, PA: F. A. Davis. Newman, M. A. (1990). Newman's theory of health as praxis. *Nursing Science Ouarterly*, 3(1), 37-41.

Newman, M. A. (1994). *Health as expanding consciousness* (2nd ed). New York, NY: National League for Nursing.

Newman, M. A. (1995). Recognizing a pattern of expanding consciousness in persons with cancer. In M. A. Newman, *A developing discipline: Selected works of Margaret Newman* (pp.159-171). New York, NY: National League for Nursing.

Newman, M. A. (1997). Evolution of the theory of health as expanding consciousness. *Nursing Science Ouarterly*, I O(I), 22-25.

Newman, M. A. (1999). Rhythm of relating in a paradigm of wholeness. *Image: The Journal of Nursing Scholarship*, 31 (3), 227-229.

Newman, M. A. (2002). Caring in the human health experience. *International Journal for Human Caring*, 6(2), 8-12.

Newman, M. A., Lambe, G. S., & Michaels, C. (1991). Nurse case management: The coming together of theory and practice. *Nursing and Health Care*, 12(8), 404-408.

Noveletsky-Rosenthal, H. T. (1996). Pattern recognition in older adults living with chronic illness. Unpublished doctoral dissertation, Boston College.

Noveletsky-Rosenthal. H., & Solomon, K. (2001). Reflections of the use of John's model of structured reflection in nurse practitioner education. *International Journal for Human Caring*, 4(2), 21-26.

Pharris, M. D. (2002). Coming to know ourselves as community through a nursing partnership with adolescents convicted of murder. *Advances in Nursing Science*, 24(3), 21-42.

Picard, C. (1998). Uncovering pattern of expanding consciousness in midlife women: Creative movement and the narrative as modes of expression. *Dissertation Abstracts International*, 59/03 (UMI No. 9828038).

Picard, C. (2000). Pattern of expanding consciousness in midlife women: Creative movement and the narrative as modes of expression. *Nursing Science Quarterly*, 13(2), 150-158.

Picard, C. (2002). Family reflections of living through sudden death of a child. *Nursing Science Quarterly*, 15(3), 242-250.

Picard, c., Agretelis, J., & DeMarco, R. (2004). Nurse experiences as cancer survivors: Part II-Professional. *Oncology Nursing Forum*, 31(3), 537-542.

Picard, c., & Mariolis, T. (2002). Praxis as a mirroring process: Teaching psychiatric nursing grounded in Newman's health as expanding consciousness. *Nursing Science Quarterly*, 15(2), 118-122.

Schlotzhauer, M., & Farnham, R. (1997). Newman's theory and insulin dependent diabetes mellitus in adolescence. *Journal of School Nursing*, 13(3), 20-23.

Smith, S. K. (1997a). Women's experiences of victimizing sexualization, Part I: Responses related to abuse in home and family environment. *Issues in Mental Health Nursing*, 18, 395-416.

Smith, S. K. (1997b). Women's experiences of victimizing sexualization, Part II: Community and longer term personal impacts. *Issues in Mental Health Nursing*, 18, 417-432.

Tommet, P. A. (2003). Nurse-parent dialogue: Illuminating the evolving pattern of families with children who are medically fragile. *Nursing Science Quarterly*, 16(3), 239-246.

Weingourt, R. (1998). Using Margaret A. Newman's theory of health with elderly nursing home residents. *Perspectives in Psychiatric Care*, 34(3), 25-30.

Yamashita, M. (1999). Newman's theory of health applied in family caregiving in Canada. *Nursing Science Quarterly*, 12 (l), 73-79.

Young, A. M. (1976). *The reflexive universe: Evolution of consciousness*. San Francisco, CA: Robert Briggs.

강혜영 역(1996). **의식확장으로서의 건강**(Margaret A. Newman), 서울, 현문사.

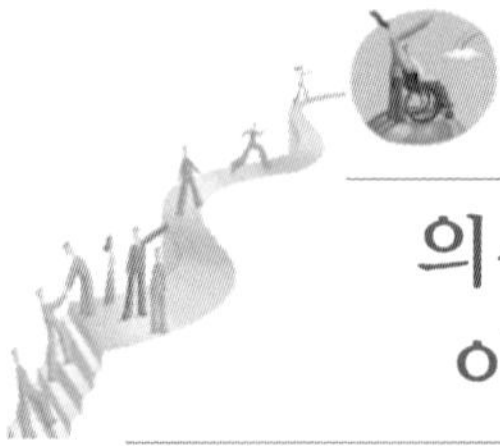

제3장

의식 확장으로서의 뉴만 건강 이론과 윤리 및 돌봄의 접목

Carolyn Hayes

"나는 돌봄을 간호에서 하나의 도덕적 당위로 믿고 있다.
돌봄이 없이 직무상 책임을 이행한다는 것은 간호가 아니다."
(Newman, 1994, p.141).

서론

모든 환자를 돌보는 상황에서 간호사는 간호중재의 잠재적인 이점과 해로움을 사정할 책임이 있다. 윤리적으로는, 개개 환자와 그(녀)의 가족을 위한 간호목표는, 잠재적으로나, 실제적으로 해로움보다는 이로움을 제공할 가능성이 더 크다는 전제 하에 결정해야 한다. 건강관리에 있어서 절대적인 것은 거의 없다. 그렇기 때문에, 모든 상황이 독특하며 반드시 맥락을 보면서 결정해야 한다. 윤리적인 원칙, 비슷한 사례들, 윤리강령, 성명서, 정책, 그리고 제반 (임상) 절차는 지침으로서 역할을 할 수 있지만, 그럼에도 불구하고, 여전히 각 사례마다 개별 환자를 위한 가장 윤리적인 행동방침을 확립하기 위한 협동 노력은 해야 한다. 간호사에게 가장 중요한 것은, 간호사가 사람과 건강, 간호, 그리고 환경을 어떤 존재론적 입장에서 보느냐가 그러한 의사결정에 지침이 된다. 결과적으로, 간호사들이 이러한 논쟁을 하다 보면, 사람의 본질에 관해 명확히 알아야 할 필요가 있다. 이 장에서는 윤리, 돌봄, 그리고 Newman의 이론인 의식 확장으로서의 건강(HEC)간의 연관성을 조사해보기로 한다.

사람의 본성과 돌봄의 윤리

미국간호협회(ANA)의 사회정책성명서 (2003)에서는 사람에 대한 간호의 관점을 말하면서 "인간은 마음/육체/정신이 필수적인 단일체(essential unity)로 나타난다." 하였다. 불행히도, 환자의 상황과 보건의료제공자의 선택은 첫째로 그 사람의 마음, 그 다음에 육체, 그리고 정신의 순으로 개별적인 시각에서 우선순위를 정해 조사하려는 경향이 있다. 이렇게 주안점을 두다 보니 사람의 단일성 측면은 적당히 얼버무려진다. 이 같이 사람과 간호의 목표를 어떤 관점에서 보느냐에 따라 우선순위와 선택도 달라진다. Newman은 사람을 보는 관점을 다음과 같이 제시한다:

> 우리가 의식 확장의 전반적인 패턴 안에서 우리자신을 의식의 중심(에너지 패턴)으로 보기 시작하면, 우리는 우리가 자신의 삶에 대하여 지각하고 있는 것들이 훨씬 더 큰 전체의 일부분에 지나지 않음을 볼 수 있다. 먼저 의식의 패턴이 사람이며; 초점을 확장하면, 의식의 패턴이 가족이고 주위를 둘러싸고 있는 물리적 환경들이며; 이 패턴은 공동체이고, 직장이나 학교와 같은 보다 큰 주변환경과 사람이 맺고 있는 관계이며; 궁극적으로 세계에 대한 패턴인 것이다. 이것이 전체성에 대한 패턴이며 간호 실무 현상이다(Newman, 1994, p.24).

사람을 보다 큰 패턴 안에서 바라보면서, 수술이나 투약과 같은, 치료방향에 대한 논의를 한다고 가정해보자. Newman의 관점에서 보면, "간호의 초점은, 돌봄이란 도덕적 당위로서, 전체성의 패턴에 있다. 우리가 이러한 훈련에 초점을 맞춘다면, 우리의 실무와 우리가 돌보는 사람들의 삶에 변환이 일어나게 될 것이다”(1994, p.xix; 강혜영 역, p.14). 이런 관점에 대한 신념은 치료제공자들에게는 다른 치료방법을 정하게 하며, 대상자로 하여금 자아 개념을 이용한 자가-결정을 하도록 유도하고 지지한다. 간호사들이 사람에게 초점을 두고 간호사와 환자 간 동반자관계를 존중하면서 실무를 행하면, 전체성의 패턴에 대해 의식하게 되며 의미에 초점을 두는 삶을 계속하게 된다.

Newman은 “질병에 대한 정면 공격은 우리의 건강개념에 큰 변화를 가져오지는 못했다.” 하였다. 사람과 의미보다 기술적 옵션이나 예후상 통계량에만 전적으로 초점을 두는 것은 병상이나 가정에서 윤리적인 의사결정을 흐리게 할 수도 있다. 인간 경험의 전체성은 의사결정의 필수적인 요소로 반드시 인정해주어야 하며, 또 의사결정과 선택도, 알려진 것이거나 가설적인 것이거나 간에, 생리적인 데이터와 마찬가지로 알려주어야 한다.

임상적 대화하기: 윤리적 접근방법

건강관리에 있어 기술과학이 특정 쟁점에 관한 과거의 집단적 도덕적 추론을 뛰어 넘을 때 “우리는 어떻게 해야 하는가?” 와 같은 질문을 다루기 위한 생의료윤리 문제가 생긴다. 오늘날 쓰는 접근법은 원칙주의, 네러티브 윤리, 그리고 치료 윤리다. 안타깝게도, 지금까지 대부분의 윤리관련 저술이나 연구는 의사-환자간 관계를 목표로 하고 있다. 사람, 건강, 환경, 및 간호 목표에 대한 간호의 학문적 관점은 이런 연구나 후속적인 논쟁에 잘 나타나 있지 않다.

Gilligan (1982)은 윤리는 맥락에 따라 정의해야 하며 맥락과 관계에 대한 조사 없이 정의에 바탕을 둔 추론은 불충분하다고 주장 하였다. 돌봄에 근거한 추론의 시작은 결국 건강관리 윤리를 순전히 원칙에 기초를 두는 방법으로부터 떼어내는 데 도움을 주었다 (생의학적 윤리 문제의 주요 원리들은 표 3.1 참조.).

맥락과 관계는 오늘날 임상 윤리에 있어서 공통적으로 검토하는 두 가지 핵심 요소이다. 생리적 상태가 아주 똑 같은 두 환자의 경우, 어떻게 환자 A에게는 질환 치료를 위해 공격적인 치료 요법을 제시하고 환자 B에게는 치료를 철회하도록 하는지 달리 설명할 수 있겠는가? 이상적인 것은, 살아있는 경험의 맥락 속에서, 각 사람의 독자성과, 전체성, 및 패턴에 대한 인식에 따라 치료방법과 간호성과가 달라질 수 있음을 인식하는 것이다.

표 3.1. 윤리적 원칙들

자율성 (Autonomy)	개인에게 자신의 계획과 행동을 스스로 결정하도록 하는 윤리적 원칙으로, 자신의 인간적 가치와 신념을 바탕으로, 개개인의 사적인 자유와 그들의 선택을 존중한다.
선행 (Beneficence)	사람들에게 유익을 끼치고(예: 사람들의 복지를 증진시키는 것), 유해 또는 해악을 끼치지 않도록 하는(예, 사람들이 해를 당할 위험에 처하지 않도록 하는 것) 윤리적 원칙.
정의 (Justice)	상대적 관점에서 사람을 동등하게, 같은 매너로 대하도록 하는 윤리적 원칙. 개인들이 평등하지 않을 때도, 이 관점에서, 그들을 공평한 매너로 대해야 한다. 이는 더 많이 필요한 사람은 보다 덜 필요한 사람보다 특정 자원을 보다 더 많이 받아야 옳고 공평하다는 것을 의미한다.
충성 (Fidelity)	(사람으로 하여금) 자신의 헌신을 충성스럽게 지키도록 하는 윤리적 원칙. 특히 약속을 지키고 비밀을 보호하는 것.
진실성 (Veracity)	(사람으로 하여금) 진실만을 말하게 하고 거짓을 말하거나 속이지 않도록 하는 윤리적 원칙.
비밀유지 (Confidentiality)	한 사람의 개인적 및 사적인 정보를 비밀로 혹은 사적으로 유지하는 윤리적 의무.

Benjamin과 Curtis (1992)는, 임상 실무에서 윤리적 갈등을 해결하기 위한 전략으로서 정직성-유지 타협안을 말하면서, 이는 사실상 불확실하고 도덕적으로 복잡한 상황에서 일어나는 것이라 하였다. 불확실성에 대한 자각을 하는 것이 바로 패턴의 본질-다음에 무엇이 올지 모르는-이다. Bishop과 Scudder (2001)는 건강관리 전문가는 도덕적 문제를 해결하기 위해 윤리적인 사람이 되어야 한다고 믿는다. 이 저자들은 간호란 돌보는 실무이고 "간호실무에 내재한 본질적인 의미를 진지하게 생각하는 간호 윤리"를 필요로 한다고 주장한다. 이들은 도덕적 문제에 단지 철학적 윤리만을 적용하는 것이 아닌 간호실무의 도덕적 센스 충족에 초점을 맞춘 간호 윤리 개발을 제안하고 있다. 더 나아가, 모든 간호사들이 간호 실무에 대한 도덕적 의도를 진지하게 생각해야 한다고 촉구한다.

HEC과 윤리

의식 확장으로서의 건강은 맥락과의 관계를 요구한다. Newman (1994)은, 두 수량 간의 비율은 패턴을 설명하는 수단으로서 이미 패턴의 시작이라고 한 Bateson의 개념화를 사용하였다. 특정 사례에서, 종종 임상적 윤리 문제란 해가 되는 것과 이익이 되는 것 간의 비율을 따지는 과정이다. 건강관리에 있어서의 결정들은 종종 다음에 어떤 일이 일어날 지 모두 알지 못하는 중에 이루어진다. Bateson (1979)은 새로운 정보가 생기게 되면 패턴이 변화한다고 보았다. 하지만, 패턴이란 항상 확실성을 가지고 예측할 수는 없는데 이는 결과를 확정하는데 필요한 추가적인 정보를 아직 얻지 못했기 때문이다. 그러기에, 지금 알고 있는 정보에 의해서 의사결정을 하는 것은 윤리적 선택에 문제를 가져온다. 이 문제는 해가 되는 것과 이익이 되는 것의 비율은 물론 가장 윤리적 반응을 만들어내는 개인의 패턴을 이해하는 것이다. 사람의 본질을 이해하는 것이 이러한 추론의 열쇠이다. 어떤 임상 상황에서는 패턴을 예측하지 못하는 것이 윤리적인 문제의 직접적인 원인이 된다. 이러한 불확실성은 –의사결정을 하는 사람이나 그 결정의 대상이 되는 사람에만 국한되는 것이 아니고– 전체 시스템 내에 존재한다.

하나의 이론으로서 HEC은 간호가 사회에 대해 도덕적으로 헌신할 의도를 가지고 있음을 자랑스럽게 생각한다. 간호윤리는, 간호연구가 HEC–기반 간호실무와 분리되지 않은 것처럼, 더 이상 간호이론과 분리되지 않는다. 이 외에도, 간호사는 환자와 분리될 수 없으며, 대상자 역시 여러 개의 부분으로 분리될 수 없다. 전체성은 간호윤리를 전체 간호실무의 한 부분으로 포용한다. 간호사와 환자 간의 관계는 연구자, 이론가, 및 임상가로서의 우리 학문적 시각에서는 가장 중요한 본질이다.

Newman은 건강을 건강과 질환의 이분법을 넘는 것으로 기술하면서: "우리는 건강을 우상화시켰다" 하였다 (1994, p.4; 강혜영 역, pp.21-22). 이 개념들을 서로 상반되게 보는 것은 전제성의 맥락에서 보면 질환에 대한 의미를 제한시킨다는 것이다. Newman은 질환을 전체성의 표현과 건강의 징표로서 보고 있다. 현재 보건의료환경에서, 우리 역시 자율성에 대해 맹신하고 있다. 원래, 자율성이란 원치 않는 치료법을 거부할 수 있는 환자의 권리로서 보는 것이 옳다. 자율성을 점점 절대적인 윤리원칙으로 인식하게 되면서, 원래 가장 강력하게 지켜온 악행금지의 원칙, 즉 해로운 일을 하지 않아야 한다는 원칙을 거의 쓸모없게까지 만들어 버렸다. 게다가, 자율성의 힘은 이제 종종 건강관리 전문가들의 도덕적 대리권을 무효화시키기에 충분한 도덕적 무게를 실어주는 것으로서 잘못 해석되기도 한다.(전문가 입장에서 도덕적으로 허용해서는 안 되는 일도 환자 개인의 자율적 선택이었다는 명목 하에 용인되는) 이러한 관점을 갖게 되면서, 우리는 개인의 권리냐 선택이냐를 적당히 얼버무려 왔다. 건강과 질환을 연속체의 양 극단으로 볼 수 없는 것과 마찬가지로, 윤리적 원칙 역시 쉽게 이분화될 수 없다. 윤리적 원칙들은 서로 연관되어 있고 다른 원칙들로부터 고립되어 작용할 수 없다. 정의롭지 못하면서 어떻게 선행을 하게 할 수 있을까? 사람이 선행을 하면서 올바르지 않을 수 있는가? 내가 어떤 사람의 자율성을 존중하고, 그를 한 인격으로 존중한다면서, 그 사람이 원치 않더라도 해야만 하는 어떤 것이 있다면 그것이 왜 유익한지를 설명하지 않을 수 있겠는가? 어떤 행동이 그 사람을 진정으로 존중하는 것인가? – 유익한 행위를 하는 것인가 아니면 자율성 문제 때문에 그것을 하지 않는 것인가? 이러한 원칙들은 각 사람의 생각, 느낌, 신념과 신체적 존재를 분리할 수 없는 것과 마찬가지다. 우리는 전체적이며 우리가 경험하는 모든 것에서 이 전체성을 인정하지 않고는 모든 윤리적 문제에 완전한 대답을 주는 원칙은 없다.

변증법적 접근법은 헤겔의 변증법적 정반합을 지지할 수도 있고, 합성된 관점(synthesized view)에서 보면 간호사가 실제로 윤리적인 의사결정방법을 할 수도 있을 것이다. "우리가 무엇을 해야 할 것인가?" 라는 기본적인 윤리적 질문에 대답하기 위해서는, 모든 원칙을 융합할 필요가 있다. 이 질문은 "우리가 무엇을 할 수 있는가?" 라는 기술적인 질문보다 융합해야 할 필요성이 훨씬 크다. HEC이 질병을 건강의 한 부분으로 기술하고 있는 것처럼, 선행도 또한 자율성을 포함하고 있다. 만일 원치 않은 것이면 이로울 수 없고 그 반대도 마찬가지다. 자율성은 선행을 포함하는데, 이는 어떤 행위가 다른 사람에게 유익한 것이 되지 않는다면 존중 받을 수 없기 때문이다. 진짜 문제는, "어떻게 이 사람이, 하나의 전체로서, 해로움과 유익함을 경험할 수 있는가?" 이다. 이 질문은 윤리적 논쟁의 핵심적인 초점은 한 사람의 패턴이 가지는 독자성이라는 것이다. 전체성에 대한 패턴은 임상 상황에서 우리가 직면하는 딜레마에 대한 이유와 그 해결을 찾기 위해 간호윤리에서 사용되는 접근방법이다.

간호의 관계적 서약, 돌봄 및 윤리

Fry는 도덕적 책무성을 다음과 같이 기술하고 있다:

> 어떤 사람이 완수해야 할 어떤 것이나 또는 그 개인이 특정 역할에 맞게 해야 할 책임으로…. 이는 공적인 표준/규범에 따른 설명이나 합리적인 근거를 제공할 책임도 포함한다. 도덕적 책무성에 대한 표준/규범은 윤리강령이나 실무표준에 명시되어 있다 (1994, p.287).

그러니 간호는 그 역할을 어떻게 정의할 것인가? 간호사로서 사회와 어떤 계약을 할 것인가?

애초부터, 간호는 하나의 분명한 학문영역으로서, 전체론과 환자와 간호사간의 관계를 다루어왔다. Nightingale은 간호란 "어떤 사람의 사적인 건강에 책임을 지는 것으로… 간호가 해야 하는 것은… 환자가 전적으로 자기에게 행동할 수 있게 최상의 상태가 되도록 하는 것"이라 하였다 (1859/1992, p.75). 신체적 간호 외에도, Nightingale은 환경에도 관심을 가지고, 환자나 다른 어떤 것에 대해서도 환자와 대화할 수 있도록 주의와 관찰을 해야 한다면서, 위기 시에 간호사가 적절히 반응해 준 환자의 경험사례도 자세하게 밝혔다. Nightingale은 이때 마음/신체 간의 연결에 대해서도 언급하였다:

> 마음이 신체에 미치는 영향에 대한 책이나 말로 전해진 것들은 많다. 이 중 대부분이 사실이다. 그러나 나는 신체가 마음에 주는 영향에 대해 좀 더 생각하고 싶다. 불안에 온통 휩싸였다고 느낄 때 사람들은 고급 쇼핑가를 돌아본다든지, 시골로 나들이를 가본다든지, 또는 다른 사람들과 다른 곳에서 식사를 한다든지 할 수 있다. 그러나 사람들은 그렇게 하는 것이 얼마나 불안을 경감시키는지는 거의 알지 못한다.(신체가 마음에 미치

> 는 영향에 대해 거의 알지 못하므로); 마찬가지로 그런 불안이 몸을 움직일 수 없는 사람들에게는 얼마나 가중되는 지에 대해서도 잘 모르며; 아파 누워있는 환자 방 벽들이 그들을 간호하는 것과 얼마나 상관이; 고통의 유령이 그들의 병상에 어떻게 출몰하는지; 그리고 환자들이 여러 다양한 도움 없이 그렇게 집요하게 따라붙는 생각에서 빠져 나오기가 얼마나 어려운지 (당신은) 거의 알지 못한다. (1859/1992, p.D1)

이러한 초기 저술에서는 간호사들이 간호를 소위 신체 영역을 넘어 환자 요구를 전체적인 틀 내에서 보도록 강조하였다. 전체론에 대한 간호의 헌신(commitment)을 재천명하면서, ANA에서는 사회정책성명서 (2003)에서 전문간호실무의 여섯 가지 필수요소를 밝혔다:

- 건강과 치유를 촉진하는 돌봄 관계를 제공하는 것
- 물리적, 사회적 환경 내에서 건강과 질환에 대한 모든 경험과 반응에 대해 주의를 기울이는 것
- 객관적 자료에 환자나 그룹의 주관적 경험에 대한 이해에서 얻어진 지식을 통합하는 것
- 진단과 치료 과정에 비판적 사고와 판단을 통한 과학적 지식을 응용하는 것
- 학문적 탐구를 통해 전문 간호지식을 발전시키는 것
- 사회정의를 촉진시키는 사회 및 공공정책에 영향을 주는 것(p.5)

이 문서는 Nightingale이 전체론에 뿌리를 두고 간호실무를 생각하고 있었던 것에까지 넓혀지는데, (그녀는) 간호의 가치에 대해 언급하면서 "인간은 마음, 신체, 정신이 본질상 하나"라 하였다 (p.3). 덧붙여, 간호사에게, (환자가 겪게 되는) 역할과 관계의 변화에 주의를 기울이면서 환자를 보도록 권하고 있다.

Bishop과 Scudder는 현대 간호 실무를 전체적인 돌봄으로 기술하

고, 원래부터 상호작용적 성격이 있음을 밝히고 있다: "전체론적인 돌봄이란 환자가 질환과 간호에서 겪게 되는 첫-사람과의 경험과 간호사가 돌봄 실무에서 겪게 되는 첫-사람과의 경험으로부터 시작된다." (2001, p.35). 다시 말하면, 여기서는 간호사-환자간 상호작용의 역동적인 본질을 강조한다. 간호 실무는 본질적으로 상호작용적이고, 간호사는 상호작용 -즉, 돌봄의 경험으로부터 혜택을 받도록 되어 있다.

미국중환자간호사회(AACN) 면허 법인(1995) 역시 간호 실무에 대해 기술하기 시작하였다. 21세기가 다 되어서야 간호를, 환자와의 시너지 관계를 반영하여 기술하였다. Nightingale의 저술 이후 100년 이상 지난 후에야, 간호는 상호작용적이며, 환자와 간호사가 서로 상대방을 경험하고 이로부터 배우게 되는 역동적인 실무라고 계속 기술하고 있다. 간호실무는 처방적인 것이 아니라 - 상호작용적이고 역동적인 것이다. 오늘날, 간호실무는 Nightingale과 그 후 이론가들이 말하는 전체론의 개념을 유지하면서 전인론적 실무로 개념화되었다.

미국간호협회(ANA)의 간호사 윤리 강령

ANA의 해석적 명제를 덧붙인 간호사윤리강령에서는 "간호사는, 모든 전문직업적 관계에서, 개개인이 지니는 천부적인 존엄성, 가치, 및 독자성을 존중하고, 사회적 또는 경제적인 지위나, 개인적 속성, 또는 건강 문제의 본질에 상관없이 동정심을 가지고 간호실무에 임해야 한다." 라고 선언하고 있다 (2001, p. 4). 이 선언문은 간호사들이 간호실무 수혜자를 **위해서는(for)** 물론 그들에 **대해서도(about)** 관심을 가질 필요가 있음을 명시하고 있다. 관계적 약속으로서의 간호실무에 대해서 ANA의 사회정책성명서에서는 다음과 같이 더 자세하게 밝히고 있다:

> 간호사와 환자간의 관계는 그 돌봄 과정에 양자가 다 참여한다. 그 상호 작용은 환자와 간호사가 지니고 있는 가치와 믿음의 안에서 일어난다… 그 가치와 기본 가정들은 전문간호의 수혜자가 개인이건, 가족, 그룹, 지역사회 또는 인구 집단이건 상관없이 적용된다(2003, p.3).

간호사가 지닌 가치와 신념은 관계 내에서 동등하며, 일방적이 아닌 상호 과정이다. 이 상호성에 대해 Newman도 다음과 같이 기술하였다:

> 간호중재는 그 전문가가 대상자와의 동반자관계로 들어가는 관계적 패러다임으로부터 시작되는데, 혼돈기에는 종종, 진정한 관계 속에서 함께 목표를 세우고, 계속 펼쳐져 나가는 과정에서 서로 신뢰하면서, 둘 다 보다 높은 의식 차원으로 가게 된다 (1994, p.97; 강혜영 역, p.93).

ANA의 1997년 문화적 다양성에 관한 성명서에서는 간호실무 수행 과정에서 고려해야 할 문화적 및 정신적 요소들에 대해 언급하였다. 이 성명서에서는 간호사들이 "간호사－환자의 만남에는 다음과 같은 세 가지 문화적 시스템, 즉 － 간호사의 문화, 대상자의 문화 및 그 환경의 문화 － 간에 상호작용이 있음을 이해하는" 입장을 밝히고 있다(1997, p.1). 이 맥락에서 보면, 간호사와 환자의 문화는 그 간호에 있어서 중요한 측면이 된다. 간호 서약은 간호사로 하여금 도덕적인 책임감을 가지고, 환자와의 관계를 가진 인격체로서 간호사는 그 맥락과, 전체성 그리고 통합에 대한 이해를 가지고 간호를 해야 한다고 밝히고 있다.

윤리적 이슈를 해결하기

간호윤리강령과 계약에서는 상호협력을 요구하고 있다. ANA의 간호윤리 강령 여덟 번째 선언문은 "간호사는 건강 요구를 충족시키기 위한 지역사회와, 국가 및 국제적인 노력을 촉구하기 위해 다른 건강 전문가와 대중들과 함께 협력해야 한다" 고 언급하고 있다 (2001, p.4). 윤리적인 문제를 해결하기 위해서는 협력적이며 다학제적인 대화가 필요하다. 임상 윤리에서는 환자의 상황을 다각적으로 조사하여 무엇이 아직 전체성에 비해 모자란지, 그러면서도 최적은 무엇인지를 파악해야 한다. 이러한 조사를 하려면 환자와, 가족, 그리고 다학제적으로 협력해야 한다. Newman이 쓴 바와 같이, "우리는 스스로 보여지는 현실은 시공간 내에서 감싸여진 전체 패턴 중 한 작은 부분이라는 것을 상기할 필요가 있다." (1994, p.74; 강혜영 역, pp.75-76).

Newman (1994)에 따르면, 패턴 인지는 상호과정이며, 여기에서 간호사는 그(녀) 자신의 패턴을 반영하며, 환자나 가족과 대화에 참여한 후에, 의미에 대한 그들의 패턴을 이해하고 반영시켜 주기 위해 그들과 함께 한다. 윤리강령과 성명서에서 관계적 윤리가 필수적이라고 보면, 거기서는 간호사의 가치와 신념을 같은 등식으로 보기 때문에, 자기 자신에 대한 이해가 필요하다. 이점이 윤리적 의사결정을 하게 되는 간호 맥락에서 중요한 부분이다.

HEC 프랙시스 내에서의 윤리

HEC 이론 내에서 실무, 연구, 교육, 그리고 행정에 대한 윤리가 가지는 의미는 무엇인가? 개개인이 개인적인 건강을 이해하려고 할 때 건강관리에 관한 의사결정을 내리는 것이 개개인이 높은 수준의 의식에 도달하는 데 도움을 준다는 가정이 있다. 간호실무에서는 이러한 (패턴) 인식을 하려면 그 개인이 전체 패턴 속에서 선택해야 할 것들을 알 필요가 있음을 깨닫게 된다. 반성과 대화를 통해 새롭게 자각할 수 있게 도와줌으로써 그(녀)는 의미를 발견하고, 경험을 해석하며, 성장하게 된다. 개인적인 변환(transformation)은 통찰력과 스스로 알게 되는 의식 확장을 통해 일어나는데, 이는 - 특히 건강과 생활양식과 관련된 - 새로운 행위나 실천에서 나타난다.

간호사의 윤리적 논거 제시에 HEC이 사용될 수 있는 사례는 많다. 예를 들면, 성인 환자에 대한 윤리적 의사결정을 내리는 것과는 달리 간호에서 소아과 윤리문제에 겉보기에는 가부장적인 접근 틀을 짜면서 전체성을 사용할 수 있다. Newman은 다음과 같이 말하고 있다:

> 하나의 질병에 의해 나타나는 패턴은 한 사람에게만 그치지 않는 보다 큰 전체성의 부분이다. 개인이 환경과 맺는 상호관계 패턴을 고려하는 과정에서, 사람은 어쩔 수 없이 가족과 지역사회와의 상호관계의 패턴을 고려해야 한다 (1994, p.25; 강혜영 역, pp.37-38).

한 사회로서, 우리는 다른 사람들의 의사결정으로부터 어린이들을 보호한다. 우리는 만일 어린이들이 해로울 수 있는 위험에 처하게 된다고 믿으면 완전한 친권 허용을 선택하지 않을 수도 있다. 한 사회로서, 한 사람 -그 어린이- 에게 일어난 일이 우리 모두에게 영향을 미친다고 생각한다. 이것이 국가가 간섭하게 되는 도덕적 전제이다. 우리는 하나의 도덕적 공동체라는 신뢰 하에 어린이들의 권리를 보호한다.

선의의 거짓이라는 생각, 즉 해를 피하기 위해 진실을 말하기를 보류하는 것, 예를 들어 환자가 죽어가고 있다는 사실을 알리지 않는 것과 같은 일은 언제나 정당화하기가 어렵다. 패턴 인지는 삶의 질에 대한 결정이나 혹은 정보를 보류해야 할까 하는 의사 결정들이 서로 상충되는 상황에서 잠재적으로 도움을 줄 수도 있다. 그러나, 어떤 상황에서 제기된 윤리적 문제에 대한 최선의 해결책을 찾기 위해서는 학제적 팀의 의사결정의 생각에 의존하기 보다는 새로운 자각을 가지고 좀 더 나은 선택을 할 수 있도록 환자와 대화하는 것이 더 나을 수 있다. 이 같은 접근방법은 인간의 선택할 권리를 존중하며 긴장과 갈등을 완화할 수가 있다.

간호란 건강 혹은 질환이라는 상황이 개인의 성장과 새로운 기회가 될 수도 있음을 인식해야 할 책임이 있다. "전체성에 대한 패턴 인지가 간호과학과 실무의 책임이라는 것을 정확하게 지적하였다." (Newman, 1994, p. xvi; 강혜영 역, pp.11-12). 패턴 인지를 통해, 간호사는 의도적으로 선택과 의식 확장이 가장 잘 일어날 수 있는 최적의 돌봄 환경을 만들어낸다.

패턴 예측을 할 수 없는 것이 종종 도덕적 고뇌(moral distress)의 원인이 된다. Jameton (1984)에 따르면, 도덕적 고뇌는 당신이 올바른 행위로 알고 있는 것을 할 수 없는 데서 비롯된다. 많은 간호사들은 종종 그들이 변화시킬 수 없을 것처럼 보이는 상황에 직면하기 때문에 좌절감을 나타낸다. 그러나, 도덕적 고뇌는 상황에 대한 개인적 반응에 대한 의미와 전체성에 대해 더 잘 이해할 수만 있다면 줄일 수도 있다.

Chambliss (1997)는 간호사들이 그들의 환자에 대한 독특한 치료 시각과 관련된 도덕적 고뇌를 경험하였음을 보고하였다. 그는 간호사들이 환자 상황을 얼마나 다르게 보는지에 대한 사례를 상세하게 설명하였다. 예를 들면, 간호사들 자신은 그것이 올바른 일이 아니라고 생각함에도 불구하고 심폐소생술을 시행해야만 하는 상황에 처한다. 그들은 의사결정 과정에서 두 개의 "파워 버튼", 즉, 환자/가족이 지닌 자율성의 권리나 의학적으로 무익한 행동이 무엇인지 결정할 수 있는 의사의 권한 중 그 어느 것도 갖고 있지 않았다. 의사 결정할 권한도 없으면서 간호사는 자신이 생각하기에 도덕적으로 옳지 않은 행동을 하는 대리인이 되어 버리고, 응급 소생술을 시작하고 다른 팀원들에게도 연락을 해야 한다.

간호사가 어떤 상황에서 도덕적 고뇌가 있을 때 그들만의 유리한

점을 이해하고 있으면, 소생술이나 또는 옳지 않은 행동을 취해야 할 것인가 하는 의사결정에 지침이 될 수도 있다. Newman은 다음과 같이 제안한다:

> 보다 큰 패턴의 시각에서 보면, 특정한 초점을 두는 활동은 그 전체체계 활동의 견지에서 이해할 수 있다. 서로 어떻게 연합해서 묶어야 할 것인가는 꼭 완수해야 할 직무가 무엇인가에 따라 달라진다. 사람이 그 전체성을 이해하면, 부분에 대한 지식들이 의미를 가지게 된다… 역설적이지만, 부분에서 전체를 볼 수 있다는 것이다. 하나의 구체적인 사건은 전체 사건들의 한 예로 볼 수도 있는데, 이런 식으로 한 사람의 가장 구체적인 패턴이 그 사람의 보편적이고 전반적인 패턴의 전형일 수도 있다. 구체적인 것 속에 보편성이 있는 것이다 (1994, p.75; 강혜영 역, p.76).

ANA의 사회정책성명서 (2003)를 HEC의 틀을 가지고 해석하면 새로운 통찰력을 얻을 수 있다. 예를 들면, 인간경험으로서의 건강과 질환에 대한 정의는 건강과 질병이 이분법적인 개념이 아니라는 아이디어에서 볼 수도 있다: "질환이 있다고 건강하지 않다고 할 수 없고, 또 최적의 건강이라도 질환이 없다 할 수 없는 것이다." (p.3).

Newman의 전체성에 대한 관심은 Bohm's (1980)의 전일적 움직임 (holomovement)의 개념 - 시간과 공간에 걸쳐 나누어지지 않은 우주 전체 안에 있는 인간의 단일하고 연속적인 본질 - 도 참조하고 있다. 이 생각은 임상 윤리의 상당 부분을 달리 설명할 수 있게 한다. 이것은 왜 임상가가 직업윤리에 자신들을 결부시키는지를 설명하고, 특정 사례에 대한 의사결정을 할 때 대중의 신뢰를 실추시킬 수도 있기 때문에 보다 큰 직업공동체의 가치를 반영해야 함을 인정 한다. 임상가가 보다 큰 전체성의 맥락에서 의사결정을 할 때에는, 과거의 영향과 미래에 미칠 영향 또한 고려하면서 현재를 인식하게 된다. 이런 사고는 간호사가 돌봄을 제공할 때 어떻게 시공을 초월하는가에 관한 사례가 된다.

전일적 움직임(holomovement)으로 환자의 의사결정도 설명할 수 있다. 이것은 (환자가) 어떻게 현재의 의사결정이 과거의 선택들로부터 어떤 영향을 받았고, 또한, 미래의 행동에 어떤 영향을 미칠른지를 물을 수 있게 한다. 뉴만이 언급한 바에 따르면:

> 병원의 관료적 시스템에서는, 그 어느 곳보다 서로 다른 시간 패턴들 간의 갈등이 극명하게 드러난다. 거대한 병원과 같은 복잡한 시스템 내에서 제때에 맞춰 활동하는 것은 참으로 복잡한 일이며 비용-절감 정책 때문에 병원 체류시간이 단축될 수밖에 없어 그 정도는 더욱 심해졌다.

이 쟁점은 병원간호나 가정간호 모두 해당된다. HEC에서는 동반자 관계를 가지고 돌봄 대상자에게 나타나는 것을 권하고 있다. 제1장에서, Newman은 간호 실무의 본질을 정의하기를, 대상자가 그 상황의 의미를 수용하도록 온전히 함께 있어 주는 것이라 하였다. 이것은 어떤 간호사들에게는 그들이 행동할 때 편안한 것처럼, 함께 있어주는 것도 편안해야 할 것을 촉구한다.

어떻게 하면 HEC을 활용하여 환자와 보내는 간호 시간을 의식 확장에 대한 의지를 더하거나 강화하는 데에 사용할 수 있을까? 시간의 의미를 탐구하고, 대화를 통해 의미를 공유할 수 있는 기회를 주고, 간호사와 환자 양자의 경험들을 가지고 적절하게 개념화할 수 있다. 시간상 이런 시점을 맞출 수 있을 때 우리 학문이 도덕적인 책무성을 가장 잘 할 수 있게 된다. 간호사가 환자를 알고 입원이 환자에게 스트레스 요인이 될 수 있음을 알 수 있다면 치유를 하지 못하게 하기 보다는 그 대상자의 독자성과 전체성을 모두 포용하고 최적화하는 돌봄 환경으로 변화시켜 나갈 수가 있다.

사전 동의 문제 역시 HEC의 이론적 관점에서 보면 새로운 차원일 수 있다. 패턴은 의사결정이나, 정보처리하는 것과 관계가 있고, 개인이 도움을 구하고 행동하는 모든 선택을 하는데 영향을 주는 요인들을 통합하는 능력과도 관계가 있다. 사람의 통상적인 공포 반응, 통제 패턴, 그리고 자기 자신에 대한 지각은 행동을 결정하는 근거가 될 수 있다. 잠재적으로 위협적이고 스트레스가 많은 상황에서 어떤 사람의 통상적인 반응을 이해한다면 간호사가 사전동의 문제를 논의하기 위해 그 사람에게 어떻게 접근해야 할 지를 결정하는 데에 도움이 될 수 있다. 예를 들면, 의사결정을 하는 패턴이 행동하기 앞서 가지고 있는 모든 사실에 크게 의존하는 사람이라면, 중재에 대한 동의를 구하기 전에 자세한 교육과 해명이 필요할 수도 있다.

그렇기 때문에 모든 환자에게 사전동의를 동일한 방식으로 얻어내는 것은 비윤리적이다. 사전동의를 생각할 때에, HEC을 통해 우리는 움직임과, 시간과 적시에 대해 한 사람이 감지하는 정도가 제한적임을 알 수 있다. 만일 임상가가 사람의 패턴에 대해 민감하면, 그들이 정보를 공유함과 동시에 그 패턴에 맞춰 일할 수 있을 것이다. 이렇게 되면 환자는 정보 처리 능력이 커지고 동의를 비롯한 의사결정도 할 수 있다.

본보기

배경: 큰 교육병원에 있는 윤리 문제 토론장. 거기서 나는, 경청해가며, 열정적으로 참여하면서, 내가 가진 세계관이 근본적으로 다르다는 것을 느끼지 않을 수 없었다. 다른 사람들은 내가 가게에서 살 물품목록을 작성하듯이 기계적으로 자율성, 선행, 비해악성, 건강관리 제공자들의 사회적 책무성에 대해 이야기하고 있었다. 우리는 생명을 종료시키는 것에 대해 활발하게 이야기하고 있었다. 나는 '거기에 더 이상 어떤 방식으로도 있지도 않은' 환자(의 사례)를 참조하는 것을 들었다. 이게 무슨 의미가 있는가? 언제부터 환자가 사람이 아니었는가?

논 쟁

이론적인 논쟁(theoretical debate)은 안락사에 관한 것이었다. 이는 우리 모두가 실무현장에서 직면해왔던 것이었다. 반추해보면, 나는 그 순간이 변환적인 것이라는 것을 알았다. 내 관점이 간호 윤리나 법적으로 견실한 토대가 없는 것은 아니다. 나는 전통적인 법이나 원칙을 근거로 정면으로 쉽게 논쟁을 할 수 있었다. 1997년 미 연방 최고 재판소에서는 의도적으로 죽음을 앞당기는 것과 고통을 경감시키기 위해 사용하는 수단(비록 그것이 죽음을 앞당길지라도)과는 차이가 있음을 확인하였다. "이중 효과(double effect)"의 원칙은 ANA 성명서에서도 지지하고 있고 나도 양보할 수 있는 것이지만, 이러한 논쟁들은 보다 깊이 지닌 신념: 즉 사람이 그(녀)의 과거와 달라질 수 있으며, 질병을 가지고 있는 상태에서도 여전히 인간이자 전체로 보는 관점에 대해서는 피상적일 뿐이다.

논쟁을 HEC과 결부시키기

내가 가진 윤리적 관점은 HEC에 의해 형성되었다. 임종시의 간호윤리에 대한 강의에서, 나는 이 신념을 분명하게 말하는 Margaret Newman의 글을 인용하여 결론지었다:

> 개방적이 된다는 것은 취약하게 된다는 것으로, 인간성의 중요한 특성이다. 취약하게 되면 종종 고통을 겪는다. 우리는 이러한 고통을 피하려는 경향이 있지만, 그러나 고통으로부터의 회피는 보다 높은 의식 수준으로의 이동을 방해할 수도 있다. 고통은 우리에게 특별한 상황을 초월할 수 있는 기회를 준다. 취약성, 고통, 질병, 죽음은 우리를 움츠러들게 하지 않는다. 우리를 움츠러들게 하는 것은 우리 스스로 이러한 경험을 하지 못하도록 자신을 묶어 두고 스스로 보호하려고 하는 시도들이다. 우리가 해야 할 일은 그저 놓아주고, 우리의 경험을 포용하며, 의식이 확장되어 가도록 허용하는 것이다(1994, p.142).

윤리적인 원칙들보다 그 성명서를 전적으로 신뢰함으로써, 안락사에 관한 나의 신념을 갖게 되었다. 사람들에게는 반드시 그들의 의식을 확장 시킬 수 있는 기회를 주어야 한다. 죽음을 부추기고, 사랑하는 사람이 고통 당하는 것을 보지 못하도록 하는 것, 그리고 다른 조치들도 이 신념과는 배치된다. 우리는 그 상황을 초월할 수 있는 기회를 차단한다. 우리는 질병 안에 있는 전체성을 인정하지 않는다. 우리는 사람이 우리에게 인지적으로 반응을 하는 능력이 없다 하더라도 주변환경과 끊임없이 교환이 이루어지는 에너지라는 것을 인정하지 않는다. 내가 강의하는 동안에 강의실에서 들었던 논쟁은 다음과 같이 바꾸어 말할 수 있다. "우리는 더 이상 다른 아무것도 할 수 없어요. 그렇기 때문에 이 환자는 더 이상 사람이 아닙니다." 다른 사람을 한 인격체로 보지 못하도록 긴장을 유발시키는 것이 우리가 자신 있게 해야 할 필요가 있는 일인가?

도대체 여태까지의 방법들로는 어떻게 해 볼 수 없는 이 변화된 상태가 사실은 가장 높은 의식 수준이라면 어쩔 것인가? 아직 육체의 형태 속에서 도달 가능한 가장 최고 수준의 의식이 무의식일 것이라는 역설이 가능하다. 얼음과 증기를 물의 다른 형태로 보는 Bentov (1978)의 유추는 무의식 환자에 대한 우리의 선입관을 조사할 수 있는 한 방법이다. 우리는 "움직임과 휴식이 하나로 융합 되는" 순간을 확실하게 규명할 수 없다(p.67). 에너지 교환이 꾸준하게 이루어지고 있다면, 우리는 이 사람과 가능한 한 오래 같이 있기를 바라지 않겠는가? 이기적으로는 아마도, 이러한 교환으로부터 무엇을 얻기 위한 가능성을 볼 것이다. 그러면 우리는 그 사람에게 영구적인 유산을 남길 수 있는 기회를 주는 것이다. 역으로, 만일 이것이 더 낮은 의식 수준이라면, 환자와 같이 남아 있으면서 우리는 계속 에너지 교환을 하고 있을 것이다. 윤리적 세계관은, Newman의 의식 확장 이론에 의하면, 돌봄과 윤리적 간호 실무의 근거를 삼을 수 있는 견실한 토대이다.

References

AACN Certification Corporation (1995). Redefining nursing according to patients' and families' needs: An evolving concept. AACN *Clinical Issues,* 6(1), 153-156.

American Nurses Association (1997). *Position statement on cultural diversity in nursing practice.* Washington, DC: American Nurses Publishing.

American Nurses Association (2001). *Code for nurses with interpretive statements.* Washington, DC: American Nurses Publishing.

American Nurses Association (2003). *Social policy statement* (2nd ed.). Washington, DC: American Nurses Publishing.

Bateson, G. (1979). *Mind and nature: A necessary unity.* Toronto: Bantam.

Benjamin, M., & Curtis, J. (1992). *Ethics in nursing* (3rd ed.). New York, NY: Oxford University Press.

Bentov, I. (1978). *Stalking the wild pendulum.* New York: E. P. Dutton.

Bishop, A. H., & Scudder. J. R. (2001). *Nursing ethics: Holistic caring practice.* Sudbury, MA: Jones and Bartlett.

Bohm, D. (1980). *Wholeness and the implicate order.* London: Routledge & Kegan Paul.

Chambliss, D. (1997). *Beyond caring: Hospitals, nurses, and the social organization of ethics.* Chicago, IL: University of Chicago Press.

Fry, S. (1994). *Ethics in nursing practice.* Geneva, Switzerland: International Council of Nurses.

Gilligan, C. (1982). *In a different voice: Psychological theory and women's development.* Cambridge, MA: Harvard University Press.

Jameton, A. (1984). *Nursing practice, the ethical issues.* Englewood, NJ: Prentice-Hall.

Newman, M. A. (1994). *Health as expanding consciousness* (2nd ed.). New York, NY: National League for Nursing.

Nightingale, F. (1859/1992). *Notes on nursing.* Philadelphia, PA: J. B. Lippincott.

강혜영 역(1996). **의식확장으로서의 건강**(Margaret A. Newman), 서울, 현문사.

CARING PRAXIS

제2부

돌봄의 프랙시스

제 4 장

고난, 성장 그리고 가능성: 임종간호 시 의식 확장으로서의 건강

Anne-Marie Barron

서론

의식 확장으로서의 건강(HEC)에 대한 Newman 이론을 연구와 임상 실무에 적용하면 임종간호를 가장 잘 할 수 있다. **생의 의미와 암의 경험** (Barron, 2001)에서 저자는 환자와 임상가의 관점에서 얻은 경험을 설명하면서 Newman 이론이 지향하는 바와 연구 프로토콜을 사용하고 있다. 이 장에서는 연구과정에서 환자와 연구진이 어떤 연계성을 갖게 되었으며 현재 내 임상 실무에 Newman이 어떤 영향을 끼쳤는지에 대해 논한다.

전문실무에서의 내러티브

정신과 연락 간호사(liaison nurse)로 일했던 나의 초기 임상 경험에서, 나는 암 환자와 그 가족, 그리고 그들을 돌보는 사람들과 같이 일할 기회가 자주 있었다. 이들 환자 중 대부분이 암을 앓으면서 의미와 목적을 알고 싶어했다. 이들과 같이 일하면서, 나는 궁극적인 가치와, 개인적인 앎, 그리고 내적 능력을 찾는 데는 영성이 가장 중요한 속성이라는 것을 알게 되었다 (Barron, 1997). 이 환자들은 그들이 겪는 고통을 더 잘 견딜 수 있기 위해 보다 큰 관점에서 보려고 하는 것 같았다. 놀랍게도, 그들 중 일부는 그들의 인생에 있어서 암이 주는 "선물"에 관해 이야기하였다. 환자들은 의미와 삶에 대해 더욱 더 깊게 자각한 결과로서, 그들의 제반 관계들과 직장생활에 큰 변화를 겪었다. 그들은 이 기간 중에 종종 위대한 개인적 성장을 경험하였다.

연락 간호사로서 나의 역할은 암환자들의 지지그룹을 활성화시키는 일이었다. 그룹 참가자들은 그들의 질병과, 삶, 그리고 어쩌면 다가올지 모를 죽음의 의미를 생각하였다. 그들은 사랑과 수용, 용서에 바탕을 둔 관계를 만들고 유지하는 것이 얼마나 중요한지 알게 되었다. 배우자와 자녀들, 그리고 부모와 같은 중요한 사람들과의 관계는, 사람에 대한 이해가 깊어짐에 따라, 성숙해지고 풍요로워졌다. 그룹멤버들은 의미와 목적에 대해 새롭게 이해함으로써 그들의 일에 중요한 변화를 가져왔다. 예를 들면, 전이성 흑색종(metastatic melanoma)을 앓고 있던 젊은 청년은 농부의 일을 그만 두고 성직자가 되기로 결정 하였다. 그는 비관적인 예후 진단을 받은 후 여러 해 동안, 신학교를 마치고 죽을 때까지 교회에서 성직자로 봉사하였다. 또 다른 지지그룹멤버는, 급성 백혈병을 앓고 있던 젊은 여성이었는데, 교사직을 떠나 사회복지사가 되기로 결심하였다. 그녀는 한 호스피스 기관장이 되었고 후에는 개업도 하였다. 5년밖에 생존할 수 없다는 매우 비관적인 예후였음에도 불구하고, 무려 25년이 지난 지금 그녀는 완치되었다고 본다.

그룹 내에서 서로 연결을 가질 수 있게 하는 헌신과 힘, 그리고 돌봄은 심오하였다. 이 지지그룹 멤버들은 보다 충만하게 살아가도록 때로는 죽을 수 있도록 서로 도왔고, 그 어느 때 보다 더욱 전체적이고, 보다 충만한 인간이 되었으며, 서로가 서로에게 가장 중요한 사람으로 연결되어 있었다.

그 길을 따라가면서, 나는 삶을 마치는 그 때가 성장과 가능성의 시간임을 깨닫게 되었다. 나는 종종 동료들에게 내가 아는 사람 중에 가장 건강한 사람은 지금 죽어가고 있는 사람이라고 말하곤 하였다! 나는 사는 것이 더욱 풍요로워졌으며 더욱 더 이런 환자들과 일을 하려 하였다. 나는 사랑, 용서, 그리고 목적의 의미를 더 깊이 이해하게 되었다. 나는 내가 인간 경험의 심오한 국면과 간호 실무의 가장 깊은 국면을 경험하고 있음을 알고 있었다. 또한 동시에, 나는 이 모든 것을 이해할 수 있는 분명한 이론적 배경을 가지고 있지 않았다. 지지그룹 멤버들이 자신들의 질환에 대한 영적인 의미에 초점을 두기 원했을 때에, 나는 회의실로 통하는 문이 닫혀져 있음을 보고 안도 하였다. 나는 만일 내 동료들이 그 대화를 듣게 되었다면 나의 실무에 대해 어떻게 생각할 것인지 궁금했다. 이와 동시에, 나는 이러한 그룹 토의를 통해 모든 것을 포함하는 삶의 관점으로 바꿀 수 있고, 고통도 더 잘 견딜 수 있음을 알게 되었다.

내가 박사과정 공부를 위해 대학원으로 되돌아갔을 때, 나는 영성과 암의 경험에 대한 더욱 깊은 이해를 얻을 수 있는 방법에 나의 연구초점을 맞추려 했다. 비록 내 환자들이 아주 중한 질병을 가졌다 해도 그들이 다른 사람들처럼 여전히 풍요로워질 수 있음을 난 알고 있었다. HEC 이론에 대해 친숙해짐에 따라, 나는 내가 인간 건강 경험 내에서 돌봄을 제공해 오고 있었음을 깨달았다. 나는 영성에 대한 개념분석에서부터 시작하기로 했다. 간호실무에 관한 많은 저자들의 연구(Barnum, 1996; Burkhardt, 1989, 1994; Emblen, 1992; Highfield, 1991;

Macrae, 1995; NagaHacobson & Burkhardt, 1989; Reed, 1987, 199 I a, 199 I b, 1992; Stuart, Deckro & MandIe, 1989; Roberts & Whall, 1996)로 인해 영성에 관한 나의 이해가 깊어졌고 나의 이전 임상 경험을 명확히 밝히는 데에 도움이 되었다. 다음 단계는 암을 경험하면서 영성을 어떻게 이해할 것인가를 밝히는 연구설계를 하는 것이었다. HEC을 통해 나는 나의 연구관심 현상에 대한 이해를 보다 분명히 할 수 있었다.

HEC 관련 개념들

Newman 이론에서 인간은 단일한 존재로, 환원될 수 없고, 나눌 수 없으며, 다차원적이면서 분리될 수 없이 우주 속에서 계속 펼쳐간다(Newman, 1994, I995a, I997a, I997b). 각 사람은, 유전적인 패턴은 물론 움직임, 다양성, 리듬, 에너지 교환, 그리고 변환을 포함하는, 독자적인 패턴을 가지고 있다. 패턴이란 다른 사람들과 그리고 환경에 대해 의미 있는 관련성으로 표현한다. 건강이란 자아-인식을 발전시키는 진화과정이며, 환경을 보다 큰 맥락에서 볼 수 있는 통찰력이고 다양한 선택과 반응들이 있음을 인식할 수 있는 능력이다. "건강은 전체가 진화해가는 패턴으로, 전개되는 내재 질서(implicate order)에 대한 해석으로 볼 수 있다"(Newman, 1994, pp.82-83; 강혜영 역, p.82).

패턴을 파악하는 것이 간호 실무의 핵심이다. 간호사는, (자신의) 봉사가 성장과 의식 확장에 자극이 된다는 것을 이해하고, 환자와 함께 패턴과 의미를 탐색함으로써 치료적 동반자가 된다. Newman에 따르면, 치료적 관계 속에서, 간호사와 환자는 통일된 일체가 된다. 그녀는 두 개의 돌멩이를 연못에 던져서, 각 돌멩이가 물속에서 초기의 간섭 패턴을 형성하고, 패턴이 연결되면서, 두 패턴을 포함하는 보다 큰 패턴을 형성하게 되는 유추를 사용하고 있다. 치료적 관계에서, 간호사는 종종 환자의 패턴을 경험하며 사람의 패턴 표현에 대한 통찰을 나눌 수 있다. 간호사가 환자를 위해 그(녀)가 거울 역할을 할 수 있음을 인식하고, 또 그 관계 속에서 간호사의 경험이 전체성을 반영하고 있음을 이해하는 것이 매우 중요하다. 상호작용의 목표는 환자가 그(녀) 자신의 패턴의 의미를 알고 이해하는 것이다. 치료 과정에서, 간호사는 의미가 드러나는 변환 과정에 온전히 나타나며 참여한다. 변화는 예측할 수 없는 것이고 조직화되기 전까지는 혼란스럽고 파괴적인 경험을 할 수도 있다. 이러한 과정 안에서 간호사와 환자 모두 변화한다.

연구 방법론

질적 방법론에 관한 Newman의 관점에서 간호사 연구자는 패턴 인지과정과 선택을 지지하는 상호작용 패턴에서 불가결한 부분이다. 이 방법론에는 다음과 같은 요소들이 있는데: 상호관계를 수립하는 것; 참여자들의 삶에서 가장 의미 있었던 사건과 사람들에 초점을 맞추는 것; 데이터를 조직화하고 시간에 따라 일련의 패턴으로 도식화하는 것; 그리고 데이터를 참여자와 공유하여 확인하고 수정하는 것이다(Newman, 1994). HEC에 근거를 둔 대화와 패턴의 반영은 통찰력을 갖게 함으로써 선택과 대안적인 행동을 할 수 있게 한다. 그 결과가: 간호 프랙시스다.

HEC에 대한 나의 이해가 깊어짐에 따라, 내 연구의 목적은 분명해졌는데－이는 패턴과, 의미를 보는 관점, 의식의 확장, 및 암에 대한 경험으로부터의 영성을 더 깊이 이해하는 것이다, 목표는 실천과정에 대한 지식을 만들어냄은 물론 참여자들의 이야기와 의미를 이해함으로써 간호실무에 정보를 얻게 되고 궁극적으로 고통을 경감

할 수 있도록 유도하는 것이었다. HEC 이론에서, 고통은 변화와 변환을 가져오기 위한 하나의 자극으로 간주할 수 있다. 의미와 통찰을 통해 의식의 진화속도가 탄력을 받을 수 있다. 고통은 또한 전체성, 건강 및 의식 확장의 핵심으로 볼 수도 있다. 사람이 고통을 겪게 되면, 동요와 혼돈이 일어난다. 그러나 동요와 혼돈 속에서 성장은 가능하다. 의미와 패턴, 영성 간의 연결성을 탐색함으로써 변환이 어떻게 일어나는 지에 관해 더 깊이 이해할 수 있다.

세 가지의 연구 질문을 만들었다. 첫 번째 질문은 Newman의 방법론에 따른 것이다:

1. 암을 앓고 있는 사람들이 시간이 지남에 따라 의미를 어떻게 표현하는가?

현상학적 관점에서의 부가적 질문들은:

2. 암을 앓고 있는 사람의 의식 확장을 촉진하거나 저해하는 것은 무엇인가?
3. 암을 앓고 있는 사람의 네러티브에서 영성은 어떻게 나타나는가?

이 연구의 표본은 나이, 인종, 종교적 배경이 다양한 스물 두 명의 성인으로, 모두 암 진단을 받았으며 현재 가정간호를 받고 있거나 응급병원 혹은 재활병원에서 입원치료 중인 사람들이다. 이들 중 대부분은 중증 암을 갖고 있었다.

연구 결과

연구에 참여하는 과정은 매우 감동적인 것이었다. 참여자들은 이 연구가 궁극적으로 다른 사람들에게 도움이 될 것으로 믿었기 때문에 기꺼이 연구에 참여해 주었다. 그들이 실제로 보여주고 나누었던 사랑과, 용기, 동정심, 그리고 은혜는 믿을 수 없을 정도였다. 많은 참여자들이 매우 안 좋은 상태였고, 그 중 대여섯 명은 거의 죽음에 가까워 있었다. 그들의 희망은 다른 사람의 고통을 덜어주는 것이었다. 그들은 열린 마음으로 아낌없이 자신들의 경험과 삶을 나와 함께 나누었다. 그들이 겪은 성장과 그 의미는 그들이 감내한 고통과 도전들로 얻어진 결과로서 영감을 불러일으켰다. 나는 그들이 나누어준 사랑과 지혜로 인해 변화되었다.

참여자들은 그들이 심각한 질환에 직면하여 동요와 혼돈을 나타냈지만, 또한 심오한 통찰과 개인적인 깊은 이해도 나누었다. 그들은 이 연구에 참여함으로써 깊은 반성과 패턴 인지를 할 수 있는 기회를 갖게 된 것에 대해 감사하게 생각 했다. 새로 알게 되는 패턴들도 의미가 있었지만, 그보다 더 의미 있었던 것은 대화가 이루어졌던 곳의 연구진들과 환자들 간의 관계형성 과정이었다. Newman이 밝힌 바와 같이, HEC을 활용한 초기 연구에서는 전반적인 패턴을 밝혀낼 수가 있었다, "그러나 뒤돌아보면, 간호실무에서 이 국면은 변환적인 전개속에서 참여자와 간호사 간에 나누었던 과정 만큼 중요하지는 않았다" (Newman, 2002, p.9). 많은 간호연구자들 역시 돌봄 관계를 강조하였는데, 특히 HEC 연구 틀을 사용한 연구들로부터 이러한 결론들이 나왔다 (Litchfield, 1999; Endo et al., 2000; Pharris, 2002; Neill, 2002).

본보기: 캐롤

캐롤은 60대의 여성이다. 우리가 만나기 8개월 전, 그녀는 진행성, 전이성 암진단을 받은 상태였다. 내가 그녀와 인터뷰 했을 때 그녀는 매우 아픈 상태였다. 그녀의 목소리는 너무나 힘이 없었기 때문에 녹음기가 그녀의 말하는 소리를 분명하게 집어내지 못할 정도였다. 나는 녹음된 내용으로부터 건질 수 있었던 것과 나의 노트로부터 인터뷰 내용을 다시 재구성하였다. 캐롤은 우리의 첫 번째 인터뷰가 이루어진 며칠 후에 세상을 떠났기 때문에, 나는 그녀의 삶과 패턴을 요약한 내용을 공유할 수는 없었다. 비록 그녀가 연구 프로토콜을 완료하지 못했지만, 그녀는 매우 협력적인 참여자였고 연구에 깊이 참여했다. 그녀 상황이 위급했기 때문에, 그녀의 전체 인생행로보다는 우리는 그녀의 현재 상황에 초점을 맞추었다. 나는 이 제한적이었지만 의미가 충만했던 만남에서 무엇이 전개되었는지를 제시할 것이다.

암의 전이로 온 척수 압박을 완화하기 위한 최근에 등 수술을 했기 때문에, 캐롤은 재활을 위해 입원 중인 상태였다. 안타깝게도, 수술은 성공적이지 못했고 그녀는 허리 아래가 마비된 채 였다. 계획은 재활치료 후 딸네 집으로 퇴원하는 것이었다. 그녀는 이 딸과 외손자와 매우 가까워, 이들이 그녀의 주 지지 자원이었다.

캐롤은 그녀에게 중요한 것이 무엇이었는지 물어볼 사람을 기다리고 있었다는 말로 인터뷰를 시작하였다. 그녀는 죽음이 가까이 왔음을 느꼈고 또한 길고 고통스러운 죽음을 맞이하는 것을 원치 않았기 때문에 그날 아침 먹고 마시기를 중단하였다고 했다. 그녀는 영양분과 마실 것을 보류하면 죽는 과정이 빨라지리라 생각하였다. 그녀는 죽음을 두려워하지는 않았지만, 죽음에 이르는 과정은 너무나 무섭다고 하였다.

신체적인 고통은 없었지만, 캐롤은 심한 불안으로 고통을 겪고 있는 것이 분명하였다. 사실, 죽음에 이르는 과정 중에 겪을 통제할 수 없는 불안에 대한 공포는 그녀가 가진 가장 큰 관심사 중 하나였다. 과거 몇 년간 그녀는 정서적인 고통으로 가득 차 있었다. 4년 전에, 그녀는 그녀의 남편이 머리에 자해성 총상을 입고 사망한지 몇 시간이 지난 뒤에 그를 발견했었다. 이 부부는 어려운 결혼 기간을 보냈던 터였고, 그녀는 그들에게 괴로움을 끼쳤던 문제들이 어느 정도

해결되었다고 생각하였다. 그(남편)의 죽음은 여러 가지 이유로 충격적이고 고통스러운 것이었다. 그녀는 그(남편)의 죽음이 어떠했으며 그가 총에 맞은 후 얼마 동안이나 고통스러워 했을지 알지 못했다. 전문가들과 친구들이 그가 총상을 입은 채 얼마 오래 살지 못했다고 안심시켜 주었음에도 불구하고 그의 죽음에 대한 기억은 유령처럼 그녀를 맴돌았고 그녀가 자신의 죽음에 직면하게 되면서 이는 더욱 심해졌다.

캐롤은 그녀가 진전된 암이라는 진단을 받았을 때는 정서적으로 겨우 예전과 같은 궤도로 되돌아왔을 때였다. 마지막 몇 달 동안은 기진맥진했었다. 최근 수술 후 그녀의 예후는 6개월에서 12개월 정도였지만, 그녀는 이 예후는 맞지 않고 죽음이 임박했음을 느꼈다. 그녀는 매우 어려운 질문을 하였다: "더 이상 영양을 섭취하지 않으면 어떻게 될까요?" "내 질환과 죽음을 관련시켜 본다면 난 지금 어디쯤에 있나요?" "내 불안을 덜기 위해 할 수 있는 것은 무엇인가요?" "나에게 지금 투여 되는 것은 무슨 약인가요?" 나는 그녀의 질문에 답을 할 수 없었다. 나는 그녀에게 혹시 그녀의 간호사와 의사에게 그녀의 걱정들을 알려주어 그녀의 해결되지 않은 문제들에 대해 그들과 이야기하도록 해주면 좋겠는지 물어보았다. 그녀는 내가 그들에게 이야기해주기를 간절히 바라고 있었다.

나는 병동 간호 관리자와 의사 조수에게 캐롤이 가지고 있는 문제들을 이야기하였다. 의사 조수는 최근에 그가 정리한 데이터도 그녀의 평가가 정확하며 죽음이 임박했음을 시사하고 있다 하였다. 캐롤의 상황에 대해 논의 하고 있을 때, 그녀의 딸이 병동에 전화하였다. 의사 조수는 그녀 어머니의 걱정들을 얘기해 주었고 그날 오후에 가족과의 약속을 잡았다. 간호 관리자는 측은한 마음을 가지고 캐롤과 그녀의 죽음과 공포에 대해 이야기하였다. 그녀는 편안한 임종은 의료진들이 최우선으로 추구하는 것이며 그들이 그녀와 끝까지 함께 할 것임을 말하였다. 그들은 그녀를 별실로 이동시켜 가족들이 그녀와 함께 머물 수 있도록 하고자 하였다. 그녀는 캐롤에게 고통과 걱정을 진정시키는 투약치료도 가능함을 확인시켜 주었고 직원들은 그녀가 평안할 수 있게 최선의 투약처치를 할 것임을 강조하였다.

이 결과, 캐롤은 눈에 띄게 평온해졌다. 그녀는 그녀가 잠들었을 동안 나에게 잠시 옆으로 와서 앉아 있어달라고 부탁했다. 30분 정도 지났을 무렵, 그녀는 나에게 보다 평온해졌음을 느꼈고 이제 내가 떠나는 것에 대한 준비도 되었다고 말하였다. 우리는 두 번째 인터뷰 약속을 정하였다. 그녀는 나에게 그녀에게 중요했던 것들에 대해 관심을 가져 준 것에 대해 감사를 표했다.

간호 관리자가 전화한 날 아침은 내가 캐롤을 만나기로 되어 있던 날이었다. 관리자가 말하기를 캐롤이 이틀 전에 세상을 떠났다고 하였다. 그녀의 교회 목사님이 평소에 그녀가 좋아하던 찬송가를 부르시는 것을 들으면서 그녀는 평화롭게 기도하는 중에 순조롭게 죽음에 빠져들어갔다. 목사님은 드물게 평안하고 조용한 그녀의 임종에 대해 놀라움을 표현하였다. 목사님은 이렇게 평화롭게 죽음을 맞이한 사람과 같이 있어 본적이 없다 하였다. 나는 첫 인터뷰에서 캐롤의 고통이 얼마나 심했는지를 알고 있었지만, 그녀와 함께 그녀 삶의 전체를 반추해 볼 기회를 갖지는 못했었다. 일시적으로 패턴을 식별할 수 있었지만, 그녀가 이를 확증해주지 못했기 때문에 내가 가진 결론도 일시적인 것이었다. 밝혀진 그녀의 패턴은 직선적이고 강하며; 은혜롭고 친절하며; 스스로 책임을 지며 통제력을 잃지 않는 것이었다. 그녀 남편의 자살로 인해 그녀는 이 패턴과 단절되었고 우리의 첫 만남 때 그녀가 말했던 번뇌의 원인이 되었을 것으로 생각되었다. 그녀에게 가장 중요했던 것은 그녀가 직접 도움을 청할 수 있게 한 것이었다. 그녀의 심한 번뇌와 공포가 밝혀지고 다루어지자, 그녀는 다시 솔직함과, 은총, 그리고 힘을 되찾을 수 있었는데 이것이 아마도 그녀 삶을 통해 전반적으로 나타나는 패턴을 반영해주는 것이었다고 생각한다.

연구자-병동 간호사 관계의 본보기

두 번째 본보기는 이 데이터 수집기간 중에 연구자와 병동 간호사간의 관계에 관한 것이다. 연구를 하던 어느 날, 나는 암 병동 한 간호사에게 "어떻게 지내십니까?"라고 평소처럼 인사하였다. 이 숙련된 간호사는 "요즘은 실은 별로예요." 라고 응답하였다. 우리는 잠시 얘기를 나누었다. 그녀는 나에게 그녀가 최근 경험한 응급상황에 관해 이야기 해주었다. 그 병동 젊은 환자가 심한 출혈을 하기 시작하자, 간호사는 환자의 종양이 주요 동맥에 다 퍼졌다는 것을 즉각 알아챘다. 그녀는 곧 그 부위를 압박하며 도움을 요청하였다. 이어 그 간호사는 실제로 병상에서 압력을 가하고 있었다. 출혈이 너무나 심했기 때문에 그녀는 직접 환자 위에서 무릎을 꿇어 지렛대의 힘을 이용한 충분한 압박이 가해지도록 해야 했다. 응급 수술이 잡혔지만 외과가 그날 따라 매우 바빴기 때문에 외과 직원 대기와 수술실 준비에 어느 정도의 시간이 걸렸다. 간호사는 계속 강한 압박을 할 수 밖에 없었다. 그녀와 환자가 함께 침대에 탄 채로 병동에서부터 수술실까지 실려갔다. 귀중한 몇 주 혹은 몇 달 정도, 그의 생명을 구하기는 하였다. 간호사는 그에게는 그것이 중요한 시간임을 알고 있었다. 그녀는 그가 작별인사를 할 수 있는 시간을 벌 수 있었음을 매우 기뻐했다. 그러나, 그녀가 눈을 감았을 때에, 그녀는 그 환자의 눈 속에 있던 공포를 보았고 출혈을 줄이고자 했던 필사적인 시도가 떠올랐다. 그녀는 가슴이 미어졌다. 그 상황의 고통이 그녀와 함께 머물러 있었다. 이 간호사는 먹지도 못했고, 잠에 들었을 때에는, 심한 고통과 함께 그 사건에 관한 꿈을 꾸었다. 우리는 이야기 했고, 우리 대화를 통해 그 간호사는 간호 제공과 관련된 개인적인 고뇌를 해결할 수 있었다.

그 다음 주에 나는 나의 가장 어린 연구 참여자의 골수 이식이 성공적이지 못할 것 같음을 알게 되었다. 그는 꿈과 희망으로 가득 찬 22살의 젊은 청년 이었다. 그의 열정적이고 나이에 비해 지혜로운 반성, 그리고 중요한 것과 어리석은 것을 구별하는 날카로운 지각은 나로 하여금 나의 아들을 생각나게 하였다. 그와 그의 어머니를 생각하면 마음이 아팠고 나는 슬픔에 차 있었다. (그러던 중) 나는 이전에 내가 도와 주었던 그 간호사를 보게 되었고 우리는 얘기를 나누었다. 그리고 우리의 대화는 연구자로서 나의 역할 안에서 생긴 내 슬픔을 위로하는 데 도움이 되었다.

연구 참여자와 간호사가 맺었던 이런 연결들은 풍족한 만남이었다. 나는 그들을 단지 내 연구를 위해 데이터를 수집하는 관계로만 알고 있었다. 연구 과정에서 돌봄의 본성이 깊어지면서 돌봄 에너지가 만들어지고 이로서 만남은 더욱 의미가 있게 되었으며 구체적으로 초점을 맞춰야 하고 시간을 제한해야 하는 그 분명한 연구관계를 초월할 수 있었다.

임상 실무에 알려주기와 HEC

임상 실무로 돌아왔을 때, 나의 목표는 건강과 고통에 대한 인간 경험 연구로부터 얻은 통찰력을 계속해서 함께 나누는 것이었다. 나의 연구결과를 공유하기 위해 내가 연구했던 현장 중 한 곳에서 종양학의 책임자를 만났다. 그는 나를 초대하여 그 기관 사람들과 만나도록 하였고 실무에서의 나의 연구 가치를 특별히 언급하였다. 나는 파트 타임 임상전문간호사가 되었고 이제 연구 중에 그렇게 의미가 충만한 관계를 맺었던 간호사들과 정기적으로 일을 하고 있다. 나의 직책은 신참 간호사들이 그 병동에 남아있도록 지지해주는 것이었다. 내가 그 일을 시작할 무렵, 10명의 신졸업생들이 채용되었다. 간호 인력의 부족 현상이 나타나기 몇 년 전까지만 해도, 그 일이 너무 복잡하고 요구되는 것들도 많아 신졸업생들은 채용하지 않았었다. 인력이 부족해서 변화가 불가피하였지만, 간호지도자들은 신졸업생들이 암 환자를 돌보면서 부딪치는 도전들은 대다수의 신간호사들에게는 분명히 벅찬 일임을 알고 있었다. 나는 그들이 새로운 임상가로서 자신들의 역할을 잘 할 수 있도록 지지하고자 했다. 그 직책에서 나의 목표는 간호 실무의 사회 심리적 차원에 기여하고 연구 과정에 대한 간호사들의 이해를 높이는 것이었다. 이상적으로는, 그 자리는 전문간호실무를 지속적으로 발전시키고 병동에서의 직업 만족도를 높이는 데 기여하게 될 것이다. 내가 첫 번째로 주안점을 둔 것은 임상 실무였다.

나는 병동에서 매주 8시간씩 거의 2년간 일 해오고 있다. 이 기간은 내게는 풍족하고 의미가 가득한 시간이었다. 나는 정기적으로 갓 졸업한 간호사들을 만나고, 많은 복잡한 환자 상황에 대해서 간호사들에게 자문을 해주며, 정기적으로 반성적 실무 모임을 해오고 있다. 현재 돌보고 있는 환자들과 문제들에 대해 간호사들과 이야기하며, 환자나 가족들과 직접 만나기도 하고 사회 심리적 간호 중재와 어려운 간호사정을 도와주고 있다. 그 일을 맡았던 초기에 나는 환자들을 보면서, 위로와 치유 촉진을 위한 치료적 터치를 환자들에게 제공하기 시작하였다. 병동간호사들은 이러한 간호중재를 배울 기회를 요청했다. 나는 워크샵을 개최하여, 지금은 13명의 간호사들이, 환자 앞에서 온전하게 나타날 수 있는, 이 방법으로 돌볼 준비가 되었다

환자들과 가족들을 만나도록 요청을 받았을 때에, 나는 나 자신을

소개하기를, 복잡하고 힘든 이 과정에서 환자와 가족들이 간호를 받을 때에 그들이 가장 중요하게 여기는 것에 초점을 두는 임상전문간호사라고 하였다. 이 목적에 대한 설명을 함으로써 이해하게 되고 치료적 만남과 신뢰가 촉진되었다. 나는 패턴 이해를 위해 일반적으로 환자의 전체 삶을 되돌아보지 않는 대신, 종종 평범한 방식으로 패턴의 이해를 하곤 하였다. 의미에 대해 세심한 집중을 하다 보면 깊은 연결성과 통찰력이 생긴다. 이 연결성을 느끼게 되면, 무조건적인 사랑과 수용이 자연적으로 생겨난다. 환자와 내가 패턴을 제대로 이해하고 그 개인에게 무엇이 중요한지 알게 되면, 보다 표피적인 시각으로 보아 곤란하거나 어렵게 보일 수도 있었던 행동들의 의미를 이해할 수 있게 된다. 의도적으로 함께 있어 주는 이 중재는, 의미와 가능성을 분명하게 하는 데 도움이 되며, 의식은 확장된다. 이렇게 깊게 연결된 관계에서, 고통은 경감될 수 있다.

내가 일하는 병동에서는 탁월한 간호실무를 제공하고 있다. 간호사들은 매우 분명하게 돌봄에 대한 사명감을 가지고 있다. 그 병동 목사님 한 분이 말한 것처럼, 간호사들은 가장 어려운 여건에 처한 환자들과 그 가족들을 붙들어 주고 있다. 내가 병동에서 일을 시작하기 전부터 매우 훌륭한 간호를 제공하고 있었기에, 나는 이같이 열정적이고 전문적인 팀의 일원이 된 것에 대해 자부심을 느낀다. 바라기는 내 실무를 통해 그 병동에 종사하는 간호사들이 사람들과 가장 깊은 측면까지 의도적으로 초점을 맞추고 그 지혜와, 도전, 그리고 짐들을 함께 나눔으로써 환자의 임종 요구와 고통을 덜어주는 것이다.

결론

임종간호(End-of-life care)는 HEC의 관점에서 강화시킬 수 있다.

HEC은 연구자나 임상가가 어떻게 간호에 임할 것인가에 대한 프랙시스 모형(praxis moedel of engagement)을 제시해 준다. 간호사들은 임종환자를 개인적으로 만나거나 정식회진에서 만나거나 간에 반성(engage in reflection)할 수 있고 서로가 보다 깊은 연결고리를 갖게 된다. 이렇게 더 깊이 알게 됨으로써, 우리는 서로를 보다 정확하게 보며, 서로를 조건 없이 수용하고, 우리의 관계에 사랑과 돌봄을 불어넣을 수 있다. 의료진으로서, 우리는 뒤로 물러나 환자, 가족, 및 우리 자신에게 일어난 흐름과 동요를 보게 된다. 우리는 위기들과 결정을 내려야 할 시점을 찾아낸다. 우리는 패턴과 의미와 가능성을 보며, 보다 전체적이며, 동정적이고, 보다 충만한 인간이 된다. 우리는 보다 깊이 있는 간호를 제공하며, 우리의 환자를 위한 치료적 동반자가 되며, 변환과 의식 확장이 이루어지는 상호적 과정에 참여한다. Newman의 HEC 이론을 통해 우리는 인간 경험의 가장 깊은 국면과 간호실무의 심오한 본질을 이해할 수 있다.

References

Barnum, B. (1996). *Spirituality in nursing*. New York, NY: Springer.

Barron, A. M. (1997). *Concept analysis of spirituality*. Unpublished manuscript, Boston College.

Barron, A. M. (2001). Life meanings and the experience of cancer. *Dissertation Abstracts International*, 54(01), 3B (UMI No. 30-08589).

Burkhardt, M. (1989). Spirituality: An analysis of the concept. *Holistic Nursing Practice*, 3(3), 69-77.

Burkhardt, M. (1994). Becoming and connecting: Elements of spirituality for women. *Holistic Nursing Practice*, 8(4), 12-21.

Emblen, J. (1992). Religion and spirituality defined according to use in the nursing literature. *Journal of professional Nursing*, 8(1), 41-47.

Endo, E., Nitta, N., Inayoshi, M., Saito, R., Takemura, K., & Minegishi, H. (2000). Pattern recognition as a caring partnership in families with cancer. *Journal of Advanced Nursing*, 32(3), 603-610.

Highfield, M. (1991). Spiritual health of oncology patients-nurse and patient perspectives. *Cancer Nursing*, 15, 1-8.

Litchfield, M. (1999). Practice wisdom. *Advances in Nursing Science*, 22(2), 62-73.

Macrae, J. (1995). Nightingale's spiritual philosophy. *Image: The Journal of Nursing Scholarship*, 27, 8-10.

NagaHacobson, M., & Burkhardt, M. (1989). Spirituality: Cornerstone of holistic practice. *Holistic Nursing Practice*, 3(3), 18-26.

Neill, J. (2002). Transcendence and transformation in the life patterns of women living with rheumatoid arthritis. *Advances in Nursing Science*, 24(4), 27-47.

Newman, M. A. (1994). *Health as expanding consciousness* (2nd ed.). New York: National League for Nursing.

Newman, M. A. (1995). *A developing discipline*. New York: National League for Nursing. Newman, M. A. (1997a). Evolution of the theory of health as expanding consciousness. Nursing Science Quarterly, 10(3), 22-25.

Newman, M. A. (1997b). Experiencing the whole. Advances in Nursing Science, 20(1), 34-39. Newman, M. A. (2002). Caring in the human health experience. *International Journal of Human Caring*, 6, 8-11.

Pharris, M. D. (2002). Coming to know ourselves as community through a nursing partnership with adolescents convicted of murder. *Advances in Nursing Science*, 24(3), 21-42.

Reed, P. (1987). Spirituality and well-being in terminally ill hospitalized adults. *Research in Nursing and Health*, 10, 335-344.

Reed, P. (1991 a). Preferences for spiritually related nursing interventions among terminally ill and non-terminally ill hospitalized adults and well adults. *Applied Nursing Research*, 4(3), 122-128.

Reed, P. (1991 b). Toward a theory of self-transcendence: Deductive reformulation using developmental theories. *Advances in Nursing Science*, 13(4), 64-77.

Reed, P. (1992). An emerging paradigm for the investigation of spirituality in nursing. *Research in Nursing and Health*, 15, 349-357.

Roberts, K., & Whall, A. (1996). Serenity and nursing practice. *Image*, 28(4), 359-364.

Stuart, E., Deckro, J., & Mandle, C. (1989). Spirituality in health and healing: *A clinical program. Holistic Nursing Practice*, 3(3), 35-46.

강혜영 역(1996). **의식확장으로서의 건강**(Margaret A. Newman), 서울, 현문사.

제 5 장

수술 전 크리닉에서 환자와 간호사를 위한 치유 환경 창조하기

Jane Flanagan

서론

이 장의 목적은 Newman의 의식 확장으로서의 건강 이론에 근거를 둔 돌봄의 모델을 설명하기 위한 것이다. 이 간호실무 모델을 개발하는 데는, 서로 연결되어 서로에게 영향을 주는 여러 흥미 있는 국면이 있는 다차원적이며 진화하는 과정을 포함한다. 이 과정에는 특정한 시작이나 결론적인 측면은 없지만, 수술 전 병동에서 치유 환경을 만드는 데에 필수적인 여러 요소들이: 연구, 비전, 헌신, 리더십, 및 멘토링 - 드러났다. 치유 환경을 만들고 실천하는 것은, 부분적으로는, 보다 큰 건강 관리체계 안에서 일어나는 변화들과 연결되어 있다. 이런 맥락에서, 간호지도자들의 비전은 간호사의 독특한 역할을 인식하여 경쟁적인 보건의료 영역에 간호실무를 반영시키는 것이다. 이 외에도, 수술 전 크리닉 팀은 간호사의 역할을 다른 건강

관리 제공자들의 역할과 구분할 수 있도록 간호실무와 연구를 연결시킬 필요가 있음을 인식하였다.

입원 전 간호실무 모델

입원 전 간호실무 모델(Preadmission Nursing Practice Model, PNPM))은 환자와 간호사간에 발전시킬 수 있는 진정한 관계를 만들기 위함이었다. 현재까지, 수술 전 병실에서 환자와 간호사간 상호작용을 증진시킬 목적으로 개발된 돌봄 모델은 없었다. PNPM은 (1) 개발, (2) 수행, (3) 평가, 그리고 (4) 결과 (Flanagan, 2002)의 네 단계를 포함한다. 처음 두 개발과 수행은 PNPM의 발전에 필요한 전략들에 중심을 두고 있고 이 장에서는 여기에 초점을 두었다. 이 과정에는 2년 이상의 기간이 소요되었다. 이 모델의 개발에 있어 중요한 것은 간호지식 개발에 대한 영향력, 특히, Rogers의 간호과학과 Margaret Newman 연구의 영향에 대해 세심한 주의를 기울이는 것이었다.

돌봄의 환경: 시작

표준적인 수술 전 간호는 간호와 마취의사, 그리고 외과 레지던트들이 수행하는 다학제적인 사정과 교육을 포함한다. 1990년 이전에는, 환자가 이 간호를 받기 위해 수술 전날 입원하였다. 그러나, 비용을 절감하기 위해 보험회사들은 이 사전-처치를 위한 날을 없애려고 하였다. 병원 조직(Massachusetts General Hospital, Boston, MA) 내 간호 부서에서는 수술 환자 준비가 필요함을 계속해서 인식하고 있었다. 이 결과, 1990년에 입원 전 크리닉(preadmission clinic, PAC)이 만들어져, 간호, 마취, 및 외과 레지던트들이 그 같은 돌봄을 제공할 수 있는 공간이 만들어졌다.

원래, PAC은 수술 당일 외과 입원 소 그룹을 사정하기 위해 만들어진 것이다. 이 그룹 안에는 보험회사로부터 수술 전날 밤 의료보험료 지급을 거절당한 여러 종류(수술절차나 정도 모두 포함)의 수술 환자가 섞여 있었다. PAC은 통원 수술환자는 물론 수 많은 당일 수술을 위해 입원하는 환자들로 급성장하였다. 처음 일년은, 이 크리닉에서 볼 수 있었던 환자수가 매일 약 15 명에서 40명 정도였는데, 현재는, 매일 50~60 명의 수술 환자를 준비시키고 있다. 크리닉 개시 이래, 간호사와, 외과의사, 그리고 마취과의사들은 통원수술 및 당일 입원 수술 환자를 포함한 매일 약 125명의 모든 수술 환자에 대한 수술 전 준비를 제공할 필요성이 있음을 파악하였다.

처음에는, 여기서 일하는 간호사들은 입원 전 방문 때에 환자를 사정하는 데에 문제중심 방식을 사용하였다. 각 환자를 만날 때마다, 간호 진단 (Gordon, 1997; NANDA, 1999)을 사용하여 수술에 대한 환자의 반응을 파악하였다. 이 활동은 임상연구의 지원을 받아 수술 전 간호를 잘 따르는 환자들이 겪는 부정적인 경험을 기술하는 것이었다. 환자들이 나타낸 반응으로는 효과가 없는 통증 관리, 사회적 고립, 피로, 및 자가 간호 욕구들이었다(Jones, Coakley & Flanagan, 1999; Jones, Dauphinee, Coakley & Fernsebner, 1998). 연구결과를 놓고 병동 리더들과 대화하면서, 이 입원 전 크리닉 간호사들은 환자 간호를 개선하기 위해서는 간호의 존재가 중요함을 알게 되었다. 관련된 모든 사람이 분명하게 알게 된 것은 간호사들이 사람의 독자성을 인식하고 환자들을 위해 그들의 이야기를 들어줄 필요가 있다는 것이었다. 이것을 깨닫게 되면서 입원 전 크리닉에서 간호가 어떤 독자적인 초점을 두고 어떻게 발전시켜 나갈 것인가와 간호실무에 대한 토론이 이어졌다.

모델 개발과 실행과정

PNPM은 입원 전 크리닉에서 실무에 임하는 간호사들의 사람과 간호, 건강, 및 환경에 대한 철학적 및 존재론적 신념이 바뀌면서 시작되었다. 간호사들의 이러한 개인적이고 전문적인 발전이 PNPM을 만들어 나가는 작업으로 이어졌다. 각 단계마다 다른 것들과 서로 엮어져 있었기 때문에 그 과정이 드러나는 데에 있어 특정한 순서는 없었다. PNPM의 개발과 수행은 통합적이면서 동시에 이루어졌다 (표 5.1을 볼 것). 간호사들이 변화를 가져오게 자극한 요인들을 밝혔는데, 혼란에 대한 개인적인 지각, 현재 실무에 대한 불만족, 변화에 대한 열망, 연구와 이론-기반 실무에 대한 관심, 그리고 멘토링을 받을 수 있는 것들을 꼽았다. 이 모든 것이 똑같이 중요한 요소로 PNPM 개발 과정에 불가결한 것이었다.

초기 개발단계: 암중모색

입원 전 크리닉이 아주 빠르게 확장되었기 때문에, 공간 문제가 결정적으로 중요했다. PAC 간호사들은 종종 사적 공간을 찾기만 하면 어디에서라도 환자와 면담을 할 수 밖에 없었다. 환자가 늘고 수술 전 준비에 대한 수요가 증가하여 새로운 크리닉이 지어졌다. 새로운 환경에서, 각 간호사들은 사무실을 가지게 되었다. 이러한 변화가 좀 미미하게 보일 수도 있지만, 궁극적으로는 PAC내에서의 간호실무에 상당한 영향을 주었다. 처음으로, 간호사들이 환자를 맞기 위한 그들 나름의 사적인 공간을 가지게 된 것이다. 이에 따른 결과는 겉으로 보기에 하찮은 변화였지만, 간호서비스 전달이 달라졌다. 간호사들은 주의가 덜 분산되고 주위 환경보다 환자에게 더 집중할 수 있게 되었다고 보고하였다. 그들은 환자들이 단지 질병이나 임박한 수술만이 아닌 그 이상의 것을 반영하는 개인적인 이야기들도 나누고 싶어한다는 것을 알게 되었다. 조용한 간호 환경 안에서, 간호사들은 환자와 의도적인 관계 수립을 할 수 있었고, 이와 같은 상호작용이 그들의 실무를 어떻게 변화시키고 있는지도 알게 되었다.

초기 개발단계: 기회의 발견

각 PAC의 간호사들은 간단한 수술을 하는 외래 환자들과 소그룹 연구조사에 참여할 기회를 가졌다. 크리닉 간호사들은 원래 환자들에게 수술 후 가정에서의 회복을 위한 준비를 잘 해주었다고 생각했지만, 사전 연구들에서는 간호사들이 환자들이 보는 수술관련 경험에 대한 약간의 지식 만을 준 것으로 나타났다. 직원들이 이런 결과들을 함께 나눈 후, 몇몇 PAC 간호사들은 자원해서 연구에 참여하였고 수술 후 24~72 시간이 지난 후 외래수술에 대한 환자들의 반응을 파악하였다.

이 연구결과는, 환자들은 간호사가 있어주는 것(nurses' presence)과 간호사에게 그들이 "알려질" 기회를 가졌다는 것을 중요하게 여긴다는 것을 입증하였다. 또한 이 연구를 통해, 우리는 간호사들이 입원 전 크리닉에서 환자들에게 "적절한" 정보를 주었음에도 불구하고, 가정에서 회복기에 일어난 일들에 대해 준비가 되지 않았다는 것도 알게 되었다. 연구결과는 또한 입원 전 간호사-환자간의 상호작용 과정에서 보다 많은 것들을 성취할 수 있음도 보여주었다. 결과적으로, PAC의 간호사들은 그들의 실무를 변화시키기 위한 방법을 찾아 보았다. 그들은 이전의 소그룹 직원회의에서 제기된 주제로 되돌아가 환자들이 간호사들에게 자신들의 이야기를 하고 싶어하는 욕구에 대해 논의하였다. 그들은 연구 결과를 일상의 간호 전달 업무에 통합시키는 방안을 모색하였다.

표 5.1. 입원 전 간호 실무 모델의 개발 및 수행 단계

개발 (Development)	초기: 암중모색 -환자와 상호작용에서 간호의 독특성을 인식하기 초기: 기회를 인식하기 -자각, 개방성, 및 기꺼이 실무를 재검토하기 이 때는 일단 변화해야 할 필요성이 생기면, 그 새 아이디어대로 따를 수밖에 없는 때라서 어려운 시기. 이행(Transition): 간호 사명 탐색 -간호사들이 해왔던 실무와 그때까지 해왔던 방법 그리고 앞으로 할 수 있는 새로운 방법을 탐색하는 시기. 이행(Transition): 실무에 이론 접목 -이론과 실무에서 간호사가 수행할 수 있다고 생각되는 자신의 아이디어와 일치시키는 시기. 이행(Transition): 돌봄 환경의 조성 -더 많은 환자를 받아들일 수 있도록 간호사들의 물리적 작업공간을 늘이는 기간.
수행 (Implementation)	실무 변경하기 -간호사들이 새로운 실무 아이디어를 가지고 실제로 그들의 환경에 적용하는 기간 멘토링 -간호사들이 개별적으로나 팀 회의를 통해 실무에서의 변화를 검토하고 논의하는 과정 반영 -이 과정에 필수적인 부분으로, 간호사들이 환자와의 만남 전이나 후에 집중할 수 있도록 해 주는 과정. 환자를 알게 되기 -Newman(1994)이 제시한 방법으로 환자들이 자신들의 얘기를 나누도록 해주기.

이행 개발단계: 간호의 사명 탐색하기

PAC의 개발을 넘어서서, 크리닉 내 간호사 그룹은 환자와의 개별적인 만남에 관해 비공식적인 논의를 하였다. 그들은 각자 서로에게 각각의 경험이 그들이 간호를 제공할 때에 환자와 간호사에게 어떤 의미가 있는지 보다 충실하게 탐색해 볼 것을 요구 받았다. 이 논의 결과, 간호사들은 그들의 생각에 변화가 일어나기 시작했음을 보다 확연히 깨닫게 되었다. 이에 대한 논의는 더 확대되어 사람의 본질과, 건강, 및 질병에 대한 철학적 신념을 포괄하게 되었고 이 지식을 간호실무에 연결하게 되었다.

각 간호사들은 자신들의 개인적 믿음과 가치와 관련하여 환자 간호에 제약과 한계가 있음을 깨닫게 되었고 자신들의 시각을 변화시키기 위한 의도적인 결정을 내렸다. 그들이 이전에 가지고 있던 사람과 질병에 대한 관점은 극복해야 할 장애물로서 질병에 초점이 주어져 있었다. 간호사들이 질병 모델로부터 과정 모델로 옮겨가기 시작하자, 그들은 자신들이 듣게 된 이야기를 바탕으로 환자의 경험을 이해할 수 있게 되었다. 또한 분명해진 것은 개인의 인생이 외과수술적 중재 이상의 것이었다는 것이다. 모든 대화를 수술에만 제한하였기 때문에, 간호사들은 환자에 대해서도, 질병경험의 진정한 의미도 온전히 알 수 없었다는 것을 깨달았다. 오히려, 도리어 수술 후 퇴원준비는 사회적 고립 속에, 그리고 그 사람의 인생에 있어서의 수술이 어떤 의미인지에 대한 이해도 받지 못한 중에 이루어졌다.

이행 개발단계: 실무에 이론 접목하기

이행기간 내내, 팀 리더는 간호사와 함께 있으면서 논의가 더 이루어지도록 격려하였다. 팀 리더는 종종 대두되는 수술 중 간호 환경 내에서 간호사의 역할을 정의해보도록 도전을 주기도 하였다. 환자들은 질병 치유 이상의 것을 계속 추구하였다. 사실, 많은 이들이 그들의 질병을 그들 개인으로서의 한 부분으로 바라보았다. 때때로, 그들의 질병 치유조차도 가능하지 못할 때도 있었다. 이러한 때에는, PAC 간호사들은 주요 질병의 한 가운데에 있는 그 사람의 전체에 대한 그림을 구체화 하면서 자신들의 역할을 이해하게 되었다. 팀 리더는 팀 회합에서 읽고 논의하기 위한 논문을 제공하면서 그들이 발견한 것들을 Newman (1994)의 연구와 연결시키기 시작하였다.

PAC 간호사들은 질병-중심 모델의 한계점들을 인식하게 되었고 전인간에 대해 보다 포용적인 실무 모델의 가능성에 대해 탐색하고 논의하기 시작하였다. 그들은 사람들이 아마도 겪고 있을 개인적 성장과 발견의 진화적 과정과, 그 과정을 촉진하는 데에 있어 자신들의 역할이 무엇인지 이해하기 시작했다. 간호사들은 환자 간호에 그들이 어떤 영향을 주었고 이 상처받기 쉬운 수술 전 기간 동안 "함께 있어 주는 것"이 환자들의 경험을 바꾸는 데에 어떻게 도움이 되었는지에 대해 이야기하였다.

멘토링의 결과로, PAC 간호사들은 Newman (1994, 1999)과 Rogers (1970)의 간호 이론을 논의하였던 1998년의 매사추세츠 종합병원에서 있었던 것과 같은 간호 이론 워크샵을 찾아보기 시작하였다. 이 외에도, 일부 PAC 간호사들은 치료적 터치에 관한 Dolores Krieger의 강의에 참석하기도 하였다. 다른 사람들은 Pumpkin Hollow, New York 등지에서 주말 휴가를 통해 보완요법에 관한 경험들을 넓혀갔다. 이러한 경험은 간호사들에게 사람, 간호, 환경, 및 건강에 관한 새로운 생각에 접할 기회를 증가시켰다. 같은 기간에, 간호 행정가들은 PAC의 필요성과 향후 진로에 대해 의문시 하고 있었다. 간호사들은 이 문제가 수술 전후 병실에서 보건의료성과를 어떻게 볼 것인가에 대한 도전으로 보았다. 다른 병원의 PAC 병동은 비용 절감을 위해 폐쇄된 상태였지만, 이 PAC 간호사들은 수술 전후 간호를 통해 간호 공헌도가 확대되었음을 분명하게 설명하기 시작하였고, 그들의 일은 간호행정부에서도 점점 더 그 가치를 인정받게 되었다.

이행 개발단계: 돌봄 환경 조성하기

이 단계에서, 팀 리더는 성과를 더 많이 내고 환자를 더 많이 받을 수 있는 크리닉 환경을 조성하기 위해 노력했다. 이 시기에 간호사 사무실에는 조명을 환하게 밝히고 어떤 예술작품이나 장식물들도 걸지 않았다. 각 방에는 화려한 색감이나 개인적 장식들이 없었다. 각 방의 책상은 간호사가 그 뒤에 앉고 환자는 데스크탑 맞은편에 앉을 수 있도록 배열하였다. 간호 환경의 다른 변화들을 옹호하는 입장에서, 모든 간호사들은 환자와 면담하는 공간은 각 사람이 환영 받고 있다는 느낌을 줄 수 있어야 한다는 공통적인 생각을 갖게 되었다. 팀 리더는 각 간호사의 개인적 공간을 만들어내기 위해 필요한 자원들을 공급하였다. 간호사들로 하여금 간호사와 환자 모두가 환영 받고 있다는 느낌을 줄 수 있도록 자신들의 사무실을 장식하기를 권유하였다. 그들은 식물과 작은 폭포수, 그림, 음악, 방향제 및 부드러운 조명을 사용하여 사무실 공간을 개선하고 간호사-환자의 만남을 준비하였다.

크리닉은 연한 회색으로 다시 칠해졌고, 연보라색의 양탄자로 바닥을 다시 깔았으며, 페인트와 양탄자 색에 조화를 이루는 더 푹신푹신하고 안락한 의자도 구비했다. 눈부신 형광 조명은 벽에 부착된 촛대 조명과 램프로 교체되었다. 이 후에, 간호 이론관련 문헌을 읽은 후에 PAC 간호사들은 크리닉에서 이루어진 변화가 간호 환경 조성과 연관이 있음을 알게 되었다. 환자의 환경을 재구성함으로써, 환자와 "함께 있는" 전체적인 경험이 달라졌음을 알게 되었다. 환자들은 종종 간호사들의 사무실을 "초대하는" 곳이라고 표현하였다. 환자들은 크리닉이 분주하게 보였음에도 불구하고, 간호사들이 매우 여유가 있어 보였으며, 자기들도 간호사들처럼 편안해지라고 격려하는 것 같았다고 보고하였다.

실행 단계

팀 리더의 멘토링이 계속되면서, 입원 전 크리닉의 간호사들은 간호를 전달하는 자신들의 방법을 변화시키는 데에 더욱 매진하였다. PAC 내에서, 간호 돌봄을 제공하던 옛 패러다임을 새로운 실무 모델로 바꾼 것은 확실했다.

그렇기 때문에, 향후 PAC 개발에 있어 환자 간호에 대한 새로운 모델을 기술하는 것이 필수적이었다. 점진적으로, 새로운 변화들이 실무에 통합 되었다. 때때로, 변화들은 이론과 간호지식으로부터 나왔고; 어떤 때는 변화가 이루어지고 난 후에 이론과 접목되기도 하였다. 간호사들이 실무에 처음으로 도입한 것들 중 하나는 치료적 터치였다. 이 의도적인 행동은 환경에 대해 재정의하고 환자를 좀더 이완시키기 위해 시작하였다. PAC 내의 간호사들은 이런 치료적 터치를 더 알고자 하는 환자가 얼마나 되나 확인하기 위해 입원 전 간호사정 서류에 도장을 찍어 구분하였다. 놀랍게도, 약 40%의 환자들이 수술 전후의 치료적 터치에 대해 배우고 경험하고자 했다. 간호사들이 자신들의 치료적 터치 기법들과, 팀 리더로부터 받는 지지에 대해 좀 더 편안해져 감에 따라 이러한 환자들의 수는 늘어났다.

PAC의 간호사 역시, 환자들이 이러한 경험을 좋아하고 수술 후 병원에 머무는 동안 계속 관계를 갖기를 원한다는 것도 알게 되었다. 이 요구를 만족시키기 위해, 간호사들은 환자들이 병원에 있는 동안 추후 방문을 하였고, 일단 환자가 퇴원하면 추후 전화를 해주었다. 간호사들이 수술 후 병동으로 환자를 방문 갔을 때에는, 치료적 터치를 해주거나 환자와 같이 있어 주기도 하고 기도를 해주는 것과 같은 다른 간호중재들을 수행하였다. PAC 간호사들은 자신들의 존재가 환자 간호에 영향을 주었고 환자들도 종종 자신들과 의미 있는 관계를 맺은 사람들을 만나는 것을 "행복해 한다는 것"을 알게 되었다. 많은 환자들이 퇴원 후 PAC 간호사를 만나고, PAC 크리닉에서 환자로 있었을 때의 경험이 그들의 인생에 미친 전반적인 영향에 대해 이야기하기 위해 다시 크리닉을 방문하였다.

Newman(1994)은 환자를 만나기 전에 간호사 자신들의 패턴에 대하여 자각하고 있어야 할 필요성에 대하여 논의하였다. 이것은, 다른 사람에게 치료적 터치를 하기 전에 먼저 자기가 중심을 잡고 있어야 한다는 Krieger's (1993)의 생각과 비슷하다. 이 아이디어는 Rogers 학파에 근거하며 치료적 터치가 환자와 서비스 제공자 모두에게 이롭다는 상호성(reciprocity)을 지지한다. 자기 자신에게 몰입하기 위한 시간을 가지는 것은 PAC 간호사들이 근무 중에는 하나의 도전이 되었지만, 그러나 이내 그들은 자신을 돌보는 것이 다른 사람을 돌보기 위해 필수 요소임을 깨닫게 되었다. Watson (1996)도 이런 가치를 지지하였고, 간호사들은 팀미팅에서 Watson의 연구를 읽고 토론하였다.

간호사들이 수술이라는 사건을 단지 개인 이야기의 한 부분으로 보기 시작하면서 실무에 이론을 접목시키는 것에 대해 계속 관찰하게 되었다. 이 과정은 Newman (1994) 과 Rogers (1970)의 이론적 관점에서 지지를 받았다. 질병이 전체성(the whole)의 한 부분이며 (Rogers, 1970), 그리고 사람의 근저에 있는 패턴의 드러난 표현이라는 전제를 받아들이면서 간호사들은 이론을 실무 모델에 보다 일관성 있게 통합하게 되었다.

각 환자사정 프로토콜의 일부로서, 간호사들은 환자들이 자신들의 이야기를 하도록 격려하며 자신들의 삶에서 중요한 사람과 사건을 말하도록 개방적인 면담을 하였다 (Newman, 1994). Newman은 간호사와 환자간 동반자 관계 초기단계에서 이와 같은 초대가 이뤄진다고 하였다. 이러한 관계를 돈독하게 하는 사정 전략에 초점을 맞추는 것은 이제 막 시작하려는 간호사들의 철학적 신념과 일치하였다. 이러한 신념들로는 (1) 사람은 펼쳐져 가는 존재이면서 개방된 에너지 체계이며, (2) 간호사는 에너지의 교환에 대해 열린 사람이고, (3) 간호사 환자 간 동반자관계는 보다 높은 차원의 의식 수준으로 초월해갈 수 있는 인지와 능력을 키워가는 효과적인 함께 함이라는 것이다.

변경된 실무의 본보기

PNPM을 사용하여 질병중심 실무로부터 이론중심 실무로의 변화를 반영하는 두 가지의 사례는 간호사와 환자 모두가 어떤 경험을 했는지 보여준다. 첫 번째 사례는 PAC 환경에 변화가 일어나기 전에 발생한 것이다. 여기에서 간호사는 사무실을 가지고 있었지만, 아직 문제-중심적 모델 안에서 (환자와의) 면담을 하고 있었다.

본보기 1

53세의 한 여성이 간호사 사무실에 와서 자신이 어떻게 자궁적출 수술을 준비하였는지 설명하고 있었다. 환자는 새로운 증상은 아무것도 없다고 말하였지만, 과거에 심한 출혈을 유발했던 섬유종을 앓았던 병력이 있었다. 하지만 이것이 이 환자의 현재의 주호소가 아니었다. 사실, 그녀는 아무런 신체적 증상이나 호소가 없었다. 환자는 그러나 최근 자신의 어머니를 암 때문에 잃었다고 말했다. 그녀는 어머니를 2년이 넘게 돌봐드렸다고 하였다. 어머니가 돌아가시기 전에는, 아버지가 얼마 동안 아프셨고 이 환자는 아버지도 돌보았었다. 이 환자는 수술에 대해 말하면서 자신의 회복은 자신이 지금까지 겪어왔던 모든 것으로부터 일종의 유예라고 본다면서 "돌봄을 받을 차례가 된 것"이라 하였다.

이 환자는 어쩌면 정말로 그 수술을 받아야 할 필요가 있었을 수도 있지만, 이 사례는 현재 수술이나, 인생의 사건들과, 현 시점에서 수술하려는데 대한 윤리와 목적 그리고 의미에 관해 많은 의문들을 제기하였다. 문제중심 모델에서, 이 간호사는 이 환자의 설명대로 "나의 차례"라고 한 것에 관해 무엇인가 좀 옳지 않다 싶지만 이 문제를 어떻게 파고들어야 할 것인가에 대해서는 자신이 없었다. 수술과 관련된 증상에만 초점이 맞추어져 있었기 때문이다. 이 사례는 빠르게 돌아가는 임상현장 안에서는 아주 흔한 간호사-환자 만남 관계이다. 거기에는 수술과, 수술 시점, 또는 그 시점에 그 사람의 인생에 있어서의 그 수술의 의미 등을 이야기할 시간과 공간이 없었다. 이것은 전체적인 패턴을 드러내기 위해 Newman (1994)이 제시한 바와 같이 간호사가 과정-중심적 시각에서 그 상황을 탐색해야 할 필요가 있음을 제시하고 있다. PAC 내에서 변화하는 실무에 대한 또 하나의 사례와, 그리고 Newman(1994) 이론의 틀 내에서의 간호사-환자 만남은 다음에 소개된다.

본보기 2

37세의 한 여성에게서 자궁 섬유종이 다시 생겼다. 간호사는 그녀를 환자 중심의 실무현장 안으로 맞아들였다. 이 간호사와 환자는 곧 이어 Newman (1994)이 제시한 대로 (그녀의 인생에 있어) 중요한 사람들과 사건에 대해 이야기하였다. 그러는 도중, 간호사는 환자가 과거에 피아노를 쳤었고 실제로 꽤 좋은 실력이라는 것을 알게 되었다. 환자는 피아노를 그만 두었었는데, 왜냐하면 그녀의 가족들이 피아노를 멋진 취미라고는 생각했지만 피아노를 쳐가지고는 그리 돈을 충분히 벌 수 없으므로 계속 할만한 것은 아니라고 생각하였기 때문이었다. 그녀는 영업 관련 직업으로 방향을 바꾸었고 이제 결혼하여 아이들을 두고 있었다. 그녀는 그녀가 사랑하는 피아노를 칠 시간이 전혀 없었다. 그녀는 책상에 앉아 있으면 골반의 불편감이 심해진다고 말하였다. 어쩐지 이 부위의 불편감이 간호사에게 강한 인상을 주었다. 그녀는 말하기를, "그것은 마치 그녀가 그 부위의 울혈을 가리키며, 그녀를 숨막히게 하고, 책상에 앉아서 하는 일은 창조적인 흐름을 가로막는 근원이라고 하는 것 같았다." 고 하였다. 간호사는 이러한 환자의 생각을 함께 나누었다. 환자는 울기 시작했고, 그것이 바로 그녀가 느끼고 있는 것이라고 말하였다. 간호사와 환자는 함께, 수술 후 회복 기간과 그 후에도 (이 사건이) 통합될 수 있도록, 더욱 충만하고 보다 완벽한 치유를 위해 그녀 삶 속에 다시 창조적 힘을 되찾아 올 방법들을 논의하였다.

모델의 지속적인 평가

PNPM은 2년이 넘게 개발해가며 적용해갔다. 모델을 채택하는 것은 느렸지만 지금도 계속 진행 중이다. 실무 현장에 변화가 옴에 따라, 직원들은 이전 방식의 간호로 돌아갈 수 없게 되었음을 인식하게 되었다. 이러한 변화를 지속시키는 데에는, 팀 리더의 멘토링과 보다 많은 지지를 필요로 했다. 간호사들이 자신들의 실무방식을 변화시키려 들지 않았기 때문이 아니라 변화 자체가 이전의 실무 모델과 너무 달랐기 때문이었다. 많은 간호사들이 이 같은 변화를 그때는 개인적으로 불편함도 있었던 내적인 깨달음으로 표현하기도 하였다. 그들이 HEC-기반의 틀 내에서 실무를 하고, 간호 실무를 의학적인 문제중심 모델이 아닌, 과정중심 모델을 근거로 새롭게 정의할 수 있는 자유를 가졌다 해도, 일단 보다 테크닉컬한 역할에서 자신을 "전문가"라고 느꼈던 간호사들이 이제는 자신을 나약한 존재라고 느꼈다. 개방적이고, 과정중심의 간호실무가 자유를 주었지만, 환자들이 자신들에게 무슨 일을 하고 있고, 왜 그렇게 하는지를 물어온다면 "무슨 일이 일어날지"를 제대로 확신할 수 없었기에 간호사들이 처음에는 불편하였다.

불편감의 두 번째 원인은 간호사들이 환자들에게 진정으로 개방적이고 진실된 존재냐 하는 것과 관련이 있었다. 환자들이 자신의 이야기와 개인적인 취약점들을 나누기 시작하면서, 간호사들은 상호과정이 드러나고 있음을 인식하기 시작했다. 종종 간호사들은 환자와 "함께 하는" 경험이 그들 자신을 새로운 방식으로 바라보게 한다는 것을 깨닫게 되었다. 그들은, 그들 자신 역시, 다른 사람들처럼 변화하고 있음을 깨달았다. 간호사들은 자주 환자와 "함께 하였던" 개인적인 경험을 팀 리더와 나누었다. 이러한 생각의 교류를 위해서는 근무시간과 그 이외의 시간이 필요하였다.

가끔은, PAC 간호사들은 그냥 "전문가"로서 손쉽게 자문을 주는 일 대신 그들에게 편리한 관행이었던 모든 것을 바꾸어버린 팀 리더에게 화를 내기도 하였다 때때로, 간호사들이 화가 난듯한 행동을 보이기도 하였지만, 좀더 토론을 하다 보면, 혼란과 의심에 대한 표현이었다. 각 간호사들에게는, 비록 이 간호가 기존의 모델에 따라 제공하던 간호와 달라도 훌륭한 간호 서비스를 제공할 수 있을 것이라는 확증과 함께, 지속적인 격려와 심리적 강화가 필요하였다.

간호사들이 나타낸 반응에 대처하기 위해, 팀 리더는 멘토링을 하며, 직원들과 정기적으로 쟁점들을 논의하였다. 환자들과 만나고 나면, 크리닉에서나 복도에서 간호사들은 개인적인 경험을 팀 리더와 나누었다. 종종 그들은 "간호사가 되는" 자유에 열광하였다. 그들은 자신들이 이 진화적인 돌봄모델에 따라 간호함으로써 환자들의 인생과 그들의 가족의 삶에 대해 영향을 끼치고 있음을 믿었다. 이 간호사들은 환자를 보다 진정으로 "알게 되는" 과정에 대해 경탄하였고, 그들의 이야기를 미리 나눌 준비가 되어있음에 놀랐다.

간호사들은 환자 간호에 대한 그들의 믿음을 환자들과 함께 입증하였다. 환자들이 퇴원 이후에 그들의 수술 전후 경험에 대해 이야기하기 위해 크리닉에 들르곤 할 때에, 그들은 종종 개인적으로 인생의 변화가 이루어진 것과 수술 전 간호사와의 첫 만남 이후 생긴 새로운 기회들에 대해서도 이야기하였다.

PNPM을 적용하는 동안, 간호사들은 자신에 대한 돌봄의 중요성을 항상 인식하지는 못했다. 종종, 그들은 하루 일과 중에 자신을 돌아보는 시간을 내지 못했다. 이 문제를 다루기 위해, 팀 리더는 그룹 혹은 개인별로, 기도 혹은 명상을 하거나, 또는 서로 스트레스를 줄이고 자기-가치의 느낌을 향상시키기 위한 치료적 터치를 해 볼 것을 제의하였다. 이런 활동은 그렇게 시간이 많이 드는 일이 아닌 반면, 간호사들은 종종 팀 리더가 이 일을 "여유를 찾도록 하기 위한(slacking off)" 것으로 여길지도 모른다고 느꼈다. 그러나 팀 리더가 간호사들을 위해 많은 강화를 해주고 간호사들로 하여금 그들이 다른 사람을 돌보기 위해서 자신을 돌볼 기회들을 갖도록 하는 것은 중요한 일이었다.

결론

간호실무 모델에 근거를 둔 간호 환경을 창조하는 일은 비전, 간호 리더십, 헌신, 그리고 멘토링을 요하는 지속적인 과정이다. 종종, 임상 현장 내에서 문제가 일어날 때, 간호사들은 변화에 대한 요구를 인식한다. 간호의 존재론적인 그리고 철학적 뿌리에 근거를 둔 리더십과 간호실무의 지침은 변환적 변화를 촉구하기 위해, 그리고 실무를 개선하기 위해 필요한 것이다. 돌봄에 대한 간호이론에 근거한 모델을 개발하는 과정 안에서 본질적인 것은 간호사가 개인적으로나, 전문직업적으로 성장해가는 과정이다. 간호사가 이론중심모델 내에서 실무를 하려면 그 학문에 관련된 중심 원리와 기본 가정들을 찾아, 반추해보고, 인정하고, 나무며, 실천해야 할 필요가 있다. 간호학의 성장과 관련된 전체적 과정의 한 부분으로서, 간호사와 환자 모두를 위해 성과 관련 실무에 대한 체계적인 평가는 필수적이다.

References

Flanagan, J. (2002). *Nurse and patient perceptions of the Pre-admission Nursing Practice Model: Linking theory to practice.* Dissertation

Abstracts International 56 (UMI No. 30-53657).

Gordon, M. (1997). Implications for clinical reasoning and judgment. In: D. Jones & C. Roy (Eds.), *Proceedings of the Knowledge Conference* 1996. Chestnut Hill, MA: Boston College Press.

Jones, D., Coakley, A., & Flanagan, J. (1999). Nursing diagnosis at 24 and 72 hours following same day surgery with general anesthesia. In: M. Rantz & P LeMore (Eds.), *Proceedings of the 13th North American Nursing Diagnosis* (pp.471-477). Glendale, CA: CNAHL Information Systems.

Jones, D., Coakley, A, Dauphinee, J., & Fernesbner, W. (1998). Patient response to same day surgery with local anesthesia. AORN *Final Grant Report*-AORN.

Krieger, D. (1993). *Accepting your power to heal: The personal practice of therapeutic touch*. Santa Fe, NM: Bear and Company.

Newman, M. A. (1994). *Health as expanding consciousness* (2nd ed.). New York, NY: National League for Nursing.

Newman, M. A. (1999). The rhythm of relating in a paradigm of wholeness. *Image: Journal of Nursing Scholarship*, 31(3), 227-230.

North American Nursing Diagnosis Association (1999). NANDA: *Nursing diagnosis: Definitions and classification*, 1999-2000. Philadelphia, PA: North American Nursing Diagnosis Association.

Rogers, M. E. (1970). *An introduction to the theoretical basis of nursing*. Philadelphia, PA: F. A Davis.

Watson, J. (1996). Watson's theory of transpersonal caring. In: P Walker & B. Neuman (Eds.), *Blueprint for use of nursing models: Education, research, practice and administration* (pp.141-184). New York, NY: National League for Nursing.

제 6 장

이론이 곧 실무임: 하나의 본보기

Virginia A. Capasso

1996년 12월 14일은 내 생일이었고, 나는 환자와 함께 - 의도를 가지고 살아온 산 경험(the lived experience of intentionality), 함께 함(presencing), 그들과의 상호 관계가 - 진정한 생일 선물임을 깨달았다. 이 경험은 간호학자들과 같이 패러다임을 이동하고 확장하려 했던 박사과정의 한 학기의 정점에서 이루어졌다. 이 경험은 Newman의 의식 확장으로서의 건강에 관한 이론이 간호 실무에서 어떻게 구체화 되는지 나에게 설명해 주었다 (Newman, 1994).

간호사 업무(nurse work)의 제반 양상에 대한 다음 논의는 치료적인 간호사-환자 관계개발에 결정적이며 이 글의 - 질병이 전환점인 여성노인 사례 - 핵심 내용이다. 깜짝 놀랄만한 뜻밖의 사실을 통해, 그녀는 이 혈관 임상전문간호사와 함께 상호 변환적인 순간(mutually transformative moment)을 나누게 된다. Newman의 의식 확장으로서의 건강(HEC) 이론(Newman, 1986, 1994)의 핵심 개념들을 검토해보면 그 이론적 틀 안에서 사례에 대한 설명을 할 수 있고 환자

간호와 간호실무가 가지는 함축적 의미에 대한 논의가 가능해진다.

간호사의 업무

간호사-환자 관계가 치료적으로 되려면 간호사가 하는 업무의 핵심적 측면들이 반드시 나타나야 한다. 그 측면들이란 의도성, 실재하기, 상호성, 알아 감, 그리고 돌봄 등이다.

의도성(intentionality)이란, 생각이나 행동에 대해 깊이 생각하는 과정이라는 의미를 내포하고 있으며, 이 논의 안에서는, 환자와 함께하고 환자를 알아가게 되는 과정과 연관된다(Appleton, 1993). **함께하기(presencing)**는 어느 한 순간에 한 사람의 진실에 대해 의사소통을 하며 공유할 수 능력이다. **상호성(mutuality)**은 "다른 사람들과의 연결관계 또는 타인에 대한 이해로서 사람들과 교환하는 역동적인 관계를 촉진시킨다"(Henson, 1994). 상호관계가 되는 과정은 함께 공유하며 펼쳐간다는 느낌, 공통 목표를 향하고 있다는 느낌, 그리고 참여한 모두가 만족한다는 느낌을 포함한다(Quinn, 1996). **알아 감(knowing)**이란, 증상이나 질병을 보는 통상적이고 단편적인 관점이 아니라 인간을 단일한 전체로서 보는 시각과 관련된 것이다. 간호사는 환자의 상황적 경험이나 필요를 이해함으로써 환자에게 도움이 되고자 하여 환자에 대해 알기를 원한다(Appleton, 1993). **돌봄(caring)**이란, 간호사가 환자와 함께 하는 방식으로, 이를 통해 간호사는 인간적 관점에서 하나의 전체로서의 환자에 관심을 기울이며 절박한 사람들에게 동정심을 느끼며, 개인적으로 돕게 된다.

Quinn (1996)은 최근 인터뷰에서, 만일 간호사가 치유적인 환경을 만들기 원한다면, 그들이 그 환경의 **일부라는 것을** 기억해야 함을 상기시켰다. 간호사들은 환자에게 "가장 가까이 있고, 가장 영향력이 있는 환경"이다(Quinn, 1996). 그렇지만, 간호사들은 환자와의 상호작용에서 치유 에너지가 되기 전에, 반드시 그들 자신이 먼저 해야 할 일이 있는데, 이는 간호사 자신이 먼저 치유되어야 한다는 것이다. 첫 번째 단계는 집중하는 것으로서(to center), 말하자면, 그 시간에 그 환자에게 간호사는 중요인물이라는 것을 이해하면서 환자의 환경에 그들이 미치는 영향에 대해 의식하고 있어야 한다. 그 같은 자각으로부터, 간호사는 "그 사람만의 고유한 패턴과 접촉하기 위해" 자신의 에너지로 일을 시작할 수가 있다 (Newman, 1994).

Schubert (1989)에 따르면, 업무 관계는 간호사와 대상자간의 상호 연결성이 이루어진 환경과, 서로 알고 대상자 편에서 신뢰하는 것을 기반으로 한 연합 속에서 발전해간다. 이 관계는 뒤이어 신뢰로부터 연합으로, 그리고 결속으로 진척된다.

본보기

12월의 어느 목요일 오후, 가정간호담당 간호사가 전화를 하여 4개월 동안 다리의 정맥 울혈 궤양 치유가 더딘 노인여성 환자에게 자문적 성격의 가정방문을 할 수 있을지 물어왔다. 간호사는 궤양 상태와 현재 하루 두 번 씩 하는 wet－to－dry방식의 식염수 드레싱을 포함한 상처 치료 요법에 대해 또 다른 것이 있는지를 알고자 했다. 간호사는 그 환자 (T 부인) 나이는 90세쯤 되고 지난 25년 동안 은둔 생활을 해오고 있다고 일러 주었다. 정맥 울혈 궤양이 너무 악화되어 더 이상 걸을 수 없기 때문에 병원에 갈 때에만 시설인－그녀의 집으로부터 나올 수 있었다. T 부인은 담당의와의 추후방문 약속을 휴일 이후로 미루고 있었다. 나는 그녀를 다음날(금요일) 보기로 하였는데, 여섯 살 된 아들이 감기에 걸려서 그녀를 방문하지 못했다. 나는 토요일 오전으로 일정을 다시 잡았다. 그 시설로 가면서, 나는 의식적으로 이 환자와 연결할 필요가 있음을 알게 되었다.

오전 8시경 T 부인이 있는 시설에 도착하였는데, 그녀가 아침 식사 중이어서, 우리는 그녀가 식사를 다 할 때까지 이런 저런 이야기를 나누었다. 내 아들의 감기에 관한 이야기를 나누다가 감기 때문에 병원에 입원한 수 많은 사람들에 관한 이야기로 이어졌다. 이 대화가 1918년에 유행했던 감기에 대한 기억을 떠오르게 했다. 그녀가 가장 인상적으로 기억하고 있던 것은 덜거덕 거리면서 거리를 지나가던 마차들에 대한 기억이었다. 마차를 몰던 마부는 "죽은 사람들을 밖으로 내어 놓으시오" 라고 외치곤 했다. 그리고 나서, 그는 시체들을 매장하기 위해 공동묘지로 실어갔다.

대화 중에, T 부인은 자신의 사회생활과 병력에 대해 얘기해 주었다. 그녀는 이혼한 어머니가 입양을 포기해버렸기 때문에 고모와 고모부 밑에서 자랐다고 하였다. 그녀는 보험 회사의 투자 부서에서 일하면서 그녀의 양부모가 나이 들어 돌아가실 때까지 돌보았다. 갱년기가 닥쳤을 때에, 그녀는 우울증 때문에 고생하였고 보다 상세한 검사를 위해 입원을 해야 했다. 그녀는 60세 되던 해에 결혼을 했지만, 남편은 결혼 후 3년이 지나 세상을 떠났다. 남편이 죽은 후에야, 그녀는 남편의 이전 이혼처리에 관한 현실을 직시하게 되었는데, 그의 모든 보험 약관 상 모든 수혜자가 첫 번째 부인이라는 것이었다. 게다가, 어려웠을 때에도 오랫동안 기꺼이 자기 집을 개방하여 대했던 이웃과 친구들과 소원한 관계가 되어버린 이야기도 나누었다. 그런 후에, 그녀는 지난 25년간 은둔생활을 해왔고, 매주 장보는 일만 이웃에 의존하며 살아왔다.

약 두 시간 반 정도의 방문 시간 중에 거의 한 시간 반은 비참한 고통이 T 부인의 얼굴에 배어 있었다. 그녀는 손을 입에 대고, "이유를 모르겠지만, … 그 동안 그 깊은 정신분석치료 중에도 그 누구에게도 말하고 싶지 않았던 이야기를 댁에게 하고 싶었답니다 … 내 양 아버지는 내가 아홉 살이 될 때까지 나를 성폭행 했었지요" 라고 말했다.

그녀는 흐느껴 울기 시작했다. 이 전혀 뜻밖의 사실에 전혀 준비도 되어있지 않았고 충격을 받은 나는, 그저 그녀에게로 다가가서 그녀가 우는 동안 그녀를 안아주었다. 꽤 긴 시간이 흐른 후에, 그녀는 자신을 추스렸고 갑작스럽게 이 비밀을 나에게 털어놓은 것에 대해 진정으로 사과 하였다. 나는 그녀에게 나를 믿고 그녀 자신의 깊은 비밀까지 내어준 것을 영광이자 특전으로 생각한다고 말해주었다. 나는 그녀가 만일 관심이 있다면 우리가 함께 그녀의 치유를 더 계속할 수 있도록 더 많은 이야기를 할 수 있는 훌륭한 치료전문가의 서비스를 찾을 수 있음을 제안하였다. 그리고 난 후 나는 그녀의 상처간호를 시작하였다.

내가 그녀의 다리에서 드레싱을 떼어내었을 때, 무릎 아래로 거의 눌러지지 않을 만큼의 심각한 부종이 있음을 알았다. 조직은 건강해 보였고, 배액은 감염이라기보다 부었기 때문임을 보여주고 있었다. 나는 다리의 종대를 가라앉히기 위해 낮에는 두 세 번 정도, 그리고 밤에는 내내 다리를 올려놓아야 한다고 얘기하였다. 또한 혈관을 치료하는 외과의와의 추후 방문 필요성에 대해서도 얘기했다. 그녀는 예약을 하겠다고 약속하였다. 우리는 함께 나의 다음 방문 계획을 세우고, 나는 그곳을 떠났다.

나는 일주일 후에 T 부인을 만나기 위해 그곳을 다시 찾았다. 드레싱을 제거 했을 때, T 부인의 다리가 눈에 띄게 호전된 것을 보고 크게 놀랐다. 그녀 다리의 부종은 눈에 띄게 가라앉았다. 궤양의 깊이도 한 주 만에 거의 50%나 감소하였다. 내가 어떻게 된 일진지 물어보았을 때에 T 부인은 밤중에 거실 소파에 누워 계속 다리를 의자에 올려놓은 채 잠을 잤고, 낮에도 가능한 한 다리를 높이 올려두도록 노력했다고 하였다. 내가 그녀 다리의 궤양 치유의 진전에 대해 경탄했을 때, 그녀는 이렇게 말했다. "있잖아요, 지난 주에 당신은 나에게 진정으로 도움을 주었거든요.".

의식 확장으로서의 건강

이 본보기는 건강이 질병의 부재 그 이상의 것임을 설명해준다. Newman의 **의식 확장으로서의 건강** 이론에 따르면, (Newman, 1994, 1986) 건강과 질병은 한 삶의 과정에서 리듬 있게 나타나는 변동이고, 여기서 건강은 개인 "전체성에 대한 패턴 [혹은 본질]"이며, 이것은 인간 시스템과 환경 시스템의 상호작용으로 정의된다.

의식은 보다 높은 수준을 향해 지속적으로 진화해가는 과정으로 본다 (Bentov, 1978). 따라서, 패턴과 움직임은 이론을 구성하는 두 가지의 주 요소이다. 더구나, 움직임의 패턴과 패턴 인식은 의식확장의 중요한 표현이다. 그림 6.1에 가시적으로 묘사된 프리고진의 분산 구조 이론(theory of dissipative structures) (Newman, 1984)은 의식의 진화 과정에서 움직임의 패턴을 알기 쉽게 보여준다.

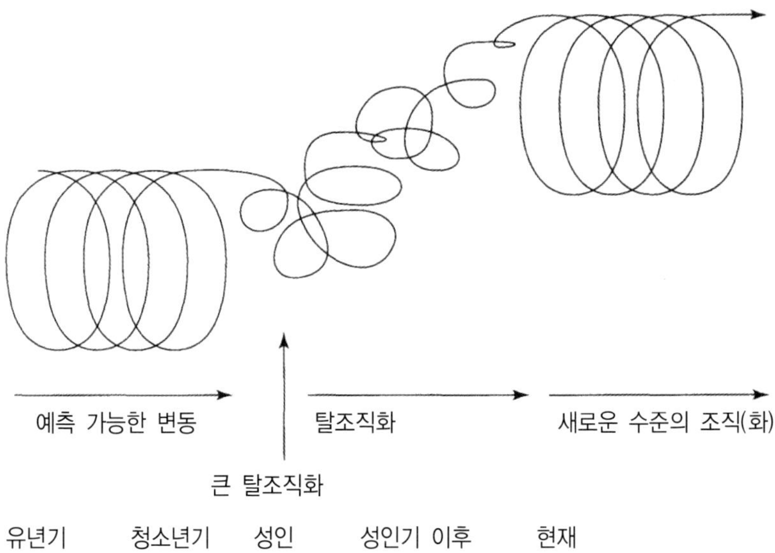

그림 6.1. Prigogine의 분산구조 이론 (Newman, 1994).

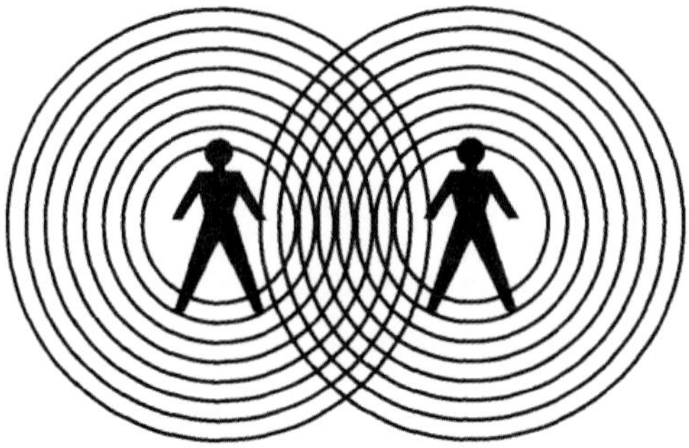

그림 6.2. 두-사람 상호작용의 홀로그래픽 모델 (Newman, 1994).

시스템은 율동적이고 예측 가능한 형태로 어느 정도 작동하다가, 기회가 오면, 어느 결정적 사건이 거대한 변동을 불러일으켜, 그 시스템을 뒤흔들어 탈조직화와 예상치 못한 변동으로 몰고 가서, 이로부터 시스템은 마침내 더 높은 수준의 조직화가 생겨난다 (Newman, 1994).

움직임에 대한 리듬은 경험을 통합하는 것이다. 질병이나 정신적 충격은 혼돈 (큰 변동)을 야기하고 감수성의 주기를 변화시키면서 움직임이 가지는 자연적 리듬의 템포를 바꾸어 버린다.

건강에 대한 이 관계적 패러다임 안에서는, 종종 사람들이 어떻게 감당해야 할 지 모르는 (선택 포인트) 상황인 혼돈의 시기에 간호중재가 일어난다. 간호사와 환자는 동반자 관계를 가지고, "그 전개되는 과정 내에서 신뢰하며, 양자 모두 보다 높은 의식 수준이 나타나게 된다" (Newman, 1986). 이 관계는 관계 내에 있는 사람들 간 에너지의 상호작용으로 인한 간섭 파동을 보여주는 홀로그래픽 모델로 그려볼 수 있다 (그림 6.2 참조). 패턴 인지는, 간호사 자신의 패턴과 또한 그가 상호작용하고 있는 사람들의 패턴에 대한 통찰력을 얻을 때 이루어진다. 환자에 대한 통찰력은, 간호사가 완전히 함께 함으로써 얻어지는 것이다. 적절한 간호활동은 패턴이 뚜렷하게 드러날 때에만 분명하게 드러난다. 이 간호활동은 대상자가 그들의 진실의 중심을 발견하고 그들의 상황에 적용할 수 있는 새로운 규칙을 발견하는 것과 같은 "진실"로부터 나타난다. 통찰력이 생기면, 상황이 아무리 복잡해도, 해결은 간단하다. 패턴 인식과 후속 활동이 변환적인 순간을 이룬다.

본보기의 분석

이 본보기는 한 노인 여성의 이야기로, 그녀는 25년의 은둔 생활 후에야, 그녀에게 심각한 장애를 가져 온 정맥울혈궤양(venous stasis ulcers)을 치료하기 위해 그녀의 집에서 나오게 되었다. 의식 확장으로서의 건강 이론의 관점에서 (Newman, 1994, 1986), 그녀의 이 신체적 질병 (정맥 울혈 궤양)은 결정적인 사건－그녀의 시스템을 뒤흔들어 혼돈을, 그리고 뒤이어 변이(transition)를 가져온－이다.

환자의 상처치료를 위해 혈관 임상전문간호사의 자문이 필요하였기에, 여기서부터 환자와 간호사의 만남 관계가 시작된다. 일차적으로 환자를 돌보았던 가정간호사로부터 얻은 정보에 따라, 임상전문간호사는 환자의 과거 사회적 고립의 패턴과 처방된 치료요법에 순응하지 않았던 패턴을 알게 된다. 그래서, 임상전문간호사는 환자와 의도적으로 함께 하게 된다.

환자와 임상전문간호사의 각 에너지 장이 상호 침투됨으로써, 환자는 그녀 자신의 "진실"을 알게 되고 그녀의 상황에 적용할 수 있는 새로운 일련의 규칙들을 얻을 수 있었다. 다시 말해, 1918년의 유행성 감기에 대한 회상이, 그녀의 어머니와 어린 시절 성폭행으로 인해 환자가 자신의 건강을 팽개쳐버릴 만큼 가장 괴로운 상처에 대한 기억을 되살렸다. 단절, 불신, 그리고 고통과 같은 평생 동안 가지고 있던 패턴이 뒤이어 드러났다.

이제는 어린 아이의 성적 학대의 잔인성을 인정하고 소아성애증(pedophiles)을 처벌하며, 성 폭행의 희생자들을 수용하고 지원하는 사회 배경 안에서 성적 학대에 대한 기억들이 그 모습을 드러내고 있다. 이런 기억은 임상전문간호사의 돌봄, 정직과 지지를 통해 라포가 형성된 환경적 상황 안에서 공유할 수 있다. 임상전문간호사는 정서적 애착과 그녀를 통제하려는 욕구 둘 모두로부터 풀려나는 것을 도와 주었으며, 그리하여, 희망과 내려놓는 태도를 갖도록 도와주었다.

아동기의 성적학대에 관한 "비밀"을 내려놓은 사건이 그 환자에게는 변환적 사건이었다. 이렇게 노출함으로써 그녀의 의식적 자각 아래에서 신체적이고 정신과적 병력의 근저에 갇혔던 에너지를 풀려나오게 하였다 (Moss, 1981). 긴장과 갇혔던 에너지가 풀어지자, 전체성을 향한 에너지의 재패턴화가 가능해졌다. 환자의 궤양의 크기가 작아진 것은 그녀 육체 자체의 재구축과 (Newman, 1994), 치유는 마음-육체가 연결되었음을 보여주는 증거인 것이다 (Upledger, 1989).

이 "비밀"의 폭로는 임상전문간호사에게도 역시 변환적인 사건이다. 임상적인 만남은 이론이 곧 실무라는 견해를 구체화시켜 준다. 즉, 임상전문간호사는 질병이라는 창을 통해 환자와 온전히 함께 하는 경험과 온전한 한 사람을 깨닫게 되었다. 임상전문간호사는 처방된 치료의 중개자라기보다는 치유자가 되었다. 이러한 경험은 영적인 것으로 의사-대리라기보다는 **간호사**가 상급 실무를 구현하는 것이다.

함의

임상전문간호사는 환자가 취약한 모습을 드러낼 수가 있도록 안전한 장소를 만들었다. 임상전문간호사와 환자 사이에 계속되었던 관계는 환자로 하여금 그녀 인생의 상호작용의 패턴들을 더욱 탐색하게 하고, 그리고, 어쩌면 그녀 상처와 단절로 인해 평생 지녀온 패턴까지 변환시키고 초월하도록 도움을 줄 수 있었다. 임상전문간호사는 이 환자가, 자신에게 집중하여 자신을 치유하는 데 도움이 되는, 치료적 접촉과 같은 치유 기법을 제공 할 수도 있다.

만일 환자가 치유 받기를 선택한다면, 임상전문간호사는 일차 가정간호사와 공동으로, 환자가 이야기를 나눌 수 있는 치료전문가를 추천하여 치유과정을 계속 더 나아가도록 협조할 수도 있다. 임상전문간호사와 가정간호사는 환자가 원할 경우, 약속도 조정해 줄 수도 있고, 만일 환자가 다른 사람과 이야기를 할 준비가 되어 있지 않을 경우에는, 가장 적절한 간호 방법은 그저 환자의 사생활과 안전을 보장할 수 있게 수용하고 판단을 하지 않는 환경을 만들어 주는 것이다. 시간이 지남에 따라, 환자 상처 치유 상태나 혹은 새로운 궤양이 얼마나 진전 되느냐가 그녀의 정서적인 고통 수준을 나타내는 지표가 될 수도 있다.

기관이나 혹은 전문적 수준에서, Newman의 모델을 채택하면 간호실무에 혁명적인 변화를 가져올 수 있다. 과업의 효율적 완수보다 진정으로 전인간을 알기 위해 환자에게 집중하고 함께 하는 것을 더욱 강조하게 될 것이다. 패턴 인식을 위한 Newman의 방법론을 간호평가를 위한 형식으로 채택할 수도 있다. 질병의 진정한 근원이 전개되어 드러날 수 있다. 이렇게 되면, 진정으로 대상자에 맞는 간호를 할 수 있고 그 유효성이 보다 높아질 가능성이 있다, 즉 환자를 보다 높은 의식수준으로 이동시킬 수 있게 된다.

요약

의식 확장으로서의 건강 이론 (Newman, 1994, 1986)이 간호의 실무가 된다면, 여기에 함축된 의미는 분명하다. 질병과 같이 갑작스럽게 모든 것이 와해되는 사건이 생기는 선택시점에서 간호사-환자 관계가 만들어지고, 간호사의 의도성, 함께 함, 그리고 사람에 대한 전인적인 돌봄은 에너지장의 상호 침투와, 패턴 인식, 그리고 "진실"을 더욱 드러나게 한다. 진실이 드러나는 것은 간호사와 환자에게 있어서 상호 변환적인 사건이다. 환자는, 종종 어린 시절로 거슬러 되돌아 가서, 관련되어 있는 것에 대한 개인적 패턴을 보기 시작한다. 환자가 스스로 이 패턴들을 인식하고 수용하는 것은 치유를 향한 첫 단계이다. 간호사에게 있어서 변환적 사건이란, 다른 치료 제공자들의 **치료**를 돕는 것이라기보다는 환자 **치유**를 돕기 위해 간호사가 환자와 함께 있어 주는 행위에 대한 힘을 개인적으로 인식하는 것이다.

감사의 말

저자는 저자의 패러다임을 치료에서 치유로 옮겨주고 확장 시켜주신 Dorothy Jones, Ed.D., R.N.C. (Professor and doctoral faculty, Boston College, Chestnut Hill, MA)과; 동료 박사과정 학생들, 특히 이 원고에 대한 자문을 주신 Amanda Bullette Coakley, Ph.D., R.N., and Ellen Long-Middleton, Ph.D. R.N., C.S.-F.N.P.과; 그리고 이 본보기가 채택될 수 있도록 추천해주시고, 박사과정 교육을 지원해주셨으며, 간호실무와 환자 돌봄의 변혁에 같이 동참해주신 Debra Burke, M.S.N., M.B.A., R.N., (Nurse Manager, Vascular Nursing and Vascular Home Care Program, Massachusetts General Hospital, Boston, MA)에게 감사의 말씀을 드린다.

References

Appleton, C. (1993). The art of nursing: The experience of patients and nurses. Journal of Advanced Nursing, 18,892-899.

Bentov, 1. (1978). Stalking the wild pendulum. New York, NY: E. P. Dutton.

Henson, R. H. (1997). Analysis of the concept of mutuality. Image: The Journal of Nursing Scholarship, 29, 77-81.

Mentgen, J. (1992). The clinical practice of healing touch. In: D. Hover-Kramer (Ed).

Healing touch (pp.155-165). Albany, NY: Delmar Publishers.

Moss, R.(1981). The I that is we. Millbrae: Celestial Arts.

Newman, M.A. (1994). Health as expanding consciousness (2nd ed.). St. Louis, MO: Mosby. Newman. M.A. (1986). Health as expanding consciousness. St. Louis. MO: Mosby.

Guinn, J. (1996). Therapeutic touch and a healing way. Alternative Therapies, 2,69-75. Schubert, PE. (1989). Mutual connectedness: Holistic practice under varying conditions of intimacy. Unpublished doctoral dissertation. University of California, San Francisco.

Upledger, J. E. (1989). Self-discovery and self-healing. In R. Carlson & B. Shield (Eds). *Healers on Healing* (pp.67-72). New York, NY: Putnam.

제 7 장

가족건강에 대한 간호 프랙시스

Merian Litchfield

서론

나의 연구는 여러 가족들을 대상으로 한 간호실무 안에서, 의식 확장으로서의 건강을 표현하는 관계 과정의 본질에 초점을 두고 진행해왔다. 가족과 간호사 모두에게 건강이란 그들 간의 상호관계가 전개되어가는 과정 속에서 진정한 의미를 찾을 수 있다. 이 관계 과정으로 가족 건강의 틀을 만들어졌고 간호 프랙시스로 나타났다.

간호 프랙시스

Newman의 HEC 이론에 영감을 받아, 이 프랙시스는 이론, 연구, 및 실무가 하나의 과정이라는 전제에 기초를 두고 있다. 연구자도 실무자와 마찬 가지로, 가족과 함께 간호사-가족 관계 속에 드러나는 통찰을 통해 정보를 얻는다. 그 실천을 통해 참여자 모두는 그들 각자의 세계 안에서 새로운 길로 나아가게 된다.

복잡한 건강 상황을 경험하는 가족들과 함께 의식 확장으로서의 건강을 탐색해가는 과정에서 나는 프랙시스를 네 가지 주제에 따른 상호관계로서 기술하였는데: 여기서 네 가지 주제란 동반자관계, 대화, 패턴 인지, 그리고 '건강'(건강의 의미)이다. 가족과의 간호만남은 가족 내 어른들과의 동반자관계이다. 이 동반자관계 속에서 대화가 진행되는데, 이때 간호사와 가족간에 드러나는 모든 것들을 다 수용하고, 사건이나 상황들이 어떻게 서로 연결되었는지를 다 드러내놓게 된다. 어느 시기가 되면, 간호사는, 사람들이 자기 환경에 대한 통찰력이 생기고 자신들의 질병, 장애, 치료방법을 새로운 방식으로 맞춰가면서 어떻게 삶을 변화시켜가야 할 지를 알게 되었다는, 사실을 분명하게 알 수 있다. 전체 대화를 통해 되돌아보면, 간호사는 이러한 움직임이 패턴 인지의 과정이라는 것을 알 수 있다. 참여자로서, 가족과 간호사는 함께 가족생활의 혼돈 속에 내재한 질서를 찾게 된다. "건강"은 가족과 간호사 모두에게 특별한 의미가 있다. 그 다음에 간호사는 이렇게 드러난 가치를 조사하기 위해 동반자관계에 참여한 것을 반추해 볼 수 있다. 나는 이 과정을 실무 지혜(practice wisdom)로서 제시한다(Litchfield, 1999).

비전과 공동체가 핵심 가치로, 이것들은 나의 개인적이고 직업적 삶 속에 새겨져 있으며, Newman 이론의 철학적 토대와도 함께 한다. **비전**은 지금 여기에서 건강 경험에 의미를 부여하기 위해 과거로부터 미래까지 시공간을 초월하여 확장된 관점을 말한다. **공동체**란, 서로 연결되어있다는 느낌과 사랑과 돌봄으로 가족, 친구, 그리고 시민으로서 서로 속해있는 것을 말한다. 이러한 가치들은 프랙시스를 위한 참여적 패러다임의 전제를 뒷받침하고 있는데; 말하자면, 상호관계 속에서, 우리는 우리만의 세계를 창조하고 의미를 찾는다는 측면에서는, 혼돈 속에서 질서에 따라 패턴을 찾는 사람들이다. 이 패러다임 내에서, 연구는 실무 형태를 취하고 그 방법론은 "확장되는 의식의 역동적인 상호과정”이다 (Newman, 1995, p.103). 마찬가지로, 연구는 이 학문의 전체론적 핵심인: “인간 건강 경험에 있어서의 돌봄”으로 나타난다 (Newman, Sime & Corcoran-Perry, 1991). 대화를 통해, 행동과 같이 통찰력도 얻게 되고, 건강경험은 인생과 삶의 맥락에서 네러티브 형태로, 가족 건강의 의미를 나타낸다.

본보기

한 가족을 들어 실무로서의－연구(research-as-practice)의 본보기로 프랙시스에 대한 예시를 해보자. 가족이 처한 곤궁한 상황에 대해 네러터브를 시작하면서, 계속해서 부모로부터 내러티브방식으로 건강경험을 이끌어내는 방법을 취했고, 네러티브 끝에는 결과(outcome)를 진술하였다. 결론을 맺자면, 가족 건강의 의미를 반추해 봄으로써, 의식확장으로 나타나는 간호실천의 이론적 중요성이 드러나도록 하였다.

대상 가족의 곤란한 상황

나는 처음에 그 가족과 소아과 병동에서 만났다. 나이가 두 살인 벤은 천식이 급속도로 악화되어 다시 입원하였고 새 투약 치료로 안정을 찾고 있었다. 벤은 매 1～2개월 마다 입원치료를 하게 되면서 벤의 입원은 거의 습관적이 되었다. 치료계획은 매번 바뀌었고, 종종 새로운 약이 첨가되기도 하였다. 그의 어머니 사라는 수정된 스테로이드 처방과 새로운 임상시험을 위한 투약과, 의료진 및 간호실무자들의 모니터계획에 대해서 긍정적으로 생각하려고 노력하였고, 아들의 상태를 조절하는 방안을 찾고자 했다.

그의 입원기간 중에, 사라는 벤과 함께 병원에 있고, 아버지 타나는 집에서 세 살박이 아들 사이먼을 돌보았다. 사라는, 벤이 집에 있

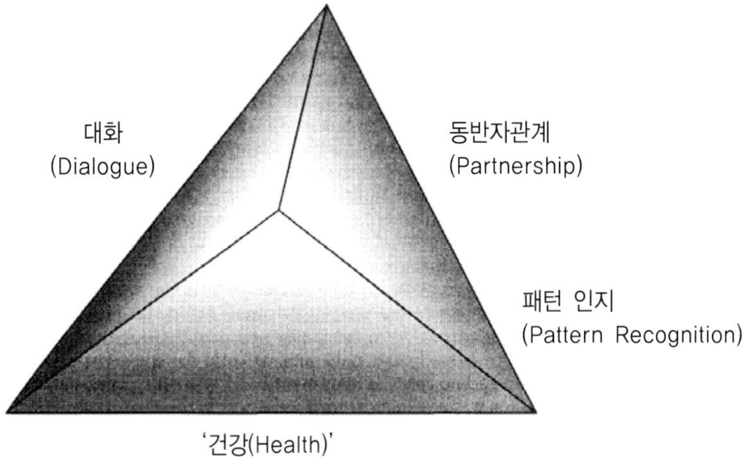

그림 7. 프랙시스 과정 (The process of praxis).

을 때 배운 대로 미리 환경 요인을 조절하고 처방대로 투약하려고, 애썼다고 했다. 그러나 그들의 이런 노력에도 불구하고 항상 결국에는 입원하게 되었다. 사라는 집을 방문해주는 지역사회전문간호사에 대해 감사했는데, 그 간호사는 그녀가 사용하는 의료장비들을 점검해주고 사용법도 일러주어 그녀에게 큰 힘이 되었다.

병원의 소아과 의료진은 벤의 질병이 조절되지 못한 것에 좌절했다. 그들은 사라가 정말로 치료지시를 완전하게 잘 따랐는지 궁금해하며 벤이 퇴원 후 집에서 어떤 일이 있었는지 미심쩍어 했다. 의료진의 처치에도 불구하고, 상태가 악화되어 다시 입원하고야 말았다. 사라는 모든 진료 약속을 지켰다. 이들을 방문한 전문간호사는 비록 사라가 지지와 확신을 필요로 하는 상황이기는 했지만 헌신적인 어머니로서 사라는 무엇을 해야 할 지를 알고 있다고 느꼈다. 건강 전문가 그 어느 누구도 사라의 집에서 일어나는 매일 매일의 긴장과 분투에 대해서는 몰랐다.

벤이 태어나면서부터 이 가족의 삶 속에 분투가 일어나기 시작하였다. 벤이 태어나기 전에도, 사라와 타나의 인생이 쉽지는 않았지만 그래도 혼란스럽지는 않았다. 그들은 인종적 배경이 서로 달랐지만 가정과 아이들을 위해 함께 일해 왔다. 문화적으로, 부모가 된다는 것은 둘 모두에게 특별한 의미였다. 사이먼이 나면서, 가정생활의 틀이 잡혀갔다. 사라의 부모가 가까이 살고 있어서 때때로 그들이 외출 할 때에는 사이먼을 돌보아 주었다. 이 외에도, 꽤 많은 자매들과 친구들과도 가까이 지내고 있었다. 타나는 도시 밖에 멀리 살거나, 일부는 해외에 살고 있는 그의 가족들과 전화로 연락을 주고받곤 했다. 수입은 변변치 못했지만 그는 일을 하였다. 직장을 가진 뒤로 직장 내에서 친구들이 생기긴 하였지만 이것 말고는 사회적으로 다른 사람을 만나는 기회는 적었다.

사라가 살림을 꼼꼼하게 한 덕분에 가족의 재정 형편은 그런대로 꾸려갈 수 있었다. 사이먼이 태어난 후에, 가족은 정부의 주택 지원 혜택 자격을 얻었고, 두 개의 침실이 있는 아파트에서 최저의 월세를 내게 되었다. 그들은 자동차가 없었다. 아파트 블록은 간선 버스 경유 노선에 있었고 사라가 다음 임신을 하기 전 까지는 문제가 될게 없었다.

벤은 사이먼이 16개월째 되던 시기에 태어났다. 임신은 순탄치 못했고 그의 출생은 힘겨운 난산 이었다. 벤은 처음에 "늘어진 인형"처럼 잠이 많았다. 그는 울지도 않았고, 사라는 그를 달래 젖을 먹일 궁리를 해야 했다. 그녀는 그가 사이먼과 너무 달라 의아하게 생각 하였지만 소아과 의사와, 동네 의사, 그리고 간호사들도 다 정상적이라 했다. 그러나, 집에 돌아온 후로 가족의 삶은 혼돈 속으로 와해되기 시작하였다.

벤의 출생 후 몇 주가 지났을 무렵, 타나는 애가 파랗게 질려, 몸이 차가워지고, 거의 숨을 쉬지 못하는 것을 발견하였다. 그는 앰뷸런스 안에서 인공 호흡으로 소생하였다. 이 일이 있은 후로, 사라와 타나는 아이 상태에 대해 겁이 났다. 사라는 그를 밤낮으로 관찰하면서 특히 아이가 숨을 쉬는 지를 살피느라 눈을 떼지 못하게 되었다. 벤은 여러 번 흉부감염과 함께 극심한 호흡곤란 발작을 되풀이하여 입원하게 되었고, 결국 천식 진단을 받았다.

사라의 부모가 다른 곳으로 이사를 가게 되어 타나는 사라가 벤을 돌보는 동안 사이먼을 돌보기 위해 일하다가 자주 자리를 비우게 되었다. 이 일 때문에 그의 고용인과 문제가 일어났고, 결국, 그가 쓸 수 있는 휴가가 다 없어지자 그는 직장을 잃게 되었다. 그 후 2년 동안, 이 같은 혼돈으로 일련의 복잡한 사건들과 긴장된 관계들이 생겨나게 되었다. 가족의 삶 속에서 가장 큰 건강 문제는 벤의 호흡기 질환과 그 관리 문제였으나, 사라와 타나도 모두, 다행히 짧긴 하였지만 급성질환으로 얼른 보아서는 연관이 없을 듯한 병리적 문제로 입원한 적이 있었다. 결과적으로 그 문제는 잘 치유되고 조절은 되었지만, 가정에서 일어나고 있는 모든 복잡한 것들에 주의를 기울이지 못함으로 인해 산더미 같은 고통은 더욱 악화되고 말았다.

가정은 결국 깨어졌다. 벤은 거의 엄마의 관심을 독차지했다. 즉, "그는 항상 그의 어머니를 원했다." 이 경쟁의 구도에서, 세 살 박이 사이먼은 과다행동을 보이며 계속 요구가 많아지며 수면도 불규칙해졌다. 타나는 사이먼에게만 관심을 집중하여: "그는 아빠만의 아이였다." 밤 시간은 힘든 시간이었다. 벤의 처방을 수행하는데 거의 두 시간이 걸렸고 밤새 모니터링을 해야 하기 때문에 사라는 벤과 한 방에서 자야 했고; 타나는 다른 방에서 사이먼과 지내야 했다.

낮에도 역시, 서로 다른 생활 양식이 이어졌다. 외출할 때도, 집에는 벤의 천식을 악화 시킬 수 있는 환경적 요인이 너무 많음을 알고 있었기 때문에, 한명은 항상 그와 함께 집에 머물러 있었다. 벤이 유아기에 들어감에 따라, 스테로이드 때문에 점점 더 과대행동을 하게 되었다 게다가, 스테로이드 치료가 식욕을 심하게 자극하여, 그는 항상 먹을거리를 찾게 되었고, 눈에 띄는 것이면 무엇이든지 먹어치웠다. 쇼핑은, 사라에게 스트레스였으나, 매주 한 번 씩 가던 것을 두 번씩 가야 했다. 두 아이가 함께 있기만 하면 매일 서로 싸우거나 물건을 부숴뜨리기 일쑤였다. 그들은 가능한 한 각각 한 아이씩 양육을 책임지기로 하면서 별거에 들어갔다. 부모가 함께 외출하는 일도 없어졌고, 가족 전체가 하는 행사도, 함께 이야기 나누는 일도 거의 없어졌다.

재정 형편이 더욱 어려워지는 악순환이 생겼다. 부담을 줄이기 위해, 사이먼을 매주 3일 하는 보육 센터에 등록하였다. 그 3일은, 행동치료사가 아이를 치료하게 되었다. 그리고 사라는 벤의 치료비를 벌기 위해 남의 아이들을 집에서 돌보는 일을 하였다. 그러나 이 방법은 벤이 입원하는 바람에 충분한 수입원이 되지 못했다. 입원은 무료지만, 이에 들어가는 비용은 계속 쌓여갔다 사라는 벤과 함께 병동에 남고, 타나는 저녁에 사이먼을 데리고 병원을 방문하고는 식당에서 식사를 사먹어야 했다. 벤이 집에 오고 나서는, 여러 번의 외래방문으로 병원비가 들었다. 외래를 통해, 간호사와 의사는 벤의 상태를 관찰하고, 치료를 계속 하였다. 외래 방문은 거의 매일 했고, 벤의 상태가 악화된 것 같으면 하루에 두 번도 하였다. 여기에 전문가의 정기적인 추가방문도 있었다. 아이가 아프고, 때론 부모도 상태가 좋지 않아, 가족은 움직일 때 택시를 타야 했다. 그들은 정부가 주는 보조금으로 겨우겨우 생계를 꾸려가고 있었다.

집 밖에 외출도 점점 더 어려워졌고 재정적으로도 더욱 궁해졌으며, 사회적 인간관계는 다 와해되었다. 타나가 그의 가족에게 하던 안부 전화도 하지 못하게 되었다. 사라는 더 이상 그녀의 친구들과 만날 수가 없게 되었다. 사라의 여동생도 천식 때문에 계속 병원에 입원하는 아이가 있었기 때문에 둘 다 아이에 매여 만날 수가 없었다. 이렇게 시간과 상황들이 이 가족의 개인적이고 사회적 세계를 무너뜨렸으나 - 어느 누구도 이런 사실을 알지 못했다. 이 부모들은 늘 지쳐 있었지만 그저 매일매일 살아가기 위해 몸부림을 쳐야 했다. 이들의 인생은 마치 쳇바퀴 맴도는 것과 다름이 없었다. 그들은 인생이 어떻게 달라질 수 있을 것인지 상상조차 하지 못했고 아이들의 미래에 대해 두려워하였다.

이것이 우리가 그들을 만났을 때 그들이 처해있던 곤궁한 상황이었다. 이 곤경의 복잡성을 알게 된 것은 실무방법론을 통해서였다.

프랙시스방법론

소아과 병동 간호사는 이 가족을 나의 프로젝트로 보내주었다. 나는 재입원을 반복하는 환아를 둔 가정을 위해서는 어떤 간호 실무를 개발할 수 있을 것인가에 관해 관심이 있었다. 사라는 반복되는 입원과 관련한 가족 경험을 말하기 위해 거의 매주마다 방문하겠다는 나의 제안을 받아 들였다. 네 번째 그 가정을 방문할 때까지는, 서로 다른 이야기들이 나왔고 각 이야기들이 서로 엮어져서, 그들 인생에 관한 네러티브가 내 연구 프로젝트로 만들어졌다. 일년이 지난 후 다섯 번째 방문은 이들과 나누었던 대화를 출판하기 위한 현실적인 이유도 있었지만 이 역시 프랙시스에 도움이 되었다.

대화

이 프랙시스에서 (실무자이자 연구자로서의) 내 역할은 가족 구성원과의 대화에 개방적으로 참여하여, 건강과 가족의 삶과 관련하여 그들에게 무슨 일이 일어나는지 이해하는 일을 하는 것이다. 나는 미리 질문을 마련하지도 않고, 내 역할에 대한 지침이나, 혹은 자료수집에 도움이 될 만한 이론적인 틀도 없다. 단일하고 변환적인 패러다임 안에서 의식 확장으로서의 건강 이론에 관하여 탐색하다 보니, 연구는 물론 실무를 위해, 전개되는, 참여적인 방법이라는 이 이론의 아이디어에 친숙하게 되었다. 내 자신을 소개할 때 빠질 수 없는, 간호사이자 연구자라는 내 직함이 분명 어떤 기대를 가지게 하지만 이런 사실은 우리 대화 안에서 곧

묻혀버린다. 우리 모두가 이 대화에 참여한 사람들이었다는 단순한 이유 때문에 우리의 대화는 그것 스스로 전개해갈 수 있는, 영향 받지 않은 대화인 것이다. 우리는 모두 이야기들을 가지고 있으며 비록 이 대화가 온전히 그 가족의 곤경을 이해하는 데에만 초점을 맞춘 것이라 해도 온전한 것이고 똑같이 중요하다. 나는 그 가족에게 중요하다고 생각되는 것들이 있으면 그에 관해 자연스럽게 질문을 하고 이야기 거리를 찾는다. 이야기된 모든 것들 −그리고 이야기 되지 않은 것들 − 은 그것들이 어떻게 이야기 되는가에 따라서 서로 관련이 된다.

두 번째 방문 때까지는 집에 사라만 있었다. 그녀는 내가 나중에 기억을 되살릴 수 있도록 녹음기를 사용하는 것에 동의하였다. 처음에는, 낯선 사람을 만날 때처럼 대화가 절제되고 형식적이었다. 사라는 벤이 가장 최근에 입원한 것에 대해서, 입원절차와 치료계획에 관해 이야기해 주었다. 좀더 상세하게 이야기해주기 위해, 벤의 임신부터 출생, 그리고 일련의 조사, 진단, 및 치료계획과 같은 일들이 적혀있는 시간표 기록을 내어주었다. 그러나 나는 실제로 무슨 일이 이미 일어났는지 더 알아보기 위해 이것 외에 다른 것도 알아보기를 원했다. 그러나, 이미 일어난 일 너머에까지 다가가려면 그 이상을 알아야 했다.

실무연구를 하면서 나는, 특히 집중적인 이야기가 끝난 후에는, 들었던 내용을 내 말로 적어두는 것이 유용하다는 것을 알게 되었다. 또 다른 각도에서 새롭게 시작하게 된다. 얘기가 점점 복잡해지는데, 나는 사람들이 어떻게 그토록 복잡하고 혼돈스러운 상황에서 삶을 꾸려가고 있는지 놀랍기도 하고 점점 더 존경스러워졌다. 그러나, 점점 시공을 오가면서, 나는 가족의 삶 속에 나타나는 줄거리들을 볼 수 있었다. 나는, 내가 들은 것을 분석하려 들거나, 그 이야기 줄거리들을 학교에서 배웠던 수많은 이론들 중 어떤 것에 짜맞추려 들지 말라고 배웠다. 나 자신도 대화 속으로 완전히 빠져 들어가, 거기서 길을 잃고, 가족들의 경험에 같이 동감하라고 배웠다. 내가 알고 있다고 생각되거나, 그 상황이 너무 혼돈스러워 더 이상 이해하기 어려울 때라도, 그 동반자 관계를 서둘러 끝내고 싶은 유혹에 저항하는 법도 배웠다. 나는 이제, 질서는 반드시 잡히며, 그 얘기 줄거리는 반드시 일관성 있게 꿰어져서, 결국에는 네러티브 형식으로 된다는 것을 안다: 때가 되면 패턴인지가 되는 것이다.

세 번째 방문했을 때, 타나가 처음으로 우리와 함께 하게 되었다. 그의 모국어는 영어가 아니었고, 그에게 직접 질문을 하면 대답에 신중한 모습을 보였다. 나는 그가 말을 하도록 몰아 붙이지는 않았지만, 그는 사라와 내가 계속 대화를 하는 것에 점점 강한 관심을 보였다. 이 세 번째 방문을 마치면서, 나는 이 부부가 볼 수 있게 가족 건강 상황에 관한 개요를 쓸 수 있을 만큼, 사라와 친근한 관계가 되었음을 느꼈다. 그 후 방문 때, 그들은 모든 단어 하나하나를 탐독하는 듯 보였다.

이 임시 개요본은, 대충 적은 것으로, 녹음기에서 옮겨 적어 직접 인용한 문장들을 이리저리 짜맞추면서 줄거리를 적어놓은 것이었다. 설사 녹음을 하지 않았어도, 써내려 갈 때 가족들의 목소리가 쉽게 맘속에 와 닿았다. 프랙시스 동반자관계에서는 이런 기록의 목적이 얼마나 정확하게 이해했다거나 얼마나 적절하게 기록하였느냐를 점검하는 것이 아니므로; 나는 확인이나 정정을 요청하지 않았다. 오히려, 이 기록은 내가 그들의 상황을 어떻게 이해하고 있는지를 가족 참여자들에게 알려주는 정보이다. 물론, 이것은 내가 누구이고, 내가 하고자 하는 것에 대한 가치와 관심사들에 대해서도 많은 부분 밝힌다. 그리하여 모든 참여자들이, 인간으로서 우리가 누구이며, 우리 모두가 그 대화에 비춰진 대로 좀 더 큰 차원에서 상황들을 볼 수 있도록, 기여하게 된다. 이것이 대화가 가진 알려주는 능력이며, Newman 이론에서 말하는 의식확장의 표현이다.

통찰

네 번째 방문차 도착했을 때는, 뜻밖에, 타나가 나를 문에서 맞이하였다. 그는 이야기하기를 기다리고 있었다. 내가 보여주었던 그 기록이 이 부부를 자극하여 마주 앉아 이야기를 나누게 하였다. 이제 그들은 나란히 앉아 아주 활기차게 – 아직 마음은 아프지만 – 자기들의 가족상황에 대해 그들이 깨달은 것을 이야기하였다. 그들은 어떻게 곤경에 빠지게 됐고 그에 대해 무엇을 할 수 있을 것인지에 대해 얘기하였다: "그가 겪어온 일과 우리가 대처했던 방법을 보게 되니, 매우 슬퍼요… 우리는 그것이 그렇게 아주 나빴다는 것을 몰랐어요… 우린 그저 매달 (반복된 입원으로) 이렇게 지냈기 때문에 그가 그렇게 힘든 시간을 보내야만 했던 거예요… 그가 태어났을 때 그리고 그가 어렸을 적에 처음에는 어떻게 지냈는지 당신은 잊어버렸지만… (우리에게 일어난) 모든 일들을 정확히 그때는 어떠했는지 다시 생각해보면… 당신이 본다면 흑백사진(요약문)처럼 보일 거예요.

구체적으로, 드러난 모든 것들의 맥락속에서 사라와 타나는 함께 벤이 학교 입학하기 전까지 투약을 끝내기로 결심하였다. 그들은 벤의 투약 치료가 – 벤에게 끼친 영향과 그 처치 방안이 가족 전체에 미친 영향이 – 가족을 곤경에 처하게 한 핵심 요인으로 알고 있었다. 이로써 우리 대화의 초점이 맞추어졌다. 이러한 통찰을 통해, 나는 대화 속에서 전개되어가는 이야기 줄거리의 대강을 뚜렷하게 볼 수 있었다. 이 요소들 사이의 상호관련성도 나에게 비로소 이해되기 시작하였다. 이 부부는 이미 이 문제를 다루기 시작하였고, 우리의 동반자 관계도 자연스레 결말이 다가오고 있었다.

통찰은 행동에 대한 진술로 표현될 수 있는데, 행동이란 사람들이 삶과 생활을 꾸려가는 방법과, 건강 상황에 대한 비젼이 변화로 인해 표현되는 방법을 다루는 것이다. 통찰이란, 임시로 기록된 개요 안의 어떤 내용을 반복한 것이 아니고; 모든 참여자에게 전혀 새로운 것이다. 변화는 미리 제시될 수도, 상상할 수도 없었던 것이었으나, 일단 언급되면, 그것이 가지는 중요성은 명백해진다. 나는 그들의 얘기속에 참여해왔기 때문에 그 가족에게 있어 변화의 의미가 무엇인지 안다. 그들의 삶이 어떻게 달라질 수 있는지 깨닫는 그 감동의 순간을 나는 그들과 함께 나눈다.

그 다음에 이어지는 대화는 통찰과 그것이 가지는 함의에 관해 이야기가 이루어지면서 순조롭게 이어졌다. 가족이 헤어지게 된 내용이 나오자 각자가 부모로서의 역할과 책임에 대해 분명히 깨닫고 있었기 때문에 진지해졌다. 타나와 작은 아들(벤)과의 상호작용에 즉각적인 변화가 일어났는데: 그는 "나는 이제 그들 (두 아들)을 똑같이 대해요." 라고 하였다. 사라는, 그녀 자신이 가족 발달에 중심 역할을 감당해야 할 것을 보면서, 지금까지 성취한 것을 토대로 앞으로 무엇을 해야 할 것인가를 분명히 깨달았다. 그녀는, "당신은 당신 스스로에게 의지해야 하고. 나 역시 나 스스로 대처하면서… 우리가 함께 그것을 해야만 한다는 것을 알게 된 것이 .. 좋았어요…" 라고 말하였다.

사라는 도서관에서 벤의 최근 투약정보를 찾았다. 투약과 그 부작용에 관한 이해가 깊어지면서 이 부모는 병원외래에 계속 들르는 대신 그들 자신이 치료계획을 관리할 수 있었다. 그들은 벤의 증세가 언제 악화되는지 이를 판단할 수 있는 자신들의 역량에 자신감을 가지게 되었고, 보다 빨리 적시에 치료를 할 수 있게 되었다: "나는 그저 애기 침대 뒤에 앉아 약만 주곤 했었지요, 하지만 당신은 그에게 무엇이 필요하고 현재 투약상태가 어떤지를 알게 해주었고 당신이 그와 함께 살고 있어요…. 더 이상 그렇게 많은 약이 필요치 않다고 생각되면, 그에게 약을 주지 않을 거예요." 사라와 타나는 전문의에게 아이에게 실험적인 신약치료를 더 이상 동의할 수 없다 하였다. 그러면서 "의사들은 처방을 내리겠지만, 그들은 그와 함께 살고 있지 않아요. "의사들은 투약을 계속 하라고" 말하는 것이 쉬운 일일지 몰라도 밤새 그것도 매일 밤을 아이와 같이 지내지는 않잖아요." 부모들은 자신들이 건강전문가로부터 어떤 지원을 바랄 것인가를 알았고, 이제는 그들 스스로 그것을 관리할 것이다.

우리의 대화는 더 이상 말할 것이 없어짐에 따라서 결국 자연스럽게 끝에 이르게 되었다. 후에, 요약문을 정리하여 이 부부에게 이를 전달해주었다. 이 만남 이 있은 후 일년이 지나, 우리의 대화가 끝났던 그 때 그 시점으로 되돌아 간 듯, 마치 친구들과의 대화와도 같은 온정과 활기를 띤 대화가 다시 재개되었다. 우리는 지난 일년 동안의 활동을 따라가며 이야기를 나누었다. 전에 있었던 벤의 인생의 혼란에 대한 이야기에는 더 이상 관심이 없었다. 우리의 동반자 관계는 지나간 좋은 관계였고 이제는 더 이상 주목할 만한 일이 아닌, 가족의 삶이 전개되는 패턴 내에서의 단순한 순간에 불과한 것이었다. 이 가족은 그들의 삶 속으로 옮겨 갔으며, 그들 나름의 방식으로 함께 그들의 삶을 이뤄갔다.

우리의 동반자 관계가 끝난 이후 벤의 투약치료를 거부하기로 한 부부의 결심이 어떤 결과를 거두었는지 알 수 있는 기회가 있다. 벤은 병원으로 되돌아가지 않았다. 그는 아직 천식과 같은 증상(wheezing)을 겪고는 있었지만, 다른 가족들과 마찬가지로 가족들은 일상 활동들을 다 하며 살고 있었다. 역할도 바뀌었다. 사라가 직장에 다니게 되었고, 타나는 주간에 아이를 돌보는 역할을 맡고 있었다: 사라의 소득을 가지고 그들은 차도 장만할 수 있었다. 아이들의 (문제)행동 관리는 더 이상 중요한 일이 되지 않았다. 사라와 그녀의 여동생은 아이 돌보는 일을 서로 도왔다. 이러한 활동들은 평범한 것으로 보였지만 – 그러나 나는 이것이 이 가족에게 깊고도 변환적인 중요성을 가지고 있음을 알고 있었다.

내 연구를 통해 나는 가족들이 얻은 통찰에 대한 선언이 나에게 그들의 세계를 드려다 볼 수 있는 창을 제공하고 있다는 것을 알았다. 가족이 처한 곤경 속에서 그들이 몰두한 것은 나의 통찰이 되었고, 나의 지평이 확장되어 건강과 간호의 의미 안에서 보다 많은 다양성과 복잡성을 통합하게 되었다. 그 가족과 나에게, 마치 실무자처럼, 대화 중에 표면으로 드러난 의미는 우리 각각의 세계 속에서 작용하였다. 가족들은 악재를 벗어나 삶과 생활을 꾸려갈 수 있었음을 기뻐하였다. 연구자로서 나는, 가족건강을 곤궁한 상태에 관한 네러티브로서 표현하였고, 연구결과와 관련된 프랙시스 과정으로서, 그리고 의식확장으로서 이론적 중요성을 밝혔다.

연구 성과

프랙시스 접근법을 사용한 실무자는, 동반자 관계를 종결하고 사람들이 삶 속에서 변화의 과정으로서의 건강의 의미를 밝혀냄으로써, 건강에 관한 성과를 달성하였다. 이 이야기 실례 속에 나타난 것과 같이, 프랙시스를 통해서 두 부모는 벤의 호흡기 질환을 다루고 통제하고자 하는 노력이 역설적이게도, 가족으로서 그 질병을 다루며 살아갈 수 있었던 그들의 역량을 억눌러 버렸음을 알게 되었다. 그들은 즉각적이면서도 반복적으로 노력해야 한다는데 사로잡혀 있었고, 무기력해져서 심신이 황폐해진 상태에 처해 있었다. 동반자 관계를 통해 그들은 통찰을 얻을 수 있었고, 이 통찰을 통해 온전한 가족으로서의 그들의 삶을 재건하였으며 혼란과 분투의 시간에서 떠날 수 있게 되었다. 모르고 있었던 것에 대해 알게 됨으로써, 자기-주도적이고, 계속되는 벤의 입원으로 인해 유발될 뻔한 가족의 붕괴를 단호하게 피할 수 있었다. 그들은 우리 중 어느 누구도 이전에는 상상하지 못했던 솜씨와 비젼을 가지고 그들 스스로의 생활로 옮겨 갔다.

가족 건강

이 본보기는 한 가족에서 가족 건강의 의미가 무엇인지 보여준다. 여기서 가족건강이란, 간호사가 제공한 네러티브 형식으로 주어진 돌봄의 대화과정을 통해 전개되어가는 것으로 본다. 통찰에서 비롯된 행동은 가족의 삶 속에 변화로서 분명하게 드러났다. 이 변화는 동반자 관계에 있어서 불가결한 것이었고 그 자체가 변환적인 과정이었다. 최초로 이를 시작할 때에, 가족이 처했던 혼돈과 분투의 고통스런 상황의 중심에는 아이의 질병 치료 문제가 있었다. 프랙시스를 통해, 이 가족은 새로운 방식으로 질병과정과 함께 살아가는 방법을 이해하고 알게 되었으며, 그것을 매일 매일의 일상 활동 속에 적용하면서, 그들에게 있어 가족 건강의 의미는 의식확장의 과정으로 변하였다.

이런 방식으로 가족 건강의 중요성을 하나의 과정으로 보는 것은 변화는 창조적이고 선택을 수반한다는 믿음에 기초한다. 가족 건강을 네러티브에서 사람들이 어떻게 미래에 대한 비젼과 공동체에 관한 관점을 갖게 되는지 설명한다. 간호사의 참여는 필수적인 것이다. 프랙시스를 하는 간호사에게, 패턴 인식은 전혀 새로운 과정이고, 각 동반자 관계에 있어서 유일한 것이며, 그리고 되돌아 반성하고, 기존의 지식에 도전하며, 개인적 가치를 조사해보고, 그리고 제반 이론의 정당성을 입증하고 발전시킬 수 있는 기회를 제공한다.

결론

이론적 전제에 부합하기 위해, 이 본보기는 복제된 청사진과 같은 형태 보다는 예시적 설명 형식으로 제시하였다. 이것은 내가 탐색한 것을 설명한 것이며 Newman의 이론에 영감을 얻어 수행한 프랙시스과정을 분명하게 밝힌 것이다. 뉴질랜드에서는, 일차건강관리 간호실무 혁신을 위한 3개년 프로젝트에서 간호사들에게 농촌간호서비스 틀 내에서 가족 건강에 대한 프랙시스 개발 기회를 제공하고 있다. 따라서, 이 프랙시스는 의식 확장으로서의 건강 과정과 같이 계속 전개되어 갈 것이다.

References

Litchfield, M. C. (1999). Practice wisdom. *Advances in Nursing Science*, 22(2), 62-73.

Newman, M. A. (1995). *A developing discipline*. New York, NY: National League for Nursing.

Newman, M. A., Sime, A. M., & Corcoran-Perry, S. A. (1991). The focus of the discipline of nursing. *Advances in Nursing Science*, 14(1), 1-6.

제 8 장

패턴인지과정을 공동체들과 함께 하기

Margaret Dexheimer Pharris

서론

지난 10년 동안 나는 나의 실무와 연구를 통해 Margaret Newman의 의식확장으로서의 건강(HEC) 이론의 지역사회간호실무 적용가능성과 중요성(significance)에 대해 발전시켜왔다. 여러 해 동안, 성폭행과 성적 학대를 당한 사람들이 그 희생자로서의 피해 경험을 그들의 삶의 한 부분으로 끌어안을 수 있도록 Newman의 이론을 나의 간호실무 지침으로 사용하여 왔다. HEC 관점에서 실무를 수행하며 돌보는 간호사와의 동반자관계는 폭력적인 피해가 가져온 파괴와 와해가 지속되는 고통스러운 기간에 특히 개인과 가족에게 의미가 있다. 이 장에서는 지역사회에서 동반자 관계를 갖는데 있어서 HEC을 어떻게 사용하였는지를 제시한다.

HEC 관련 개념 및 공동체 프로세스

HEC 관점에서 보면, 개인 및 가족과 간호동반자관계는 비처방적이고, 중재를 하지 않는 자이며, 완전히 열어놓고 관심을 표명하며 무조건적으로 따뜻하게 배려해주는 것이다. 간호사는 무엇이 일어나야 할 것인지에 관한 사전에 설정된 관념을 가지고 관계를 만들어 가는 것이 아니라, 오히려 상호적인 대화에 참여하는 것으로, 개인/가족에게 의미가 있는 것이 무엇인지에 초점을 두면서, 필요하다면 대화를 통해 중요한 통찰이 드러날 것을 믿는다. 이런 과정에서, 건강에 대한 새로운 의미가 드러나고 가능한 행동들이 다양하게 나타난다 (Jonsdottir, Litchfield & pharris 2003; Litchfield, 1999; Newman, 1994a, 2002). Jonsdottir와 그 동료들은 이런 관점에서 간호 실무 동반자 관계의 본질을 더 깊고 분명하게 설명하였다.

HEC 간호연구를 지역사회 수준까지 넓히게 된 것은 1990년대-중반 폭력 피해자들과 함께 일하던 때로 거슬러 올라간다. 시의 공중보건 부서에서, 지역사회 내에 빠르게 증가하고 있는 젊은 사람들의 자살 패턴을 분석하기 위한 역학자, 지역사회 지도자들과 함께 팀에 합류하기를 요청해왔다. 팀 활동은 여러 달에 걸쳐 이루어졌다. 이 기간 중에, 자살을 감행한 각 젊은이의 경찰, 법원, 경제적 보조 기록을 면밀하게 검토하였다. '살인'의 주변 정황에 대해 알려진 모든 사실들을 가지고 개념적인 다이어그램이 그렸다. 결국 우리가 발견한 것은, 이 도시에서 젊은 층의 자살은 화요일 밤에는 결코 일어나지 않았다는 것과 대부분의 살인 사건에 권총과 같은 소형 화기가 사용되었다는 것 이상은 거의 알아낸 것이 없었다. 그 중에서도 특별히, 살인죄로 감금된 적이 있는 젊은이들에 대한 정보 중 그들이 살인을 저지르기 전에 맺고 있었던 가족, 친구, (그들이 속해 있는) 공동체와의 관계의 패턴들에 관한 매우 귀중한 정보들을 우리는 거의 알지 못했다.

나는 막 HEC의 패턴 인지 과정을 사용하여 젊은 갱 우두머리와 작업을 마친 상태였고, 이 과정이 끝났을 때 이 젊은이는 깊은 감사를 표했다. 그는 패턴 인지 과정으로부터 많은 것을 얻었다고 말하였다. 우리는 둘 다 인생과 지역사회 내에서 우리가 맺은 관계의 본질에 대한 새로운 의미와 깊은 통찰을 나누며 대화를 마쳤다. 이 젊은이는 그의 폭력적인 생활 방식으로부터 결과적으로 빠져 나올 수 있었다. 이 과정을 통해서, 나는 Newman의 해석학적 논증 연구 방법론이 지역사회 내 젊은이들 살인 패턴의 의미와 본질을 밝혀줄 수도 있음을 알았다. 그러나, 나는 감금 당해 본 젊은이를 반드시 대화에 끌어들여야 한다는 것 외에는 어떻게 패턴의 이해를 시작해야 할 지 알지 못했다. 나는 남의 조언을 듣기로 작정하고 Margaret Newman (1979, 1986, 1990, 1994a, 1994b), Merian Litchfield (1999), Pat Tommet (2003), Emiko Endo (1998), Frank Lamendola (1998), 그리고 Norma Kiser-Larson (2002)의 연구 결과를 조사하였다. 대화와, Moch (1990) 그리고 Jonsdottir (1998)의 연구를 통해, 오로지 젊은이들이 살인을 저지르게 되는 **요인을 찾아내려고만** 했던 내 관점에서 떠나 이 젊은이들에게는 무엇이 의미 있는 것인지에 온전히 주의를 기울이는 **과정**이 중요하다는 것을 알게 되었다. 나는 꾸준히 이 과정을 신뢰하리라 다짐하면서, 뒤따라오는 전체에 대한 패턴을 아는 데 필수적인 통찰력을 얻으려 하였다. 이 모델은 나로 하여금 철저한 패러다임 이동(drastic paradigm shift)을 하게 하였는데 – 이 모델은 대부분의 학위논문위원회나 임상가들에게는 별로 받아드리지 않는 것으로, 이들은 연구란 "과학적 엄밀성을 보장하기 위해" 수행해야 한다는 실증주의 관점을 고수하고 있는 자들이다. 연구를 시작한 간호 대학원생이 이 HEC 관점에 매력을 느끼면, 이 같은 관점은 장애물이 될 수 있다. 그들은 종종 엄격한 탐색 프로토콜을 명시하여 결과들을 주제별로 분류하여, 본질상 세부적이고 결정론적인 과정을 통해 연구하도록 되어 있어, 전체 패턴을 이해하는 것과는 거리가 멀다.

HEC: 단일한 패러다임과 프랙시스

단일한 패러다임에서, 전체성을 이해하고자 한다면, 우리는 반드시 우리의 비전을 좁게 만들지 않는 방법론을 사용해야 한다. 연구초점이 이미 정해진 결론이나 (예를 들면, 살인의 원인을 찾아내는 것) 처방 변수들에 (예를 들어, 정신 장애, 갱단 가입) 대한 평가나 측정이라면, 사람들의 삶이 얼마나 복잡하게 뒤얽혀있는지 그 넓은 범위를 알 수 없고 한 사회 내에서 우리 모두가 어떤 방식으로 얽켜졌는지를 보지 못하고 놓칠 위험이 있다. 우리 연구를 인과관계 실체에 국한시켜 그것들만 서로 작용 하는 것으로 본다면, 우리가 발견한 것들의 넓이를 축소 시키는 것이고 공동체 변환의 모든 가능성을 거부하게 된다. 이 외에도, 지역사회 문제와 건강에 대한 최선의 통찰력을 가진 경험자들이 있다는 현실을 부정하는 것이다. 우리는 단순히 그들의 지혜와 통찰력으로 이 정보를 밝힐 수 있는 과정에 참여할 필요가 있다.

Newman (1990)은 그녀의 방법론을 "실무로서의 연구(research as praxis)"라고 불렀다. 연구는 실무의 형태를 취하면서, 동시에 실무에 정보를 준다. 연구, 이론, 및 실무는 확장되는 전체로서 서로를 비춰가며 맞물려 있다. 프랙시스 개념은 강제적인 검토를 거쳐 마르크스주의자, 여성주의자 그리고 해방론적 비판이론은 물론 Newman (1990, 1992)에 의해 지지를 받았다. Connor (1998)는 프랙시스로서의 연구에 관한 대화를 넓혀가면서 간호실무와 이론에 정보를 제공하는 것이 얼마나 중요한가를 밝혔다. 그녀는 Newman의 과정에 대한 초점과 임파워먼트, 사회적 변환, 및 보다 정의로운 사회구현을 지향하는 비판사회 과학적인 관점을 구분한다. 지역사회 차원에서 HEC의 해석학적 변증론을 활용한 나의 경험으로 보면, 힘을 부여하고 사회를 변화시키려는 의도는 단일한 패러다임과 맞지 않는 데, 그 이유는 힘이 이미 지역사회 내에 자리잡고 있지 않으며 그 지역사회가 이에 대해 행동을 해야 할 필요가 있다고 가정하고 있기 때문이다.

또한, 힘이 지식 보다는 통제로서 이해될 수가 있기 때문이다. 사회적 변환으로부터 뒤로 물러나는 것 대신에, HEC의 해석학적 변증론은 의미 해석의 관계적인 과정과 대화 내에서 겉으로 보기에 상반되는 관점을 한데 묶어내는 데 초점을 둔다. 이것은 심오한 변환과 관련되어 있다. 각 변환은 사전에 정의하거나 목적으로 삼기 보다는 오히려 과정으로 만들어 간다. 간호사는 모임에 참가하고, 힘이 이미 존재하고 있음을 알면서 공동체로부터 드러나야 할 것이 나타날 것을 믿는다. 간호사는 또한 구체적인 문제에 대한 해답과 취해야 할 필요한 행동들도 명확하게 될 것임을 믿는다. 간호사는 이러한 행동들을 부추기거나 통제할 책임을 질 필요가 없다 (Jonsdottir, Litchfield & Pharris, 2003).

청소년들의 패턴 인지 과정

Newman의 HEC 개념이 한 공동체 경험에서 어떻게 작용하는지 탐색하기 위해, 청소년들의 살인 증가, 감옥, 및 이 안에 감금된 청소년들의 문제를 겪고 있는 공동체로 되돌아가 보자. 인간 연구 대상자에 대한 승인을 얻은 후에, 나는 Newman (1994)이 제시하고 Newman 이전의 학자들 (Endo, 1998; Endo et al., 2000; Jonsdottir, 1998; Kiser-Larson, 2002; Picard, 2000; Tommet, 2003)이 활용한 HEC 방법론을 유사한 질병 과정이나 사회적 상황에 처한 사람들을 패턴 인식 과정에 참여시키는데 적용하기 시작 하였다. 나는 각각 12명의 투옥 경험이 있던 젊은이들과 일련의 개별적인 인터뷰를 수행하였다. 인터뷰 과정은 녹음을 하였고 정확한 녹취록을 만들었다.

건강에 대한 의미를 찾기 위해 넓고 개방적인 질문을 사용하여 패턴인식과정을 찾아볼 수 있겠지만, 내 연구에서 나와 젊은이들은 그저 그들 삶에서 가장 의미있는 사람이나 사건을 묻는 것이 도움이 되었다. 대부분의 젊은이들은 당황스러워 하면서, “당신 간호사 맞아요? 내 혈압이나 성병(STDs) 등등을 체크해 주어야 하지 않나요?” 등과 같은 말을 하는 반응을 보였다. 나는 간호 실무에 있어서 돌봄의 본질에 대한 이야기와 건강이 단지 질병이 없다는 것만이 아니라는 보다 폭넓은 시각을 소개하는 것으로 응답 하였다. 대화를 시작하기 위해, 나는 각 젊은이들에게 그들이 아주 어렸을 적부터 가장 첫 번째로 중요하게 남아있는 기억을 말해주도록 부탁하였고, 이로써 신속하게 중요한 관계와 사건에 초점을 맞출 수 있었다.

내가 두 번째 주에 다시 되돌아갔을 때에, 각 사람들은 며칠을 밤잠을 자지 못하고 의미가 있었던 것이 무엇인지 생각하며 보냈다 했다 – 어느 누구도 전에 이들에게 이런 질문을 해준 적도 없었고, 그들 역시 스스로 이것에 관해 체계적으로 생각해본 적이 없었기 때문이었다. 두 번째의 인터뷰는 가장 길고 집중적으로 이루어졌다. 그 다음 주에는 가장 중요했던 사건, 사람, 그리고 그들 인생의 변환 포인트들에 대해 다이어그램으로 표현한 내용을 검토하고 수정하였고, 매주 나는 그들이 말해준 것들을 시간적으로 정리한 이야기 내용에 추가하였다. 이 과정은 그들이 다이어그램을 보면서 그들의 인생에서 중요한 모든 것들을 다 표현할 때까지 반복되었다. 그리고 나서 네러티브에 주의를 기울여서 수정할 내용이 있으면 수정하고, 최종 본에 넣고 싶지 않은 것이 있으면 삭제하고, 비밀을 유지하기 위해 거론된 모든 사람의 실명과 장소를 바꾸었다. 우리의 최종 회합에서, 나는 각 젊은이들에게 책이 될 정도의 분량을 가진 네러티브와 다이어그램의 복사본을 나누어주었다. 이 회합에서 나는 또한 각 참여자들에게 패턴 인지 과정을 되돌아 볼 것을 부탁하였다.

그들의 인생에서 의미가 있었던 관계와 사건들을 보고 반추하면서, 대부분의 젊은이들이, "아 내가 이 사건으로 붙잡히기 전에 (살인사건으로 체포되기 전에) 이 일이 이루어졌더라면 좋았을 것을" 과 같은 말을 하였다. 그렇다 해도 그런 일이 일어날 수 있을 것 같지는 않았는데, 그 이유는 살인 사건이 일어나기 이전에 이미 이들은 친-사회적인 어른들(pro-social adults)과 의미 있는 관계가 완전히 끊어졌고 매일 술이나 마리화나에 빠져있었기 때문이었다. 그들이 살인사건이 일어나기 한달 전에 응급실이나, STD 진료소, 또는 소년원에서 간호사들을 보았지만, 그들은 그저 신체적 간호에만 초점을 맞춘 짧은 방문으로 알고 있었다. 간호사들은 시간은 부족한데 의료적으로 위임 받은 일에 일차적인 관심을 두게 되면, 건강상의 곤궁한 문제에 관한 의미를 되돌아보기 위해 환자와 동반자관계를 만드는 것에 제약이 있기 마련이다.

감옥 내에서의 패턴 인지 과정은 이 젊은이들로 하여금 그들이 누구였고 그들 자신과 미래에 대해 깊은 이해를 하는 데 도움을 주었다. 패턴 인지를 위한 다이어그램의 사용에 있어 단점 중 하나는, 의미가 있었던 것들이 새로운 통찰에 도달하면서 시간이 지남에 따라서 변화하고 실제로 확대될 때에 이것이 패턴을 고정된 형태로 잡아두었다는 것이다. 이것은 젊은이들로 하여금 의미 있는 관계와 사건들의 배치도를 매 주마다 다시 그려가면서 감옥 내 그들의 삶의 패턴이 다시 표현되는 것으로 실증되었다. Litchfield (1993, 1999)는 건강과 같이 의미 있는 것에 네러티브 구성을 활용하고 있는데, 이것은 보다 덜 고정적이고, 특히 인지능력이 구체적인 것에서부터 추상적인 것으로 개념화 하는데 빠른 변화를 겪는 청소년기에 더욱 도움이 된다. 그러나, 내가 투옥된 젊은이들과 패턴인지과정을 사용할 그 때에, 그들 대부분은 구체적인 사고를 하는 자들이었다. 이것은 그들의 나이와 대부분 투옥 직후 조금은 우울하게 되는 것과 관련이 있을 수도 있다. 각 다이어그램은 이 구체적인 사고를 하는 사람들로 하여금 무엇이 의미 있는 것인지 되돌아보게 하는데 더욱 도움이 되었던 것으로 보였다.

추상적으로 생각할 수 있는 능력은 사건에 의미를 부여하고 동기와 가능한 행동을 마음 속에 그리는데 한 몫을 한다. 제1형 당뇨병을 앓고 있는 청소년들과 함께 한 Newman (1994a)의 패턴 인지 과정 연구에서 Okhlke (2002)는 대상자들이 그들의 청소년기를 되돌아보았을 때에, 자신들의 당뇨병을 부모들이 조절해주는 것에서 떠나 그들 자신이 조절할 수 있었을 때가 "내가 바로 다 큰" 때라고 파악하고 있었다 하였다. 그들은 갑자기 오랫동안 혈당을 조절하지 못했음을 깨닫게 되었고; 그 때서야, 당뇨병을 관리해야겠다는 동기를 가지게 되었다. 이것은 갑자기 나타난 새로운 인지 능력으로 보였다. 살인으로 투옥된 젊은이들도 동일한 현상을 경험 하였다. 마약, 술, 그리고 좌절이 없어지고 그들은 사춘기 중반에서 후반으로 옮겨갔고, 갑자기 의미에 대해 숙고하면서 그들 삶의 지평에 전개될 다양한 결과를 그려볼 수 있었다. 안타까웠던 것은, 연구에 참가한 사람들이 오랜 기간 동안 감옥에 남아 있어야만 했다는 점이다.

이 젊은이들의 대부분은 감옥 그 자체에 갇혀있는 경험을 그들의 인생을 바라볼 수 있는 방법을 현저하게 바꿀 수 있던 것으로 되돌아 보았다. 그들의 신체적인 구속에 따른 공간과 움직임에 대한 제약 조건과, 동일한 장소에서 수십 년 동안 지내야 함을 직면함으로써 확장된 시간 감각으로 자신들의 경험에서 더욱 더 의미를 발견하려고 애썼다. 이 자각은 시간, 공간, 움직임, 및 의식화장에 관한 Newman (1976, 1982)의 초기 연구와 일치하는 것이다. 몇 주가 지나는 동안 교도소 내 움직임의 패턴 또한 – 한결같이 터프하고 통제된 매너로부터 보다 여유롭고 독특한 개별적인 움직임의 방식으로 변하였다. 세 번째 혹은 네 번째의 방문에서, 거의 대부분 그들 인생의 사건들과, 교도소에 오래 전부터 갇혀 있음으로 해서 할 수 없었던 그 무엇들을 이야기 하면서 소리 내어 울었다. 이 같은 변환은 소용돌이치는, 역동적인 과정으로, 그들 삶에서 사건들을 나눌 수 있고, 그 사건들과 관계들의 의미와 본질을 이해할 수 있는 신뢰관계가 생기면서 보이기 시작했다. 젊은이들이 부끄러움을 떨쳐 버릴 수 있는 시점으로 움직여 가면서 그들은 그들 자신에 대해 다시 새로워진 감각을 느끼며 결속되었고, 보다 신뢰로운 관계를 만들어갈 수 있게 되었으며 중요한 사건들과 관계에 대한 의미를 보다 더 깊이 이해하려 하였다 (Pharris, 2002). 청소년기에 추상적으로 생각할 수 있는 능력이 나타나는 것처럼, 부끄러움을 느낄 수 있는 능력도 십대에 그들 인생에서 낙인이 찍히고 큰 상처를 준 사건들을 되돌아 보면서 나타났다:

> 젊은이에게 .. 부끄러움은 서커스 거울에 비친 이미지와 같이 왜곡된 자아상을 갖게 되어 – 자신들의 단점은 왜곡해서 크게 그리고 장점은 왜곡해서 작게 표현하였다. 패턴 인지의 과정은 이 왜곡된 이미지를 부수어버리고 보다 현실적인 이미지를 갖게 한다. 간호사–대상자의 돌봄 상호작용은 참여자가 자신을 뚜렷하고 정확하게 볼 수 있는 풀을 만들어 참여자가 그의 진정한 자기 자신을 볼 수 있고 자신의 힘을 인식할 수 있게 한다 (Pharris, 2002, p.38).

보다 명확한 비전은 젊은이들로 하여금 그들의 인생을 어떻게 꾸려갈 것인가에 관해 새로운 개념화로 확장되었다. 우리가 마지막 방문했을 때, 그들은 모두 그들에게 의미 있었던 것에 대해 확장된 느낌과 부합하는 행동을 하게 되었다고 분명하게 이야기 하였다. 이 같은 행동들로는 학교나 직장에 등록하는 것에서부터, 따돌림을 더 이상 하지 않기도 하고, 반성적인 대화를 통해 중요하게 생각은 했지만 그 동안 찾아보지 못했던 아버지와 다른 가족과 연락을 취하는 것까지 다양했다. 한 젊은이는, 우리가 함께 했던 시간이 다 끝나자 갱 내에서 그의 리더 자리를 포기하고 대학에 입학 하였는데, 그는 내가 경청해 주었고 자기에게 의미 있는 것에 관심을 가져주었기에 말하는 것이 쉬웠다고 털어 놓았다. 그는 이것을 자기 어머니의 친구인 사회 운동가가 방문했을 때와 대조해가며, 그녀는 갱의 문신이 무슨 뜻이며 총을 어디서 구했는지 계속해서 물어왔다고 했다. 이 외에도, 그는 사회 운동가의 질문이 어떠했으며, 의미 있는 대화를 가로막았던 것에 대해서도 언급하였다. 나의 개인적인 반성을 통해 볼 때에, 내가 만일 젊은이들을 갱단에 가입하는 것을 그만두거나 혹은 그들이 총을 어디에서 구했는지 알기 위해 설득하려고 교도소에 들어갔더라면 통찰을 거의 얻을 수 없고 전혀 다른 경험이 되었을 거라는 것을 깨달았다. HEC의 관점에서 보면, 처음에는 어떤 결과가 나타날 지 전혀 예측할 수 없으며; 이것은 나중에야 이해할 수가 있고, 간호사-환자의 동반자 관계가 끝나는 시점에서야 알게 된다 (Litchfield, 1999; Jonsdottir, Litchfield & Pharris, 2003; Newman, 1994b, 2002).

지역사회에서 나타나는 패턴

젊은 청년의 인생 패턴을 비교하면서, 분명한 것은 병리학적으로 아픈 청년의 일반적인 패턴이라기보다는, 그들 둘러싼 공동체와 만들어진 공통된 상호작용 패턴이다. 여기에서 드러난 것은 공동체로서 우리의 패턴이다. 경청을 하면서, 실제로 나는 여러 젊은이들의 이야기 속으로 빠져들어 갔었다. 예를 들면, 그의 인생의 핵심적인 포인트를 설명하면서, 한 젊은이는 여섯 살 때 그의 삼촌이 총상을 입은 후에 그의 어머니와 외상센터로 찾아가던 때의 고통을 이야기 하였다. 그는 그의 삼촌이 사망하였다는 것을 들었던 것과 그의 어머니가 간호사의 팔로 쓰러지던 모습을 이야기 하였다. 이 이야기가 나오자, 나의 시각은 여섯 살의 어린이의 그것으로부터 간호사로 바뀌었다. 내가 바로 그날 밤 그 응급 부서에 있었던 간호사였고 그의 어머니가 쓰러지면서 바로 나의 팔에 안겼던 것을 깨달으면서 나는 깊은 통한의 감각이 우러나옴을 느꼈다. 나는 그때 그 어머니를 돌보고 있었을 때에 그 여섯 살 밖에 되지 않았던 눈이 나를 뚫어지게 바라보던 것을 생생하게 기억할 수 있었다. 내가 기억 할 수 없었던 것은 내가 그 후에 그 아이에게 어떻게 대했는지 – 즉 그의 회상에서 더욱 큰 중요성을 가지게 만든 행동이었다.

이들 젊은이들로 구성된 공동체의 공통적인 패턴은 다른 연구에서 깊이 있게 보고하였다 (Pharris, 2002). 그 청년들은 그들 가족으로부터 어렸을 때에 심한 학대 및/혹은 이별을 경험하였다. 그 후 9살에서 12살 때, 어른에게 차마 도와달라고 다가설 수도 없을 정도로 낙인이 찍히는 경험을 하였다. 곧 바로 그들은 학교 가는 것을 빼먹고 문제 속에 빠져들게 되었다 (예를 들면, 절도, 싸움, 방화 등). 이 무렵에는, 많은 애들이 여럿이서 바꿔가며 자주 캐주얼 섹스를 하기 시작 하였다. 그것들은 그들이 가족이나 지역사회와 연결되어 있다는 느낌을 받을 수 있는 장소를 그리워한다는 표현이었다. 그런 뒤에는 모두가 고통을 잊기 위해 마약과 술에 빠져가는 것이다. 게다가, 그들은 점점 소외되고 우울해지면서, 더 이상 자신이나 다른 사람의 인생에 관해 관심을 가지지 않았다. 곧 이어, 각자 총을 구하게 되었다. 그들이 저지른 살인은 죽은 사람과 그저 쉽게 지내기 위한 방편으로 일어났을 뿐이었다. 여러 번 살인을 하다 보면 자살로 내달았다. 일단 감옥에 가면, 거기 있다는 게 분하지만, 살인을 저지르기 전 그들이 겪었던 혼란스럽고 미칠 것 같았던 존재로 되돌아가는 것보다 낫다고 느꼈다.

지역사회 패턴 만들기

젊은 사람들의 패턴을 비교하면서 명백하게 드러난 것은 우리가 지역사회라는 곳에서 그들을 건강한 길로 들어서게 하고 보호를 하는데 실패하였다는 것이었다. 이 지역사회의 패턴을 더 확실하고 좀 더 완전하게 이해하기 위해, 나는 내가 본 패턴과, 16개의 지역사회 기관과, 지역 거주민으로부터 젊은 직장인, 성직자, 정책 입안자, 어린이 보호 운동가, 보건간호사들, 사회 운동가, 소년원근무요원, 그리고 응급실 및 소아과 간호사와 의료진에 이르는 그룹에서 예시한 이야기들을 모았다. 내가 패턴을 제시하자, 각 그룹에서는 의미 있는 길에 들어선 젊은이들을 실패하여 위험에 처한 젊은이들로부터 확실하게 떼어놓을 수 있는 장소가 필요하다고 주장하였다. 각 그룹원들은 젊은이들의 이야기 속에서 스스로의 모습을 보았다. 젊은 사람들의 삶과 그들 가족들의 삶 속으로 모든 지역사회 그룹원들의 현존이 새로 짜 들어가야 할 필요성을 느끼는, 그야말로 '아－하' 가 터져 나오는 경험이었다.

이 과정을 통해 나는 패턴 인지를 개인과 가족에게는 물론 지역사회 전체 패턴 인지 과정에도 쓸 수 있음을 알았다. 대개 지역사회의 건강 중재는 국가적으로나 국제적인 연구에 기반을 두기 때문에 특정 지역사회가 갖는 상호관계의 독특한 패턴과, 역사적인 사건들은 고려하지 못한다. 게다가, 거기서 일하며 살아가는 사람들의 힘과 통찰력은 아예 눈에 띄지도 않는다.

유색인종 여성과 소녀의 건강에 대한 장벽을 확인하기

2001년 가을에 파이로트 시보건센터가 미국 여성 건강 사무소로부터 여성 건강 우수 지역사회센터(Community Center of Excellence in Women's Health: CCoEWH)로 지정되었다. 재정 지원 조건은 이 센터가 유색인종 여성과 소녀에게 장벽이 되는 것을 파악하기 위해 지역사회-기반 활동 연구 계획을 수립하는 것이었다. CCoEWH 의 코오디네이터와, 나 자신도 CCoEWH 의 파트너였던 성 캐더린 대학의 교수요원으로서, 그리고 연구 주제를 무엇으로 해야 할지 아무런 권한이 없었지만 연구에 적극적으로 참여하기를 원했던 세 명의 간호실무 졸업생으로 연구팀을 구성하였다. 단 하나의 기준은 Newman의 HEC 이론을 활용하여 지역사회 내 여성의 패턴 인지 과정에 참여하는 것이었다. 지역사회 연구 과정은 지역사회 기반 협력 활동 연구(Community-Based Collaborative Action Research: CBCAR)라 하였다. 이것은 적절한 약칭으로 생각되었는데, 약칭과 비슷한 발음의 캡 카 (cab car; 택시)나 택시를 타고 연구팀이 원하는 곳으로 가서 서비스를 하고, 같이 여행을 다니며 점점 연구를 진행하면서 연구 방법론을 어떻게 활용할 지 배우는 것과 같았기 때문이었다. Margaret Newman과의 대화를 통해 (personal communication, May 28, 2003), 우리는 이 HEC 이론이, 우리가 어디로 가며 나타난 것을 어떻게 볼 것이며, 언제 거기에 다다를지를 알려주는 전조등과 같은 것으로 결론을 내렸다.

CBCAR는, 지역사회와 그 처한 상황에 대한 통찰을 대학 교수진과 학생의 해석학적 변증연구에서 얻은 지식에 통합 하였다는 측면에서, 전통적인 지역사회 연구 방법론과 달랐다. 이 과정은 참여한 모든 사람들이 지식과 기술 그리고 통찰을 나누고 변환이 이루어지는 하나의 협력 작업이었다. 그 과정에서 필수적인 요소들을 확인해 내고 더 넓은 지역사회와 CCoEWH 여성 자문 위원회와도 대화를 하며 반응을 받아드렸다. 목표는 연구 과정과 그 성과에 관해 면밀한 조사를 하기 위한 (지역사회중심, 이론중심, 방법론중심) 비판적인 동료들의 헌신으로 지역사회의 패턴을 분명하게 식별해내는 것이었다. 비판적인 동료들은 연구 과정에서, 연구결과와 그 과정을 이해하고 타당화하면서, 변증하는 측면에서 필수적이었다.

연구 초기에는, 국가적으로 상당한 건강상의 불평등을 겪고 있는 지역사회 내 유색인종 여성들과 소녀들의 건강에 대한 장벽을 파악하고 연구 주제에 관해 이해시키기 위해 지역사회 내 여성들을 초대하였다. 오십 명의 여성들이 첫 번째 회합에 참석했고 크고 작은 그룹을 지어 네 시간 동안 만나 장벽이 무엇인지 알아보기를 시도하였다. 여성들은 다음 토요일 아침에 다시 대화를 계속 하기로 하고, 이 때는 지역사회를 대표하는 인종그룹 65명의 여성들도 대화에 참여하였다. 각 그룹은 여덟 개의 대화 서클로 나누어졌고, 다시 큰 그룹으로 모였을 때 각 각 소룹에서는 건강의 가장 큰 장벽이 인종차별주의라 하였다. 함께 일을 하면서, 전 지역사회의 여성과 소녀들을 포커스 그룹과 개별 면접에 참여시켜, 인종차별, 건강, 그리고 복지 문제에 관련하여 겪은 경험들을 탐색하기 위한 계획을 세웠다.

연구팀은 연구 과정에 대한 비평을 듣고 가닥을 잡기 위해 지역 내 인종차별주의 및 건강 전문가, HEC 학자, 그리고 포커스 그룹 방법론 전문가들과 만났다. 수 개월에 걸쳐, 연구팀의 일원이었던 지역사회의 여성들이 간호대학원생과 교수진과 합류하여 14개의 포커스 그룹과 미국 흑인 교회, (인도차이나 북부의) 묘족 여성, 아프리카 이민 여성, 라틴 여성, 건강 센터 환자들, 노인들, 아메리카 인디언 여성, 거리에서 모집한 여성, 십대 동료 교육자들, 십대지지그룹, 블록 클럽 리더, 및 라오스 여성이 포함된 여성들과 개별 인터뷰를 하였다. 녹취한 내용을 필사하여 많은 이야기들을 모았고 필요한 정보를 얻어내기 위해 이것을 정리하였다. 그 다음에는 중요한 여러 상호관계 패턴과 경험을 파악하고 도출하기 위한 데이터 분석 과정에 그 지역사회의 여성들을 연구팀으로 초대 하였다.

그룹에서 다음으로 할 일은, 나타난 패턴을 어떻게 자문위원회의 더 많은 여성들에게 알려줄 것인가를 결정하는 것이었다. 데이터 분석에 참여한 우리 모두는 각 여성들의 이야기를 모으는 과정에서 (이미) 변환이 이루어져 있었다. 각 그룹은 지역사회 내의 각 인종 그룹간에, 그리고 건강관리 제공자와 환자들 간에 거대한 만과 같은 단절과 오해가 있음을 깨닫게 되었다. 문제는 이것이 알려져 있지 않았던 것이 아니라, 각자가 해준 이야기들로 참여자들이 서로 다른 사람을 알게 되었다는 것이었다. 연구팀은 단절이 얼마나 깊은가를 묘사하는 다이어그램을 그리려고 심사숙고 하였지만, 만일 단절에 초점을 맞춘다면 결국 여성들의 이야기가 가진 힘을 잃을 수도 있겠다는 생각이 들었다.

통찰과 분석

연구팀은 지역사회 내에 인종별로 갖는 고정관념이나, 편견, 그리고 인종 차별주의의 패턴을 변화 시키려면 이야기들을 들려주는 것이 가장 강력한 행동임을 깨닫게 되었다. 내러티브 표현이 가장 최선의 것으로 결정 되었다. 팀은 Black Storytellers Alliance에서 온 Nothando Zulu의 도움을 받았다. 그녀는 다양한 유색인종 지역사회의 주요 데이터 주제를 표현하는 하나의 네러티브로 엮어내는데 도움을 주었다. 다양한 측면의 지역사회를 대표하는 여덟 명의 여성이 자문 위원회 앞에서 지역사회 패턴이 반영된 네러티브를 읽어 내려갔다. 그리고 나서 다시 8개의 소그룹으로 나누어 그 네러티브에서 어떤 데이터가 누락 되었고, 어떤 행동을 하기를 원하는지를 숙고해서 다시 큰 그룹으로 보고하기로 하였다. 소 그룹 여성들은 그 네러티브가 자신들의 경험을 정확하게 포착하고 있음을 단언 하였고 통찰력이 생겨짐에 따라 행동하기 시작했다.

이때 한 행동 중에 하나는 네러티브를 읽었던 것을 비디오테이프로 녹화하여 보다 큰 지역사회 보여주고, 내러티브를 읽어갈 때에 다양한 유색인종 여성을 포함 시켜서 그 지역사회도 함께 대화에 참여하도록 하게 만드는 것이었다. 또 다른 활동으로 젊은 여성들이 인종차별 주의에 관한 개인적 경험을 나누기 위한 매월 “인종에 대해 얘기해요” 포럼을 만들었다. 이러한 노력들이 각 개인들에게는 나이든 여성들에게 인종 차별에 어떻게 대처해야 할지 자문을 받을 수 있고 지역사회 내에서 체계적인 변화가 필요한 여러 측면에서 나타난 패턴들을 이해할 수 있는 기회가 되었다.

지역사회 대화 과정과 활동 계획은 계속 진행 중이다. 보다 큰 지역사회는 지역사회 포럼과, 보건관리실무교육, 및 라디오와 텔레비전으로 자료/네러티브를 시연하여 대화 서클을 확대해가고 있다. 이 같은 시연이 있을 때마다 항상 피드백을 받아 대화를 확장하고 통찰을 얻었다.

이 대화는 인종 차별을 당한 여러 유색 인종 여성 그룹들을 위한 지역사회와 건강에 대한 복잡한 본질을 이해하고자 했던 연구자들에게는 풍성했고 통찰력을 주는 것이었다. 연구 과정이 진행되면서, 이야기들을 공유함에 따라 변환이 일어났다. 예를 들면, 건강관리 제공자들은 흑인 여성이 건강관리 제공자들에게 갈 때에 마음 상하는 일이 없도록 조심하는 이야기를 들으면서 그들이 환자를 돌보는 방법을 어떻게 개선해야 할 것인지 문득 깨닫게 되었다. 또 다른 사례로, 응급실에 갈 때마다 강제로 퇴거를 당하는 공포를 가진 라틴 여성에 대한 보고도 있었다. 그들 편에서는, 묘족 여성(Hmong women)은 그들이 상처를 받거나 죽을 수도 있는 진료소에 가는 것보다는 전통적인 약이나 무당에게 가는 것이 더 낫다는 신념을 갖고 있다 하였다. 이러한 대화를 통해, 지역사회의 개념과 적절한 건강 관리의 구성요소들이 무엇인가를 다시 만들어가는 과정에 들어갔다.

이 연구의 한 부분으로 참여하였던 여성들은 건강을 전체적인 것으로 본다. 인구학적 서식에서 자신을 건강하다고 분류한 여성들의 절반이 최소한 한 가지의 확실한 건강 문제를 가지고 있었다. 건강하지 않다고 했던 여성들의 절반도 의학적으로나 정신건강 상 아무런 문제가 없다 하였다. 이 지역사회의 여성들은 건강이란 단지 질병이 없음 이상으로 존재하는 것이라는 Newman의 관점을 확인시켜주었다. 이 같은 인식은 현재 신체적인 질병과 문제에 대해 진단과 치료 위주로 보상해주고 있는 지역보건센터에 여러 함축된 의미를 준다.

연구 결과

CCoEWH는 지역사회를 끌어들이기 위한 새로운 연구 주제를 만들어내는 과정에 있다. 초기의 연구에서는, 건강의 패턴을 공동체에 반영 시키기 위해 구두 네러티브를 사용했다. 향후 연구는 지역사회를 패턴 인지 내에 끌어들이기 위해 다이어그램식 표현과 같은 다른 방법을 고려할 수도 있다. 어느 특정 포인트에서 지역사회 이해를 위해 사용될 표현 방식의 전략이 무엇이건 간에 지역사회의 건강이 진화하는 것과 같이 패턴 역시 계속 변화할 것이고, 꾸준하게 갱신이 이루어지는 일 없이 정적으로 남아있는 경우는 결코 없을 것이다. 패턴이 제시되고 이에 대한 반성이 따르면, 새로운 통찰이 얻어지고 변환이 따라 일어나면서 패턴이 변화한다. 이것은 상시 진행되는 대화, 반성 및 행동의 사이클이다. 이 연구의 주요 결과는 출판 준비 중에 있고 또한 Amaiwaku-Rushing (2003), Fitzgerald (2003), 그리고 Ollom (2003)의 석사 논문으로도 발표되었다.

결론

간호사들이 공동체들과 완전하게 개방된 변증법적 만남 과정에 참여하면 통찰력을 갖는 차원이 달라진다. 대화를 나누는 각 참여자가 다양할수록 통찰력을 가질 가능성도 더 커진다. 각 대화는 서로 존중하고 정직하며 참여자의 경험과 제반 관계들 중에서 가장 의미 있는 것을 완전히 개방할 수 있도록 유도하는 것이 필수적이다. 전체성에 대한 보다 넓은 시야는 상반되는 시각을 가지고 있는 사람들과 대화에 참여하고 있을 때 볼 수 있다. 이번 조사에서 연구자들은 의도적으로 "비판적인 동료들"을 요청했다. 지역사회 잇슈에서의 관점, 이론적 관점, 그리고 방법론적 관점을 가진 "비판적인 동료들"은 우리의 관점과 과정에 대해 도전을 주었다. 그러나, 시간이 지나면서 비판적인 동료들이 대화에 참여하게 되면, 모든 참여자들이 관점에 변환이 일어나고 "비판적인 동료들"은 더 이상 비판거리가 없어졌다. 이 과정을 통해, 반경이 넓어졌고 새로운 목소리와 관점들이 나왔다. 이제는 가능한 통찰의 지평이 보다 넓어지고 행동이 보다 명확해지는 긴장 속에 있다. 의식확장으로서의 건강 이론은 지역사회간호실무를 변환시키는데도 깊은 함의가 있다.

References

Amaikwu-Rushing, L. (2003). *The experience of women and girls of color in North Minneapolis as it relates to the interplay of health, well-being, and racism*. Unpublished master's thesis, College of St. Catherine, St. Paul, MN.

Connor, M. (1998). Expanding the dialogue on praxis in nursing research and practice. *Nursing Science Quarterly*, 11(2), 51-55.

Endo, E. (1998). Pattern recognition as a nursing intervention with Japanese women with ovarian cancer. *Advances in Nursing Science*, 20(4), 49-61.

Endo, E., Nitta, N., Inayoshi, M., Saito, R., Takemura, K., Minegeshi, H., Kubo, S., & Kondo, M. (2000). Pattern recognition as a caring partnership in families with cancer. *Journal of Advanced Nursing*, 32(3), 603-610.

Fitzgerald, D. (2003). *The experience of adolescent girls of color in North Minneapolis as it relates to the interplalj of racism, health, and well being*. Unpublished master's thesis, College of St. Catherine, St. Paul, MN.

Jonsdottir, H. (1998). Life patterns of people with chronic obstructive pulmonary disease: Isolation and being closed in. *Nursing Science Quarterlly*, 11(4), 160-166.

Jonsdottir, H., Litchfield, M., & Pharris, M. D. (2003). Partnership in practice. Research and Theorlj for Nursing Practice: *An International Journal*, 17(1), 1-13.

Kiser-Larson, N. (2002). Life pattern of Native women experiencing breast cancer. International Journal for Human Caring, 6(2), 61-68.

Lamendola, F. P. (1998). *Patterns of the caregiving experiences of selected nurses in hospice and* HIV/AIDS *care*. Unpublished doctoral dissertation, University of Minnesota, Minneapolis, MN.

Litchfield, M. (1993). *The process of health patterning in families with young children who have been repeatedly hospitalized*. Unpublished master's thesis, University of Minnesota, Minneapolis, MN.

Litchfield, M. (1999). Practice wisdom. *Advances in Nursing Science*, 22(2), 62-73.

Moch, S. (1990). Health within the experience of breast cancer. *Journal of Advanced Nursing*, 15, 1426-1435.

Newman, M. A. (1976). Movement tempo and the experience of time. *Nursing Research*, 25, 273-279.

Newman, M. A. (1979). Theorlj development in nursing. Philadelphia, PA: F. A. Davis. Newman, M. A. (1982). Time as an index of expanding consciousness with age. *Nursing Research*, 32, 290-293.

Newman, M. A. (1986). Health as expanding consciousness. St. Louis, MO: Mosby. Newman, M. A. (1990). Newman's theory of health as praxis.

Nursing Science Quarterly, 3(1), 37-41.

Newman, M. A. (1992). Prevailing paradigms in nursing. *Nursing Outlook*, 40(1), 10-13.

Newman, M. A. (1994a). *Health as expanding consciousness* (2nd ed). New York, NY: National League for Nursing.

Newman, M. A. (1994b). Theory for nursing practice. *Nursing Science Quarterly*, 7(4), 153-157.

Newman, M. A. (2002). The pattern that connects. *Advances in Nursing Science*, 24(3), 1-7.

Okhlke, S. M. (2002). *The lived experience of adolescents with type I diabetes and their transition to autonomous diabetic care*. Unpublished master's thesis, College of St. Catherine, St. Paul, MN.

Ollom, K. (2003). *The experience of women and girls of color in North Minneapolis as it relates to the interplalj of health, well being, and racism*. Unpublished master's thesis, College of St. Catherine, St. Paul, MN.

Pharris, M. D. (2002). Coming to know ourselves as community through a nursing partnership with adolescents convicted of murder. *Advances in Nursing Science*, 24(3), 21-42.

Picard, C. (2000). Pattern of expanding consciousness in midlife women: Creative movement and the narrative as modes of expression. *Nursing Science Quarterly*, 13(2), 150-157.

Tommet, P. (2003). Nurse-parent dialogue: Illuminating the pattern of families with children who are medically fragile. *Nursing Science Quarterly*, 16(3), 239-246.

제 9 장

균형 잡기: 요양원 치매환자들의 리듬과 패턴

Susan Ruka

서론

치매 진단을 받고 점차 심해지는 삶을 살아가려면 이 질병과 관계있는 모든 사람들에게 용기와 통찰과 힘이 필요하다. 이 질병을 가진 삶의 여정은 치매를 가진 사람과 슬픔에 빠진 가족에게 혼돈스럽고, 파괴적이며, 두려운 것이다. 치매를 앓고 있는 사람들은 질병을 앓는 경험을 통해 많은 상실을 경험하지만, 감정을 느낄 수 있는 능력은 결코 잃지 않는다 (Mahoney, Volicer & Hurley, 2000; Raia, & Koenig-Coste, 1999). 이들의 행동은 그들의 감정과 관심, 그리고 욕망들을 나타내기 위해 일차적으로 사용하는 언어이지만, 다른 사람들은 이를 잘 알지 못한다. 이렇게 많고, 계속 늘어나는 취약집단의 삶의 질을 최대한 높여주려면 이 사람들의 행동을 이해할 수 있는 돌봄 환경을 조성해야 할 필요가 절실하다.

미국에는 156만 명 이상이 요양원에서 살고 있고, 치매와 같은 만성 질환을 가진 사람들이 이러한 시설에서 머무는 기간은 평균 2.9년이다 (Maas & Specht, 1999). 미국의 많은 노인들에게 이 요양원은 사람들이 단지 간호를 받는 장소일 뿐만 아니라 - 그들의 가정이며 삶의 방식이다. 많은 사람들에게 가정은 그들에게 생기를 재충전하고 위안을 찾을 수 있는 평안하고, 적합하며 안락한 장소이다. 요양원에서 살고 있는 많은 노인들에게는 이 같은 말을 할 수 없다. 요양원의 일상적인 일들, 프로그램, 그리고 활동들과; 주민과 직원들; 그리고 사회적 및 물리적 환경은 - 주민들의 삶의 질에 모두 중요한 영향을 미친다. 치매로 인해 사람이 말로서 정보, 욕망, 그리고 기호에 대한 소통을 할 수 없다 하더라도 각 개인의 욕구는 변하지 않는다. 특히 요양원에서 거주하는 치매 환자들의 경우, 직접적인 간호 필요성뿐만 아니라 사회화의 필요성, 웃음, 즐거움, 그리고 기쁨을 경험할 기회도 직원에게 크게 의존하고 있다.

HEC과 돌봄 환경 모델 만들기

뉴햄프셔주 북중부에 위치한 45개의 간호 병상을 갖춘 Merriman House에서 특별히 치매 노인 환자의 욕구에 맞는 돌봄 환경을 의도적으로 만들었다. 이 실무모델의 이론적 기초로는 전체론적인 시각을 반영한 철학에서 나와 연구에서도 지지 받은 것으로 알려진-말하자면 Margaret Newman의 의식확장으로서의 건강 이론(HEC)이 기초가 되었다. 패턴 인지란 환자 돌봄 경험에 근거를 두고 사람을 알아가는 방법이다 (Newman, 2002). 치매로 인해 기억이 없어지고 구두로 의사소통을 할 수 없기에 간호제공자가 그 패턴에 내재한 의미를 해석하고 판정하기가 어려울 수도 있다. 돌봄 제공자가 관찰한 행동패턴과 가족이나 친구들이 준 정보에 근거한 패턴인지로 그 치매환자와 돌봄 제공자 간에 연결이나 지지에 대한 통찰을 할 수 있다.

상호 돌봄 관계는 개인/가족과 돌봄 제공자 간의 연결관계로부터 만들어진다. 이 관계로부터 모든 참여자들이 혜택을 입는다. 사람에 대한 보다 폭 넓은 이해와 지식은 모든 사람의 삶의 질을 향상시킨다. 치매를 가진 사람을 이해하게 되고 그 사람 자체로 수용하게 되면, 요양원 내에서 보내는 삶의 마지막 단계에서도 초점이 달라진다. 이러한 치료적 관계 속에서 그 사람은 단지 보호요양만을 받는 사람으로부터 능동적인 참여자로 변하게 된다. 이 같은 생각의 변화는 이 돌봄 모델이 갖는 철학이 전통적인 요양원 돌봄 모델의 것과 완전히 다르다는 것이다. 패턴이 펼쳐나가는 것은 그 전체를 경험하는 것이다. 패턴은 간호제공자로 하여금 정보를 얻게 하고 불확실한 시기에 처한 치매 환자들이 새로운 리듬을 찾아 보다 의식확장을 향해 움직여갈 수 있도록 지지 해준다.

이 모델에서는, 돌봄 제공자 역시 돌봄과 의미 있는 관계에 참여함으로써 만족감과 성취를 맛본다. 장기적인 간호-특히 요양원에서 제공되는 돌봄은, 대중에게나 상당수의 간호사에게도 인생의 막바지에 보호관리만 하는 수동적 간호로 인식한다. 이 시간이 성장이나 의식의 확장, 혹은 역동적이고 의미가 충만한 관계 형성의 기회로 간주하지 못하는 경우가 너무나 많다. 그러나, Newnan의 이론적 시각을 통해 돌봄을 생각하면, 간호사, 주민, 그리고 가족간 관계의 본질은 달라진다. 간호예술은 간호사, 주민, 그리고 가족 패턴들 간의 상호작용에 의해 촉진되는 창의적인 간호실무 속에서 만들어진다.

치매와 가족

치매와 함께 살아가는 여정은 가족에게 가장 어려운 길일지 모른다. 치매가 있는 사람들은 대부분의 시간을 그때그때 살아가며, 과거와 때로는 그들 가족과도 관계가 끊어진다. 돌봄 제공자는 그(녀)가 "지금" 있는 상태로 관계를 맺고, 오늘 현재 상태의 그(녀)로 이해한다. 그러나, 가족은 그 사람이 과거에 개인적으로 어떠했었다는 현실과 그(녀)가 지금 처한 상황을 바탕으로 관계를 지속하려고 시도한다. 가족은 치매를 앓고 있는 사람에게 두 세계의 (과거와 현재) 다리 역할을 한다. 가족들은 그들이 사랑하는 사람을 돌보는 일이, 그(녀)가 과거에 어떠했고 지금 어떠한지를 알고 그 사람의 가치를 인정하면서 돌본다는 것에 위로를 받는다. 이 같은 위로를 느낀다고 해서 과거의 그 사람의 상실과 관련된 고통을 - 없애지는 못하지만 - 약화시킨다. 가족과 돌봄 및 지지 관계를 형성하는 것은 치매를 앓고 있는 사람들을 위한 간호 환경을 만들어내는 데 있어서 필수적인 측면이다.

모델

Merriman House에서 치매를 앓고 있는 사람의 가치를 중시함으로써 치유와 안위를 증진하는 치료적 환경에 대한 비전은 간호 모델의 혁명을 가져왔다. 힘을 최대한 키워주고, 제한을 최소화하며, 가장 중요한 것으로서, 치매를 앓고 있는 사람을 무조건 수용하는 것이 그 과정을 구축하는데 필수적이었다. 그러나, 치료 환경의 비전은 확고하였지만, 간호환경을 실제로 돌봄 환경을 만들어내고 시행하는 것은 훨씬 어려웠다.

모델 개발은 인상파 화법을 유추하여 설명할 수 있다. 이 화법은 관찰자에게 어떤 장면에 대한 인상과 느낌은 주지만, 그 장면의 세부 사항들은 분명하지 않다. 마찬가지로 돌봄 환경 개발과정도 그랬다. 모델을 발전시켜 가면서, 모델을 만드는 사람들은 인상파 화법이 이미지에 따라 하는 것같이, 그들이 개발하고자 추구하는 것에 대해 감을 느끼게 되었다. Merriman House 직원들은 언제 무엇이 잘못 되었었는지 알고는 있었지만, 늘 본래의 이미지를 현실화하기 위해 무엇을 해야 할지는 몰랐다. 이런 불확실성으로 좌절과 혼란과 불안정을 겪었다. 불확실하다는 것은 불편한 것이어서, 안정을 갈망하던 일부 훌륭한 직원들은 돌봄 모델 개발초기단계에서 그 시설을 떠났다. 남은 사람들은 우리가 인상파 그림에서와 같은 이미지에 도달할 수 있을 것을 믿으면서 그 개발 과정에 합류하였다. 이때 나타난 패턴은, Newman 이론 틀에서 확장된 의식의 수준으로 가는 돌봄 모델로서, 계몽시기가 오기 전의 혼돈스러운 기간을 나타내는 것이었다. 불확실성과 마주하는 것은 때로 어려웠지만, 팀은 그 과정을 신뢰하여, 해방을 맞는 결과를 가져왔다. 결국, 과정이 진전됨에 따라서, 한계점에 이르니 그 그림 속의 이미지가 현실화된 것이다.

안위(comfort)를 촉진하기

치매가 있는 사람들은 종종 혼돈 상태에 빠지며, 그들이 겪는 혼란이 어디서 오고 그 의미가 무엇인지 합리화할 수 없는 채, 이런 느낌을 경험한다. 혼돈이란, 극적인 변화가 일어나는 시간으로 정의될 수 있다. 치매를 앓고 있는 사람들의 삶을 개선하는 데에 선구자였던 Naomi Feil (1993)은 혼돈을, 사람이 자신의 감정을 조절하거나 통제할 수 없는 상태로 설명하였다. 이 같은 감정과 느낌은 과거에 사용하였던 사회적 거름망이 없이 나오며, 여러 가지 많은 원인들과 관련이 되어있을 수가 있다. 이러한 원인으로는 배고픔, 목마름, 고통, 혹은 피로와 같은 신체적 불편감에 대한 의사소통이 불가능하다는 것에서부터, 종종 그들 삶의 초기에 발생했던 사건으로부터 유래하는 보다 깊숙하게 내재된 외로움, 부적합함, 좌절, 또는 공포와 같은 것까지 포함된다. 치매가 있는 사람은 종종 그(녀) 인생의 고통스러운 시간에 "사로잡혀 있는 듯" 한 모습으로 보인다.

본보기

메리는 다섯 살이 될 때까지 어머니로부터 버림을 받았고 그 이후로도 어머니가 가끔 그녀를 만나러 왔다 가는 정도로 어린 시절을 보냈다. 어른이 되어서도, 같은 패턴으로 신뢰를 얻지 못하고 남편으로부터 무시당한 감정이 여전하였다. 치매가 진전되면서, 메리는 요양원에서 어머니를 애타게 찾아 다니는 데에 많은 시간을 보냈다. 직원들은 그녀의 정서적인 욕구를 충족시키려 했고 메리가 위로와 평화를 찾을 수 있도록 도와 주었다. 여러 직원들이 그녀의 "엄마"가 되어주기도 하면서 이들과 신체적으로 가까이 지내면서 위안을 찾았다. 메리는 받아주면서 껴안기도 하고 사랑 받고 있다는 표시를 하기도 하였다. 그녀가 세상을 떠나기 전에, 메리의 가족들은 다른 주로 이사 갈 궁리도 했었다. 그들은 메리와 함께 가지 못하기에 다른 요양원으로 옮기는 어려운 결정을 하였다. 가족들은, 메리가 처음으로 안전하게 보호 받고 있다고 믿었고, 그녀가 경험한 평안함과 안위감을 깨뜨리지 않는 선택을 하였다.

치매를 겪고 있는 사람에게는 안위를 촉진시키는 것이 돌봄 모델의 목표이다. 안위는 삶 전반에 걸쳐 실질적인 욕구이기 때문에, 평화로운 죽음을 포함한 치유과정보다 먼저 안위에 대해 관심을 기울여야 한다 (Malinowski & Stamler, 2002). "안위"라는 말은 라틴어 'confortare'에서 유래된 말로 "매우 강하게 하는"의 의미를 가진 말이다. 이 안위의 정의는 HEC 이론과 부합한다. 간호사는 불확실성의 기간 내내 치매를 겪고 있는 사람을 지지한다. 안위증진을 통해 균형 감각이 얻어지면, 그 사람의 인생은 이전에는 예상치 못했던 방향으로 갈 수 있다. 이 새로운 방향이 보이는 특징은, 보다 큰 연결성과 자유, 그리고 새로운 돌봄관계가 이루어지는 것이며, 이 모든 것들은 확장되어가는 의식이 그 징표이다 (Newman, 2002).

"안위 지대" 만들기

간호 환경은 각 사람이 안위지대(comfort zone)을 정하는 데에 초점을 둔다(Ruka, 2003). 이 구역은 감정과 행동의 균형을 나타낸다. 긍정적인 감정과 행동을 극대화하고 부정적인 감정과 행동을 최소화하여 안위를 촉진하면 삶의 질이 향상된다. 행동의 패턴은 표현과 의미를 나타내며, 치매를 겪고 있는 사람이 경험한 삶의 질을 형성한다. 기쁨과 삶에 대한 열정을 경험하게 하는 행동들을 지지하는 것과 괴로움과 고통을 경험하게 하는 행동들을 피하는 것 사이에는 긴장이 존재한다. 안위지대는 괴로움을 주는 행동을 무디게 하는 것 이상의 것으로, 이것은 각 사람마다의 독특한 감정과 행동의 균형을 창조하는 것이며 삶의 질을 향상시키는 것이다.

안위지대의 경계는 융통성이 있고 역동적이어서 내외적인 요인들 모두에 의해 달라진다. 특정 행동 패턴들의 상호작용으로 만들어지는 안위정도는 다양하다. 개개인의 행동리듬과 전반적인 패턴은 치매가 시작되기 전 그 사람의 인생 패턴, 스타일, 꿈, 욕망, 그리고 취향이 어떠했는지에 비춰봐야 한다. 따라서 이 안위지대는 각 사람마다 독특한 것이다.

패턴을 인지하는 능력은 각 사람의 안위지대를 만들어가는데 있어서 유익한 수단이 된다. 핵심 개념은 패턴에서 파악한 전체성과 그 행동이 패턴의 지표라는 것이다 (Newman, 1999). 행동으로 나타난 특징들을 통해 패턴을 인식할 수 있다. 치매를 겪고 있는 사람들의 외재적(explicate) 패턴은 행동으로 나타나며; 그 밑에 깔린 내재적(implicate) 패턴이 진정한 그 사람이다. 돌봄 제공자들은 나타난 행동에서 의미를 찾고 그것들을 온전한 개인과 연결시켜 이해하게 된다.

외재적이고 내재적인 패턴을 표현하기 위해 큰 바다 장면의 시각 이미지를 사용할 수 있다. 파도가 철썩철썩 밀려오는 해변과 백사장이 있는 이 그림은 사람의 행동 패턴 또는 외재적 패턴을 설명한다. 내재적 질서 혹은 진정한 그 사람은 바다 밑에 헤엄치는 물고기들, 고래, 산호초, 및 수초들로 구성된 생물들의 그림으로 표현된다. 만일 큰 바다가 단지 백사장과 밀려오는 파도로만 이루어져 있다고 믿는다면, 엄청난 바다 밑 경험들을 놓치는 것이다. 만일 행동으로 드러나 보이는 것들이 치매를 앓고 있는 사람을 다 표현한 것이라고 생각하는 것은 이렇게 믿는 것과 마찬가지이다. 돌봄 제공자는 환자와 유대관계를 갖고 환자가 새로운 질서와 균형과 안위를 가질 수 있도록 돕는다.

본보기

진(Jean)은 갈등으로 얼룩진 감정과 불안정, 그리고 편하지 못했던 삶을 뒤로하고 요양원에 들어왔다. 그녀는 정서적으로는 심한 냉대를 받고 육체적으로는 온 나라를 가로질러 왔다 갔다 하면서 자신의 문을 걸어 잠그는 것을 배웠다. 진이 요양원에 처음 왔을 때, 그녀는 불안, 불편감, 그리고 안절부절한 모습을 보였다. 그녀는 요양원을 계속해서 돌아다녔으며, 정서적으로나 신체적으로 편안히 쉬거나 가만히 있지를 못했다. 진은 점차 조용해지면서 대부분의 시간을 즐겁게 간호사들과 보내게 되었다. 그녀는 수시로 간호사들에게 "나는 정말 무서워요" 라고 하였고, 직원들은 그녀에게 위로와, 터치를 하면서 안심시켜 주었다.

그녀는 결코 어떤 느낌이나 감정을 그녀 가족과 나눈 적이 없었는데 그 이유는 그녀 스스로 감정적으로 거리를 두었기 때문이었다. 진은 직원들과 함께 웃고 말을 하기 시작했다. 그녀가 좀 더 열린 상태가 되자, 그녀는 그의 딸들에게 "사랑한다."라고 말을 하였다. 진과 그녀의 딸들은 새로운 돌봄의 관계를 형성하게 된 것이었다.

딸 중 하나는 이 경험에 대해, “나는 엄마가 결코 실현할 수 없었던 것을 하실 수 있겠다는 가능성을 엄마에게서 보았어요. 엄마는 당신 안에 그렇게 크고 빈 공간이 있었지만 – 이제는 점점 그 공간을 받아드릴 수 있는 사랑으로 채워가고 가고 있어요. 엄마는 결국 당신의 사랑과 감정을 받아들이고 나타낼 수 있게 되셨고 이제 그 공간을 채우려면 시간이 오래 걸릴 것이기 때문에 아마 오래 사실 거예요.” 라고 표현하였다. 요양원에 머무는 동안, 진의 행동은 더욱 더 안위와 평안함을 나타냈다.

요양원을 위한 간호 모델

Merriman House 의 리더십 철학은 사람에 대한 존중, 협동, 및 팀웍을 강조하고 있다. 대부분의 장기요양시설들은 사람의 개성을 이해하기 어려운 계층적 관리구조를 가지고 있다. 이 간호 모델은 리더십과 관리를 수직적이 아니라 수평적으로 확장하였다. 각 리더들은 요양 시설의 돌봄 철학에 있는 역할 모델로서 행동하면서 사람들이 쉽게 다가설 수 있도록 하였다.

Merriman House의 직원들은 멘토링을 받아 이 비전통적 관리 구조 하에서 성공적인 임무 수행에 필요한 기량과 도구를 제공받았다. 각 리더들의 할 일은 비전을 가지고 직원들이 이를 실현할 수 있도록 하는 것이었다. 직원들은 개방적인 태도로 대부분의 업무 환경에서 흔히 있는 보호와 방어의 껍데기를 벗어버리도록 하였다. 이렇게 개방하자 직원, 주민, 그리고 가족들 간 새로운 패턴의 상호작용이 생기고 더욱 이해하고 결속하게 되었다. 이러한 직원들 간의 개방성과 이로 인한 취약성 때문에 여기에 참여한 모든 사람들은 서로 배려하며 존경해야 했다. 리더 위치에 있는 사람들은, 공식적이든 비공식적이든 모두가 그 직위에 따른 권한을 남용하지 않아야 할 추가적인 책임이 있었다. 그 대신, 그들은 의식확장의 수준 만큼 각 그룹에 영향력을 행사할 수 있도록 하였다.

각 리더들은, 특히 장기 간호에 있어서 계속 성공적이지 못했다고 밝혀진 전통 관리스타일로 되돌아가지 않기 위해 그 과정에서 서로 신뢰하면서 꾸준히 일하였다. 불확실성과 혼돈의 시기에는 특히 이런 노력이 어려웠으므로; 이때는 이론을 가이드로 해야 했다. 리더들은 혼돈과 붕괴의 시간을 새로운 깨달음과 의식의 확장 수준으로 나가는 기회로 여겨야 했다. 그리고는, 이러한 신념을 나머지 팀원들과 나누었다.

사례관리간호사들은 주민들을 위한 전체적이고 포괄적인 간호를 계획하였다. 각 사례관리간호사는 모든 단편적 정보들을 통합하도록 도와주고, 주민에 관한 새로운 통찰을 가질 수 있는 방법을 찾으며, 가족들과 같이 참여하고 지지하며, 치매를 앓고 있는 사람의 대변자로서 나섰다. 가족들은 종종 사례관리간호사와 흉금 없는 이야기를 하였고, 주민들의 관심사와 깊고 상세한 정보도 나눠주었다. 직원들도 관찰 내용과 임상경험을 가지고 오곤 했다. 그러면 간호사례관리자는 이 정보로 개개 주민에 대한 포괄적인 그림을 그릴 수 있었고 그것을 나머지 다른 직원들에게 나눠주었다.

그러한 자원 간호사나, 또는 일반 간호사들은 직접 돌보는 담당 직원들에게 매일 리더로서 감독하며 지침을 제공해 주었다. 그들은 패턴을 식별하고, 안위 증진을 위한 간호법을 찾아 이행하는데 임상기술과 사람에 대한 지식을 사용하였다. 그 자원 간호사들은 직접 돌보는 담당 직원과 간호사례관리자 사이에서 다리 역할을 하였다. 특히, 그들은 역할 모델이 되었으며 주민과 그 가족들과 돌봄 관계를 형성하였다. 그 간호사들은 (Resource nurses) 리더십 철학을 이행하는 수단이 되었다. 그러나, 각 직원들의 가치를 인정하고, 더욱 존경하며, 자존감을 키우는 일과 이 모델의 비젼을 담아 낼 구조를 만들어내는 것 사이에 균형을 이뤄야 하는 과제가 남아 있다.

면허 간호 보조요원(Licensed Nursing Assistant: LNA)들이 주민들과 가장 많은 시간을 보내면서 대부분의 직접 간호를 담당하였다. LNA들은 주민들이 가진 패턴을 알아내고 치료적 접근방법을 결정하는 데에 깊숙이 관여하였다. 그들은 주민들과 가족들과 돌봄 관계를 만들어 가도록 격려와 지지를 받았다. 일반적으로 LNA들은, 의사소통, 문제해결 및 이 실무 모델에서 요구되는 팀-구축 기량에 관한 교육도 거의 받지 못했었고 실무를 접할 기회도 거의 없었다. 이 모델에서 공식적으로 기술개발을 지원하는 체계로는 동료 멘토링, 코칭, 인식 프로그램, 그리고 상시 교육과 직원 개발이 있었다. 보다 중요한 것은, 공식적인 프로그램들이 리더, 자원 간호사들, 그리고 동료 멘토들이 언제나 피드백을 주고 의사소통 하도록 되어 있다는 것이었다. 이 같이 계속된 대화를 통해 팀원 간에 개방성과 연결성이 촉진되었다. 팀원 간의 연결성과 상호성을 경험함으로써 주민들과 가족들에게는 보다 다양한 간호방법을 쓸 수 있었다.

치료활동을 하는 직원들의 중요한 목표는 긍정적인 감정과 느낌을 극대화 시키는 것이었다. 그 직원은 대체로, 본질상 의존감과 취약성이 높은, 직접간호에는 관여하지 않았다. 치료적 활동은 사람들의 영혼을 풍성하게 하고 그 사람의 소중함과 가치를 지지하는 방향으로 이루어졌다. 치매를 앓고 있는 사람을 위한 치료 활동들은, 연결성을 가질 뿐 아니라, 지루하지 않으면서 즐겁고 만족스럽게 하는데 오감을 사용하도록 짜여졌다.

다학제 팀은 매주 회의를 갖고 주민 돌봄에 대한 관심사를 논의하고, 요구와 목표를 분명히 하고, 돌봄 계획의 변경 사항들에 필요한 조언을 해주었다. 이 팀은 사례관리간호사, 운영관리자, 간호 감독, 자원 간호사, LNA, 영양사, 제반 활동 코디네이터, 그리고 가능한 경우 주민들의 가족들까지를 포함하여 구성되었다. 각 주민들의 사정자료와 돌봄 계획은 분기별로 검토하였는데 이때 가족들도 초대하였다.

매 주 다학제 팀원들은 정기 검토를 할 필요가 없는 주민에 관한 추가적인 쟁점을 다루었다. 행동상의 쟁점들을 포함한 전반적인 범주의 관심사들을 매 주마다 검토하였다. 팀원들은 주민의 쟁점들을 내놓고, 팀이 들어올 것을 요청하고 관심사를 확인하며 돌봄 계획의 제안들을 얻어냈으며, 중재할 책임도 나누었다.

각 돌봄 요소는, 패턴을 식별하고 사람에 대해 알게 되며, 관계를 촉진시키는 돌봄 환경을 조성함으로써, 보조적 치유가 목표가 되도록 하였다. 다학제 팀은 팀원들에게 그들 자신의 패턴을 자각할 수 있는 기회도 되었다. 이러한 자각은 팀이 주민들과 연결성을 갖고 그들을 이해하는 능력을 향상시켰다. 개인적인 자각과 통찰은 또한 팀원들간의 관계도 증진시켰다. 돌봄 제공자들은 개별적인 패턴들간의 상호작용이 가지는 함축적인 의미를 더 잘 알게 되었고, 이로써 질적인 돌봄을 제공할 수 있는 능력도 증진되었다.

돌봄의 리듬: 동시성

돌봄 제공자는 대상자와 동시에 움직이려면 리듬과 패턴을 이해해야 할 필요가 있다. 동시성 안에서 움직이는 것은 돌봄 관계를 촉진하고 친밀함과 하나된 느낌을 갖게 해 준다. 돌봄 제공자는 치매를 앓고 있는 사람과의 조화 속에서 움직이는 것의 가치를 알지만, 또한 동시적 관계를 만들어가는 것의 어려움도 알게 된다. 패턴이 갖고 있는 리듬이 인식가능하고, 뚜렷하며, 그리고 예측 가능한 경우에는 동시적 관계형성이 훨씬 쉽다. 패턴이 불규칙적이거나, 불명확하고, 혹은 비율동적인 사람과 동시에 움직이는 것은 더욱 어려운 일이다 (Newman, 1999).

치매를 앓고 있는 사람들은 특징적으로 그들의 행동, 감정, 그리고 패턴이 수시로 변한다 (Algace et al., 1996; Bourgeois et al., 1996; Mahoney, Volicer & Hurley, 2000). 이러한 가변성은 혼란스럽게 보일 수도 있지만, 그 사람 자신을 둘러 싼 환경과의 상호작용과 리듬을 나타내는 하나의 표현 방식이다. 그러나, 이 패턴을 파악하고 관계를 형성하는 것은 단지 치매를 앓고 있는 사람으로 하여금 확장된 자아 수준으로 향하기 위한 시작에 불과하다. Newman은 대상자와 동반자 관계로 들어가야 한다면서 "그들의 춤을 추라"고 하였다 (1999, p.229). 물론, 춤을 춘다는 것은, 두 파트너가 같이 움직이며 그 순간에 연결이 이루어지고 동반자 관계를 만들어가는 것과 같은, 일치감과 관련이 있다.

돌봄 제공자는 춤을 추어야 할 뿐만 아니라 치매를 앓고 있는 사람이 리드하도록 할 필요가 있다. 다른 사람을 돕고자 하는 돌봄 제공자의 욕망이, 무엇이 이 약한 사람을 위한 최선인가에 관한 의사결정 과정에서, 주도권을 잡으려 할 수 있다. 치매 환자들이 행동으로 그들 자신을 표현할 수 있도록 멈추고 기다리는 인내가 필요하다. 안위의 증진은, 행동들의 기저에 있는 의미를 탐색하면서 시작된다. 간호제공자는 사람이 왜 특정 행동을 하는지 이해해야 하고 그리고 중재 필요성을 평가해야 한다. 행동이 스스로의 욕구를 충족시킬 수 없는 상태임을 나타낼 때 중재를 하는 것이 적절하다. 사람은 배가 고프거나, 목이 마르거나, 혹 신체적인 통증이 있어, 이러한 불편감의 해소를 위해 돌봄 제공자에게 의존할 수 있다. 동시에, 슬픔이나 좌절과 같은 감정을 발산할 필요가 있을 때는, 이를 행동으로 표현할 수 있도록 해주어야 한다. 돌봄 제공자가 한 사람과 동시적 관계를 맺게 되면, 그는 그 사람의 행동들이 가지는 의미를 해석하는 데에 있어 통찰을 얻게 된다.

본보기

패트리샤(Patricia)는 거의 대부분의 시간을 계속해서 무슨 말을 반복하면서 요양원의 홀을 정신없이 돌아다녔다. 그녀는 앞만 뚫어져라 쳐다보며 직원들과 눈길도 맞추지 않고, 벽에 있는 물체를 만지려고 자주 멈추었다. 패트리샤의 남편은 그녀 인생에 있어서 의미 있는 사건의 일부를 언급한 짧은 이야기로 썼다. 이 이야기는, 두 개의 사진들과 함께 완성되었고, 요양 시설의 현관에 게시되었다. 이 이야기는 활기 넘치고 밝고 따뜻한 성품을 지닌, 삶에 대한 열정을 가진 한 여성에 관한 것이었다. 패트리샤의 직업적 정체성은 그녀의 인격에 있어 아주 중요한 요소였다. 그녀는 공중 보건 박사학위를 가지고 있었고 그녀의 학생들에게 인기가 많은 적극적이고 매력적인 선생님이었다.

직원들은 패트리샤의 인생 이야기를 서로 논의하기 시작하였다. 직원들이 그녀의 이야기에 대해 더욱 친숙하게 알게 됨에 따라, 그들과 그녀의 관계가 변했고 그녀의 리듬과 패턴에 대한 이해가 쉬워졌다. 패트리샤는 더 많은 시간을 사무실의 흔들 의자에서 보내기 시작하였다. 그 이유는, 그녀의 과거 인생에서 그녀에게는 사무실 환경이 보다 친숙하고 편안하였기 때문이었다. 패트리샤는 눈에 띄게 편안해졌고 직원들과 눈도 맞추기 시작하였다. 종종 그녀는 병동의 주변을 걷다가 멈추어 서서 웃음을 짓기도 하고 직원들에게 다가가기도 하였다. 패트리샤는 이제 돌봄 제공자들이 그녀의 지난 이야기를 알고 있음을 알고 위안을 찾은 듯 보였다. 동시성의 발견과 "그녀의 춤을 추는 것"을 배우게 됨으로써 모든 참여한 사람들은 더 평안해지고 더 이해하게 되었다. 각 사람의 개별화된 행동 언어를 배우는 데에는, 개방적이고 수용적인 자세는 물론 섬세하고 미묘한 것에 대한 주의를 기울이는 것이 필요하다.

진행중인 연구

돌봄 환경에 대한 연구는 진행중이다. 직원들은 Merriman House 간호 모델인 인상주의적 화법에 색을 더하고 붓으로 색칠을 하고 있는 중이다. 이 모델 개발작업은 역동적이며 계속해서 진화와 새로운 방향으로 이동해가고 있다. 불확실성과 이행들이 계속되기는 하지만, 직원들은 보다 편안해지고 돌봄 환경 패턴이 자연스럽게 전개

되도록 하는 그 과정을 신뢰한다. 주민과 그 가족들을 위한 이 모델의 효과성에 대한 지속적인 평가를 통해 Newman의 HEC 이론과 그것이 간호에 미친 영향 간의 연관성에 대한 보다 많은 증거가 얻어질 것이다. 행동을 조사하기 위해 패턴을 분석한다면, 환자들과 직원들은 변화되고 그 관계에도 변환이 일어난다. 환자 경험을 이해하는 방법을 개발하는 것은 미래로 나가고 과거를 반추하여 현재를 아는데 도움이 된다 (Ruka, 2003).

References

Algace, D., Beck, c., Kolanowski, A, Whall, A, Berent, S., Richards, K., et al. (1996). Need-driven dementia-compromised behavior: An alternative view of disruptive behavior. *American Journal of Alzheimer's Disease*, 6, 10-19.

Bourgeois, M., Burgio, L., Schultz, R., Beach, S., & Palmer, B. (1996). Modifying repetitive verbalizations of community-dwelling patients with AD. *The Gerontologist*, 37(I), 30-39.

Feil, N. (1993). *The validation breakthrough: Simple techniques for communicating with people with Alzheimer's-type dementia.* Baltimore, MD: Health Professionals.

Maas, M., & Specht, J. (1999). Quality outcomes and contextual variables in nursing homes. In: A. S. Hinshaw, S. L. Feetham, & J. B. Shaver (Eds.), *Handbook of clinical nursing research* (pp.655-663). Thousand Oaks, CA: Sage.

Mahoney, E. K., Volicer, L., & Hurley, A C. (2000). *Management of challenging behaviors in dementia.* Baltimore, MD: Health Professionals.

Malinowski, A, & Stamler, L. L. (2002). Comfort: Exploration of the concept in nursing. *Journal of Advanced Nursing*, 39, 599-606.

Newman, M. A. (1999). The rhythm of relating in a paradigm of wholeness. Image: *Journal of Nursing Scholarship*, 31 (3), 227-229.

Newman, M. A. (2002). Caring in the human health experience. *International Journal of Human Caring*, 6(2), 8-11.

Raia, P, & Koenig-Coste, J. (1997). Habilitation therapy: Realigning the planets. *Alzheimer's Association of Eastern Massachusetts*, 3-12.

Ruka, S. (2003). *Effects of reminiscence in promoting a comfort zone: A single subject study of people with dementia in a nursing home.* Dissertation, Boston College, Chestnut Hill, MA.

제 10 장

임상 실무에서 돌봄 환경 만들어내기: 행정 및 실무적 시각

Amanda Coakley & Edward Coakley

서론

간호 실무를 이론에 따라 시행하고 연구에서 얻어진 지식을 실무에서 찾아볼 수 있는 것은 매우 중요하다. 전문적 실무를 강화시키고 학문적 분위기와 개혁적 실무를 촉진시키는 조직 기반구조는 전문간호 발전에 필수적이다. 간호 행정가들은 비용-효과적이고 질 높은 환자 간호와 간호사/환자/가족의 만족을 높여줄 수 있는 지식-기반 실무를 육성하는 일에 핵심적인 위치에 있다. 이 장에서는 한 대형 메디컬센터에서 간호행정가와 임상가들이 어떻게 Newman (1994)의 의식 확장으로서의 건강(HEC) 이론을 통합하고 또 간호사와 환자 모두에게 유익한 임상실무 변화를 가져오게 되었는지 그 전략들을 소개한다.

돌봄 환경과 간호행정

오늘날 미국의 보건의료체계는 빠르게 변화하고 있고, 사람도 많고 몰려있으며 주로 기술지향으로 나가고 있다. 이런 상황 속에서 간호행정가는 최선의 간호를 제공하고 직원들 간에 전문적 실무 증진과 업무에 따른 요구를 부응하는 데 균형을 맞추려고 노력한다. 허지만, 요즘 간호환경에서, 간호행정가들은 미래 실무요구들이 무엇인지 찾아보고, 새로운 조직 구조를 설계하며, 문제-중심 간호와 업무중심 환자간호환경에 필요한 자원들을 공급하는 데 많은 시간을 쏟고 있다. 대형 메디칼센터에서 일하는 간호부서장들은 매일 상당 부분의 토의안건이, 환자간호를 위한 혁신적인 프로세스를 개발하면서 환자와 직원에 대한 자료수집체계를 설계하고 실행하는 것들이다. 이러한 요구들에 부응하기 위해, 간호행정가들은 보다 나은 직원 배치양식을 택하고, 질병의 중등도를 분류하며, 변화에 대비한 예산 편성을 위한 데이터를 분석한다. 이러한 분석결과를 가지고 성과 향상을 꾀하고, 질적이고 비용 효과적인 환자 간호를 보장한다.

현재 메디칼센터는 급성질환 중심이고 치료 지향적이다. 환자와 만날 시간도 제한되고, 거의 생리적인 안정이나, 질병 관찰, 및 회복의 진전상태 관리에만 집중되어 있고, 조기 퇴원 시키며 일부에게는 환자가 가정에서 회복할 수 있도록 교육한다. 간호행정가들은 이러한 과제들을 다루기 위해, 조직은 물론 환자 목표를 달성하기 위해 간호사들이 어떻게 전문적인 측면에서 공헌할 수 있을지 병원의 전략기획에 참여한다. 간호행정가는 이에 부응하여 환자를 더 받고 (예: 보다 많은 환자를 받아들이기 위한 새로운 병동 개설), 원가를 절감하고 (예, 병리적 상태를 치료하기 위한 새로운 기술 도입), 환자와 직원의 안전을 도모하며 (예: 최신의 생물학적-보호 장치의 사용), 수 많은 업무-중심적이고 미래 지향적 과업들을 떠맡는다.

지난 십오년 남짓 한 동안, 건강관리전달체계를 재정비하려는 노력과 함께 간호업무 연구에 대한 관심도 많아졌다. 최근에는, 이 이슈가 "다시 부각되는 리엔지니어링(reengineering revisited)"이라 불릴 만큼 다시 떠오르기 시작하였다. 간호행정가가 여러 난제들을 해결하기 위해 새로운 대응 방안을 모색하는 동안, 간호 지식의 개발로 의사결정에 필요한 정보를 줄 수 있게 되었고 최적의 성과 산출을 위한 간호환경도 다시 설계할 수 있게 되었다. 이 같은 생각은, 업무환경과 환자를 보유하기 위한 고려 사항들을 다룬 미국간호지도자협회의 연구 의제에도 나타나 있다 (Ritter-Teitel, 2003).

새로운 돌봄 모델과 같은 전략들은 "특출한" 사고방식을 요구하며, Newman, Lamb, 그리고 Michaels (1991)이 개발한 사례관리모델과 같이 그 개발에 필요한 학문적 관점에서 새로운 지식을 필요로 한다. 기술/업무-중심의 재설계로는 전문적 간호실무를 실현시킬 수 없다. Fitzmaurice와 그 동료들이 언급하였듯이 (1995), 어느 정도 기술-중심 간호가 필요하다 해도, 간호의 핵심적이고 독자적인 가치를 완전히 구현해내지는 못한다. 오히려, 그렇게 하면 업무-중심 능력만 재강조하게 되어, 임상판단이나 과정에서 간호지식의 영향력을 더 발휘할 수 없게 된다. 간호사들은 전문직으로서 그 학문의 지식으로부터 실무의 정체성을 확인하지 못하게 됨으로써 앞으로 위기에 빠지게 된다. Mitchell이 언급한 바와 같이, "해야 할 업무나 절차목록만을 가지고 자기의 존재를 정의하는 건강관리 전문가는 다른 사람으로 교체될 준비를 해야 할 것이다" (1997, p.71). 간호가 크게 기여할 수 있도록 하면서 업무성과를 개선시키려는 간호행정가라면, 반드시 간호과학의 가치를 소중히 여기고, 간호지식이 간호사-환자 관계와 환자-간호사 만족에 미치는 영향을 인식해야 한다 (Spence Laschinger, Finegan & Shamian, 2001).

간호행정가와 간호 이론

이론이란 규칙이나 원칙들에 대한 일관성 있는 체계로서, 검증이 어느 정도 되었거나 아니면 이미 구축된 것이나 간에 알려진 사실이나 현상에 대한 설명을 돕기 위한 것이다. “한 학문에서 사용되는 이론들과 관점들은 독자적인 것이어서 다른 학문들과 구별된다.” (McEwen & Willis, 2002, p.25). 간호이론은 간호학 내에서의 관찰한 내용을 논리적이고 지적인 패턴으로 보여주고 있기 때문에 간호행정가에게 귀중한 자원이 될 수 있다 (Timpson, 1996). 또한 임상적 혁신을 촉진하고 반추하는데도 귀중한 자원이 될 수 있다. 이론 속에 내재한 지식은 간호 실무의 방향을 제시하고 환자 간호를 개선하는 데 도움이 될 수 있다. 행정가는 간호계획과 실행에 다양한 이론적 관점을 사용하여 적극적으로 앞장 서 실무현장을 변화시켜갈 수 있다. 간호사들이 의도를 가지고 체계적으로 간호 활동을 하게 되면, 보다 효율적이고, 더 성과들을 잘 조절해가며, 다른 이들과 더 나은 의사소통도 할 수 있다 (Raudonis & Acton 1997). Newman의 HEC 이론에 따른 관점은, 질병치료와 시장 중심(curative-and-market-oriented) 건강관리체계 안에, 돌봄의 간호가 있음을 입증하고자 하는 간호행정가들에게 하나의 이론적 틀을 제공할 수 있다.

간호행정가에게 주어지는 실무 발전을 위한 과제

간호 행정대학원의 주요 필수 교과목은 일관성이 없고 (Frank, Aroian & Tashea, 2003), 어떤 프로그램에서는 아예 간호이론이 통째로 빠져 있다. 또한, 경영학석사 학위에 점점 더 가치를 두는 이러한 경향은 간호이론과 지식으로부터 더욱 멀어지게 한다. 간호행정가가 HEC-기반 간호에서와 같이 전인적 접근 방법의 가치를 인식하고 있다 해도, 질병 중심적이고 시장 주도형의, 기업형 분위기에서는 실무현장에 이를 실현시키는 일이 커다란 과제가 아닐 수 없다. 작금에 널리 퍼져있는 생각으로는, 시간이 귀하기 때문에 반추와 이론적으로 생각하는 것은 연구하는 사람과 시간이 남아도는 사람들에게나 필요한 것이라는 의식이 팽배하다. 역사적으로, 간호이론은 추상적이며 심지어 대다수의 간호사들에게까지도 관련성이 없는 것이라는 오명을 갖고 있었다 (Timpson, 1996). 실무지침과, 실무정보 습득, 그리고 임상연구를 위해서 간호 이론을 사용한 간호행정가들도 있었지만 (Mitchell, 1997), 간호행정에는 간호이론이 쓸모가 없다고 생각하는 이들도 있었다. 만일 간호 이론을 더 사용하는 추세가 된다면, 역동적인 간호 환경에 임상적으로 관련성이 있고 부응할 만한 접근 방법을 필요로 할 것이다.

간호 과학의 내용을 정하고 간호 과학을 실무에 통합하는 것은 오늘날 간호행정가의 가장 큰 과제 중 하나가 아닐 수 없다. 미국 간호사 협회 문서인 **간호행정: 실무의 범주와 표준** 중, 연구표준에 대해서, 간호행정가를 "간호의 환경을 조성하고 간호연구와 학문적 탐구를 지지하는 자원들을 옹호하는" 사람으로 명시하고 있다 (2003, p.29). 이론-주도적 간호실무의 가치를 알고 지지하는 간호행정가라면 이런 기대를 충족시킬 수 있을 것이다.

실무 모델 만들기

혁신적 실무 모델을 개발하기 위해 노력한다면 그 어느 것이라도 이론 안에서 가장 잘 자리잡을 수 있다. McEwen과 Willis (2002)는 개념적 모델과 이론들은 간호사들에게는 자신들의 직업적 가치와 신념을 잘 나타내주는 방법이 될 수 있으며 도덕적이고/윤리적인 간호행위의 지침이 될 수 있다고 하였다. 모델과 이론은 또한 실무에 관한 방법을 더욱 더 촉진시킨다. 이론에 따른 실무 모델은 보다 짜임새 있는 간호가 될 가능성이 있다 (Chinn & Kramer, 1999). 이론적 모델들은 자기발견적 장치 (heuristic devices)로 생각할 수 있어서, 한 개인이 세상에 대한 개념화를 할 수 있도록 도와준다. 간호실무모델은 단지 환자 경험에 관한 개념과 아이디어들의 관계를 써서 표현하는 것이다. 표 10.1은 이 같은 모델을 논의할 때에 사용되는 용어에 대한 조작적 정의들이다.

보스톤에 있는 Massachusetts General Hospital에서 개발한 전문 실무 모델은 학문발전의 기회를 가져오고 환자 성과에 임상가가 어떤 영향을 주는가를 조사하는 방향을 제시한다. 간호행정가는 이 모델을 사용하여 전문 실무를 지원하고, 협동적인 관리, 연구, 이론, 및 의사결정과 같은 요소들을 포함하는 기반을 구축할 수 있다 (Ives-Erickson, Hamilton, Ditomassi & Jones, 2003). 환자-중심 간호는 또한 전문직의 표준, 자격과 특혜 부여 원칙, 지불상환, 및 규제 구조에 의해서도 알 수 있다. 이들은, 전문 실무 제공자들과 환자나 가족, 및 건강과 질환에 대한 이슈를 다루는 공동체들 간에 일어나는 역동적이고 치유적인 상호작용이 지닌 가치들을 반영하는, 실무모델과 연계될 수 있다. 이 모델에서, 환자-중심간호 목표는 모든 만남에서 안전하고 항상-발전하며, 문화적으로도 경쟁력 있는 환자 간호를 제공하는 것이다. 이 모델은 간호사들로 하여금 그 체계 속에서, HEC-기반 접근 방법을 포함한, 간호 환경 향상을 위한 혁신적 방법을 모색하기 위한 틀이 된다.

표 10.1. 모델 개발 관련 용어들

모델 구축(Model Building): 모델이란, 의미와 패턴, 그리고 관계를 밝혀내기 위해 어떤 현상을 바라보는 방식이다. 이것은 간호행정가로 하여금 "가깝고-먼" 시각을 통해 현실-세계의 복잡한 문제를 반추해 볼 수 있게 해 주는 홀로그램으로 상상할 수도 있다. 각 모델은 현실의 근사치이고 간호행정가가 간호 이론과 실무를 조직 내의 제반 구조와 업무 과정에 통합시키기 위한 전략이 될 수 있다. (McEwen & Willis, 2002).

개념적 모델(Conceptual Model): 간호 이론에는 공통적인 meta-paradigm으로 간호사, 사람, 건강 및 환경이 있다 (Fawcett & Malinski, 1996). 이 개념들은 간호 이론의 토대이며 간호전달의 준거틀이 된다. 간호실무 모델은 간호사들 사이의 의사소통을 촉진하며 간호실무, 교육, 행정, 및 연구에 체계적인 접근 방법을 제공한다. 개념적 모델은 간호사들과 사회에게 그 전문직의 사명과 직업적 경계를 명시해준다. 이를 통해 간호 실무의 의무와 책무성의 실재를 명확히 하며, 실무자 및/혹은 그 전문직의 서비스와 그 성과를 문서화 할 수 있다.

전문적 실무 모델(Professional Practice Model): 하나의 전문적 실무 모델이란 변화하는 조직 구조 속에서 직원들로 하여금 자율성과 통제에 대해 긍정적인 시각을 갖도록 하는 수단이 될 수 있다. (Spence Laschinger, Finegan & Shamian, 2001). 전문적 실무를 지지하는 조직구조와 과정 속에서는 간호사들과 환자들 모두 긍정적인 성과를 산출할 수 있다 (Aiken, 2002).

실무 모델(Practice Model): 실무 모델이란 간호사와 환자와의 상호관계가 가지는 모든 차원들을(dimensions) 단지 써서 표현해 놓은 것으로, 간호실무 제공전략을 개발하는 지침으로 쓸 수 있다. 실무 모델은 종종 환자성과, 비용, 및 그 모델을 쓰고 있는 건강관리체계의 효과 측면에서 설계하고 평가하기 위해 사용하기도 한다. 실무모델의 사용은 그 기관의 철학, 직원 구성의 패턴, 환자집단, 보고 및 문서화 메커니즘, 지불보상 방법 및 의사소통 시스템에 따라 결정된다.

이론-중심 실무 개발하기: 본보기

메디컬 센터에서 간호 지식에 대한 공헌도에 대해 더 논의를 하기 위한 일환으로, 이론-중심 간호실무를 조사하기 위한 간호사들로 구성된 작업반을 만들었다. 목표는 임상 실무 현장에서 이론적 사고를 고취시키는 분위기를 만들어내고, 간호사들에게 간호 리더들은 물론 다른 사람들과의 대화에 참여할 수 있는 시간과 공간을 제공하기 위한 것이다. 또 다른 목표로는 이론과 실무간의 연계성을 명확하게 하는 것과 환자의 경험을 반영한 지식을 나누고, 이론-중심 실무를 받은 환자 돌봄에 대한 간호 공헌도를 분명하게 하는 것도 있었다.

1995년 가을에, 이 같은 목표를 달성하기 위해 병원 환경 내에 "싱크 탱크"를 설립하였다. 초기에는, 교수진/간호학자, 간호 행정가, 그리고 여러 명의 간호 리더쉽 지지 요원으로 그룹을 구성하였다. 다른 간호사들도 회합에 관해 배우게 됨에 따라, 간호 지도자들로부터 추가 인원이 그룹에 합류하였다. 그 이후에, 지방 대학의 많은 박사과정 학생들, 교수진, 일반 간호사들, 그리고 병원 내외의 간호 리더십 팀의 구성원들도 참석하기 시작하였다. 다양한 임상 및 학문적인 시각을 가진 간호사들의 역동적 상호작용은 그룹 목표 달성과 탐색활동을 강화시켰다. Newman이 제 1장에서 그리고 Litchfield가 7장에서 언급한 "프랙시스"라 한 이론과 실무의 시너지가 참여한 모든 사람들에게 나타났다. 인간이 환경과 어떻게 상호작용을 하는지에 관한 논의의 형태를 강화시키기 위해 홀로그램의 개념화를 사용하였다. 홀로그래픽 모델이란 사람의 상호작용이 각 사람의 패턴화된 에너지 장에서 나와서 두 에너지 장의 전체적인 패턴을 만들어가는 파동의 간섭 패턴으로 설명한다 (Newman, 1994). 그림 6.2이 이 모델을 그림으로 나타낸 것이다.

공감대 형성: Newman 그룹

이 "싱크 탱크"에는 메디컬 센터에 근무하면서 Margaret Newman의 이론을 심도 깊게 공부하던 박사과정 생들이 이 이론이 자신들의 간호 철학과 관련이 있음을 알게 되면서 시작되었다. 이론과 실무 적용에 관해 더 배우고 싶어하던 열망으로, 비슷한 생각을 가진 사람들이 모여 함께 대화에 참여하고 이론을 실무에 적용할 가능성을 탐색하기 시작했다. 그 "싱크 탱크"에서 HEC 이론에 대해 초점을 두어 계속 논의해가면서, 다른 리더들과 간호사들이 합류하면서 그 그룹은 계속 성장하여, 마침내 "Newman 그룹"으로 알려지게 되었다.

그룹토의는 HEC의 이론적 구성 요소와 이 이론과 Rogers (1970)의 연구와의 관계에 초점을 맞추었다. Newman의 이론적 관점에서 필수적인 기본 전제 조건들을 탐색하고 이를 임상 실무 사례와도 연결시켰다:

- 건강은 질병 상태까지 포용한다.
- 질병은 인간 속에 내재한 패턴이(underlying pattern of the person) 나타난 것으로 볼 수 있다.
- 사람의 패턴이란 질병과 같이 그 자체로 드러내는(manifests) 것이며 일차적인 (primary) 것이고 구조적 또는 기능적 변화에 앞서 존재하는 것이다.
- 건강은 의식의 확장이다. (Newman, 1997, p.22)

그룹 활동: 실무 형태를 재구성하기

그룹원들은 이론적 지식이 현재 자신들의 간호 실무에 무엇을 그리고 어떻게 이끌어왔는지 설명하도록 하였다. 일부 그룹 참여자들에게, 이론은 교실에서 학습한 내용일 뿐 임상 실무에 그것을 통합한 적이 거의 없었다. HEC의 이론적 지식에 관한 대화는 많은 참석자들을 일깨워, 건강과 질병을 전혀 다른 방식으로 보도록 흥미를 끌어냈다. 많은 그룹원들이 패턴을 반영하고 밝히기 위한 틀로서 패턴 인지를 (Newman, 1994) 사용하기 시작하였다. 참여자들은 환자들의 삶에 영향을 끼친 의미 있는 사람과 사건들에 관해 이야기하기 위해. 인터뷰를 하고 환자들에게 질문도 하였다. 그들은 대화를 기록하고, 네러티브를 구성하여, 대화 속에 있는 내용을 반영하기 위해 패턴에 대한 시각적 묘사도 하였다.

그룹미팅을 하는 동안, 참여자들은 의식적으로 환자들과 "함께 있고" 그들의 이야기를 계속해갈 수 있는 (to unfold) 시간을 갖기 위한 새로운 방안들에 대해 논의하였다. 대부분의 임상가들은 환자들에게 가장 의미가 있었던 것이 무엇이었는가라는 단 하나의 질문을 통해 얻게 된 정보들을 보고 놀랐다. 간호사들이 오랜 시간에 걸쳐 패턴의 반영 기법을 사용하면서 (Newman, 1994), 그 사람의 얘기가 현재 드러난 패턴 안에서 어떤 역할을 하는지 점차 이해하게 되었다. "각 패턴은 특정 시간과 관련되어 있고 과거로부터 쌓여 왔으며 미래에도 차곡차곡 쌓여지게 될 정보가 들어 있다" (Newman, 1994, p.72; 강혜영 역, pp.73-74).

일반 간호사들과 만성 건강 문제로 장기 입원한 환자들 간에 나눈 네러티브를 무기명으로 수집하였다. HEC-기반의 대화가 환자들에게는 그들만의 이야기를 할 수 있는 기회가 되었고 간호사들에게는 입원환자들의 행동과 표현을 이해하는 기회가 되었다. 간호사들은 환자들이 "이 전에는 결코 어느 누구와도 얘기한 적이 없었던" 이야기들을 종종 듣게 되었다. 장기이식 병동에서 일하던 한 간호사는 그녀의 병동에서 수집된 정보의 깊이를 보고 놀랐다. 그녀는 오랜 기간 동안 병동에서 많은 환자들과 인터뷰를 해왔었지만 이런 이야기는 들어본 적이 없었다고 하였다. HEC을 환자 사정 틀로 사용함으로써 환자들의 패턴을 인지할 수 있었고 선택과 안위와 스트레스의 경감을 증진시키는 새로운 간호전략들을 수행하기 위해 환자들과 협력할 수가 있게 되었다. 전체적으로, 그룹에 참여한 사람들은 Newman의 이론적 시각이 이러한 만남을 어떻게 이끌어왔는지, 그리고 간호사-환자 관계가 얼마나 중요한지를 깨닫게 되었다.

그룹 대화로부터 얻은 개인적, 전문 직업적인 성과

Newman 그룹원들은 여러 방식으로 HEC을 경험하였다. 간호사들은 전문 간호사가 이론을 실무에 연결시키기 위한 수단으로서, 그리고 간호사와 환자 양쪽 모두가 변환을 입증하는 관점으로서 대화의 가치를 인식 하게 되었다. 그룹원들은 과중하고 기술 중심지향의 건강관리 시스템 내에서, 간호에 대한 그들 자신들의 가치와 신념들에 대한 싸움들과 전문적 간호 실무 수행을 시도하면서 겪은 갈등들에 대해 논의할 수 있었다.

그룹원들간의 대화를 통해 실무에 임하는 간호사들이 종종 환자가 털어놓는 이야기들을, 그 사람만의 이야기라는 맥락 안에서 포괄적으로 평가하는 것이 아니라, "체크해 봐야 할" 것으로 간주하고 있음을 알게 되었다. 이 그룹에서는 이론에 기반을 둔 환자와의 만남을 최적화하기 위한 실무 환경을 조성하기 위한 방안이 필요함을 깨달았다.

그룹으로 만나게 됨으로써 각자에게 학습을 촉진하고 자신들이 가지고 있던 사람, 건강, 환경, 그리고 간호에 관한 생각을 간호이론의 맥락에서 확장시킴으로써 개인적으로나 전문적으로 성장할 수 있는 기회가 되었다. 흥미로웠던 점은, 처음에는 대학원에 등록하지 않았던 많은 참여자들이, 후에는 특히 박사 과정과 같은 고등 교육 과정에 등록하였고, Newman의 연구를 그들의 연구 활동에 통합할 방안을 모색하게 되었다는 것이다.

실무의 혁신과 HEC

Newman 그룹의 구성원들은 여러 방식으로 HEC을 자신들의 직무에 통합하였다. 한 사람은 간호행정적 시각에서 반영적 실무에 관한 이론을 개발하여 실무에 적용하기 위한 하나의 모델을 연구 중이다. 단일한 인간 (unitary humans) 에 관한 개인적 관점과 Newman의 이론적 시각은, 간호 행정가 역할을 규정지어 주는 사건과 사람에 관해 생각할 수 있는 틀을 제공하였다. 그룹 내의 그 간호행정가는, 부수적으로 통찰을 얻었는데, 이는 성찰(reflection)을 일일 업무의 한 부분으로 통합시키는 것이었다. 간호행정가, 간호 관리자, 그리고 모든 간호 리더들은 충분한 시간과 생각할 기회를 가질 필요가 있었다. 이 같은 방안은 현재의 건강관리체계의 구조 내에서는 보여지지 않을 수도, 가치를 인정받지 못할 수도 있지만, 이것은 리더들로 하여금 간호사들과 관리자들, 그리고 그들에게 자문과 방향을 묻고자 찾아오는 다른 사람들과 함께 대화에 참여하고 경청하며 초점을 유지할 수 있게 만드는 중요한 과정이다.

다른 그룹원은 환자와 (서비스) 제공자간의 관계와, 병원에서의 간호 실무의 한 부분으로 인정된 치유적 터치가 이루어지는 과정중의 에너지 소비에 대해 탐색하였다 (Coakley, 2001). 이 연구는, 치유적 터치 과정 중에 제공자와 수용자의 패턴이 "서로 각각에 대해 움직이며 교환이 이루어진다는" 믿음(Newman, 1994, p.72; 강혜영 역, pp. 73-74)과 함께, Rogers의 이론적 틀과 HEC에 근거를 두고 있다. 연구 결과는 간호사 및 간호의 수혜자 양쪽 모두 초점이 모아지고 긴장이 완화된 느낌을 가지게 되었고, 치료 후에 보다 활기를 찾을 수 있었음을 보고 하였다.

병원 환경에서 애완 동물을 사용한 프로젝트를 현재 수행하고 있으면서 평가가 진행 중이다. 애완동물과 함께 있음으로써, 환자는 스스로 멈추고, 연결 짓고 반영을 할 수 있어 그 동물들은 대화를 위한 촉매 역할을 해 왔다. 이러한 중재로, 환자는 동물과 간호사 둘 모두와 연결되고, 최상의 건강을 위한 수단으로서 의미와 관계에 초점을 둘 기회를 가지게 된다. 애완동물과 함께 하고 거기서 나오는 대화를 통해 환자는 돌봄을 받고 수용하는 한 방법을 경험하게 된다. 이러한 사람-중심적 건강 패러다임은 대화, 개인적 의미, 그리고 삶의 질을 최일선에 두고 협력과 상호관계성의 실무방식을 필요로 한다 (Newman, 1994).

Newman 그룹의 다른 참여자들은 HEC을 연구조사 분야에 뿐만 아니라 학문적이고 임상적인 현장에서도 수행하였다. 원래 그룹에 있었던 많은 참여자들은 그들의 연구 결과를 이 책에서 보고하고 있다 (A.M. Barron, A. Coakley, E. Coakley, J. Flanagan, C. Hayes, D. Jones, H. Noveletsky-Rosenthal, and C. Picard). 그룹은 최근에 Newman 학자 그룹으로 이름을 바꾸었고, 간호사들이 간호 과학과 Newman의 HEC 이론을 통해 전문적 소양을 발전시키기 위해 여러 장소에서 회합을 계속하고 있다.

향후 진행 방향: 수행을 가로막는 장벽들

Newman 학자 그룹의 참여자들은 HEC과 이론-기반 실무에 관해 대화를 계속 하였고, 그룹의 행정가들은 Newman의 이론을 실무에 보다 광범위하게 도입하기 위한 방안을 주로 논의하였다. 한편으로 많은 일반 간호사와 중진 간호사들은 HEC 이론이 흥미롭다는 것과 그것을 철학적이고 개인적인 수준에서 연결시킬 수 있겠다고 하는 반면, 많은 간호사들이 혈역학적(hemodynamic) 안정성과 신체적 요구에만 초점을 둔 현 상황에서 이 모델을 어떻게 실무에 통합할 수 있을 것인가 하는 문제에 대해 어려움을 겪고 있었다. 일부 간호사들은, HEC과 같은 모델은 특정 현장에만 적합한 것으로 생각하기도 하였다. 예를 들면, 입원 전 클리닉은 HEC－기반 간호 모델의 이행을 위한 "최적의 장소"라고 생각하는 반면, 중환자실은 그 자체가 Newman 모델을 적용해 볼 수 있는 상황이 아니라고 믿고 있었다.

간호사들의 이러한 생각은, (이 모델에 있어서) 필수적인 요건인 대화가 이루어지려면, 환자들이 반드시 대화에 온전히 참여하여 언어로 의사소통이 가능해야 한다는 생각이 깔려있기 때문이었다. 인터뷰 과정이나 사정하는 동안 간호사가 환자들과 이야기를 할 수 있는 환경에서는, Newman의 틀은 건강에 영향을 준 이슈나 관심사를 파악하는 데 도움을 줄 수 있다. Newman의 틀을 (실무에) 통합시키기 위한 "적절한(right)" 장소가 이 이론－기반 실무 모델의 구현에 결정적인 것이었다. HEC－기반 실무에서, 만일 간호사가 환자로 하여금 말을 하고, 되돌아볼 수 있는 기회를 주어 패턴이 드러날 수 있게 하려면 시간이 필요하다. 그러나, 문제는 간호실무의 핵심요소인, 대화를 촉진시키기 위한 간호 환경을 조성하는 것이다.

많은 토의를 통해 어떤 간호현장이든지 이 이론을 전문적 실무에 활용하는 것이 중요하다는 것과, 환자와 가족들이 사람으로서 자신들을 알리고, 입원경험의 의미를 환자와 그(녀) 가족의 삶의 맥락에서 이해하는 데는 시간이 필요하다는 것을 알게 되었다. 간호사들은 환자나 그 가족들이 종종 불안이 매우 고조되는 것을 알았다. 대화에 할애할 적절한 시간이 없으면, 중요한 정보는 알려지지 않은 채 남아 있게 되며 위로 역시 불완전할 수 밖에 없다. 간호사와 환자 (그리고 가족과 지역사회) 간의 동반자관계가 간호의 진수이며, 그것이 모든 간호현장 안에서 구현할 수 있다고 본다면, 모델을 실무에 적용하는 데 장벽은 가치 문제 이상으로 보는 것이며 행정부서에서는 이를 실무에 대한 하나의 기대로서 바라보아야 할 필요가 있다는 것이다.

요약

빠르게 움직이는 임상 환경 내에서 이론-기반 실무를 이행하는 것은 어려운 일이기는 하지만 가능한 일이다. 이를 위해서는 가치부여, 리더십, 그리고 간호 지식이 질 높은 환자 간호에 기여할 수 있게 하는 간호 리더들의 헌신이 필요하다. 또한, 입원이 환자에게 의미가 있고 간호사와 환자 (그리고 가족) 모두를 위한 변화와 성장의 기회가 될 수 있음을 인식해야 한다. Newman의 HEC 이론 (1994)은 간호행정과 임상 실무 모두를 위한 함축된 의미가 있다. 이는 또한 오늘날 거의가 치료 위주의 시장-지향적인 건강관리체계와 구조 속에서 돌봄의 실재를 확실히 보여주기를 원하는 간호 행정가를 위한 틀도 제공한다. 앞으로의 과제는 실무에서의 지속적인 변화를 유지하는 것이다. 이 같은 간호실무 환경의 조성이 가지는 장기적인 효과는 환자와 간호사 모두를 위한 최선의 실무환경을 위한 여러 가지 함축적 의미들을 가지고 있다.

References

Aiken, L. (2002). Hospital staffing, organization and quality of care: Cross-national findings. *Nursing Outlook*, 50(5), 187, 194.

American Nurses Association (2003). *Nursing administration: Scope and standards of practice*. Washington, DC: American Nurses Association.

Chinn, P. L., & Kramer, M. K. (1999). *Theory and nursing: Integrated knowledge development* (5th ed.). St. Louis, MO: Mosby.

Coakley, A. (2001) Exploration of energy expenditure between provider and recipient of a therapeutic touch (TT) treatment and the response to (TT) on healthy individuals. *Dissertation Abstracts International* (University Microfilms No. 3021571).

Fawcett, J., & Malinski, V. (1996). On the requirements for a metaparadigm: An invitation to dialogue. *Nursing Science Ouarterly*, 9(3), 94-97, 100-101.

Fitzmaurice, J. B., Fernsebner, B., Coakley, E., & Buerhaus, P. (1995). Conceptual mapping of perioperative nursing practice: A validation study. In Classification of nursing diagnoses: *Proceedings of the eleventh conference* (pp.236-237). Glendale, CA: North American Nursing Diagnosis Association.

Frank, B., Aroian, J., & Tashea, P. (2003). Nursing administration graduate programs: Current status and future directions. *Journal of Nursing Administration*, 33(5), 300-306.

Ives-Erickson, J., Hamilton, G., Ditomassi, M., & Jones, D. (2003). The value of collaborative governance and staff empowerment. *Journal of Nursing Administration*, 33(2), 96-104.

McEwen, M., & Willis, E. M. (2002). *Theoretical basis for nursing* (pp.27-28, 79-86). Philadelphia, PA: Lippincott Williams and Wilkins.

Mitchell, G. J. (1997). Reengineered healthcare: Why nurses matter. *Nursing Science Quarterly*, 10(2), 70-71.

Newman, M. A. (1994). *Health as expanding consciousness* (2nd ed.). New York, NY: National League for Nursing.

Newman, M. A. (1997). Evolution of the theory of health as expanding consciousness. *Nursing Science Quarterly*, 10(1), 22-25.

Newman, M. A., Lamb, G. S., & Michaels, C. (1991). Nurse case management: The coming together of theory and practice. *Nursing & Healthcare*, 12(8), 404-408.

Raudonis, B. M., & Acton, G. J. (1997). Theory-based nursing practice. *Journal of Advanced Nursing*, 26(1), 138-145.

Ritter-Teitel, J. (2003). Nursing administrative research: The underpinning of decisive leadership. *Journal of Nursing Administration*, 33(5), 257-259.

Rogers, M. (1970). *An introduction to the theoretical basis for nursing.*

Philadelphia, PA: F. A. Davis.

Spence Laschinger, H. K., Finegan, J., & Shamian, J. (2001). Promoting nurses' health: Effect of empowerment on job strain and work satisfaction. *Nursing Economics*, 19(2), 42-52.

Timpson, J. (1996). Nursing theory: Everything the artist spits out is art? *Journal of Advanced Nursing*, 23(5), 1030-1036.

강혜영 역(1996). **의식확장으로서의 건강**(Margaret A. Newman), 서울, 현문사.

RESEARCH AS PRAXIS

제3부

실무연구

제 11 장

창조적 움직임과 성찰을 보여주는 예술: 참여자와 연구자를 위한 표현 양식들

Carol Picard

서론

Newman의 실무연구방법론에서는 대화 이외에도 연구자가 추가적인 인간 표현 양식들을 포함하면서 확장시켜 왔다. 이 장에서는 참여자들이 의미를 표현하기 위한 방안으로 사용한 창조적 움직임과, 연구자들이 참여자들의 패턴을 이해하기 위해 사용한 또 다른 반영적 예술에 대해 다룬다. 이 같은 표현 양식은 대화를 보완하며, 두 가지 모두 참여자들에게는 패턴 인지와 통찰을 할 수 있는 또 다른 기회가 될 수 있다.

HEC 관련 개념들

의식이란 한 사람이 세상과의 관계가 얼마나 복잡하게 발전해왔나를 반영한다. 자기-반성과 패턴 인지는 의식확장에 있어서 불가결한 것이다. 각 사람의 독특한 패턴은 그 개인에게 가장 의미 있는 그 무엇을 통해 분명하게 나타난다 (Newman, 1994). 예술과 창조적 움직임은 자기자신에 대한 지식, 의미, 그리고 통찰에 관한 양상을 드러내고 비추어 확인할 수 있는 탐구 방식들이다 .

Newman, Sime, 그리고 Corcoran-Perry (1991)는 인간의 건강 경험 안에서 돌봄을 학문의 초점으로 보았다. 돌봄은, 간호의 도덕적 당위로서, Newman이 앎의 가장 최고의 형태로 간주하고 있는 것으로, 마음을 열어야 할 필요가 있는 것이다: "돌봄에서 건강에 대한 관점은 전체성에 대한 무조건적인 수용이다. 새로운 규칙은 무조건적인 사랑을 요구하는데 이는 그 자체가 자신에 대한 감수성, 타인에 대한 배려, 그리고 창조성을 통해 그 모습이 드러난다." 고 하였다 (Newman, 1994, p.140; 강혜영 역, p.127). HEC 이론에서, 간호사는 동정적인 돌봄을 해야 하며, 힘과 통제의 가치는 거절하는 것이다.

Newman은 상호관계를 맺는데 있어서 리듬이나 혹은 상호작용 하는 의식의 패턴에 주의를 기울이는 것이 중요함을 강조하였다 (Newman, 1999). 이 상호작용은 흐름과 움직임, 즉 함께 왔다가 서로 떨어지는 것은 참여한 사람들의 리듬이 동시적일 때 가장 잘 이루어진다. 자기 자신과 다른 사람을 연결하는 리듬은 창조적인 움직임이나 춤과 같이 의도적으로 움직이는 신체 행위 (physical act of moving)에 의미를 둘 때 향상될 수 있다.

창조적인 움직임

Laban (1971)에 따르면, 움직임은 자기자신을 표현하는 가장 기본적인 형태이다. 움직임의 질에 영향을 주는 사람의 내적 태도에 대한 이러한 개념은 사람에 대한 Laban의 전체론적인 관점을 반영하고 있는 것이다. 이 같은 틀 내에서, 움직임은 정신적, 신체적, 그리고 영적인 삶 사이에 상호 연결고리와 같은 역할을 한다. Laban은 움직임이 얼마나 풍부하냐 하는 것은 자기 표현을 얼마나 넓게 하는가와 함수관계가 있음을 알아냈다. 그는 사람들이 움직임으로 자신을 보다 넓게 표현할 수 있다고 보았고, 움직임의 질을 시간, 비중, 공간, 그리고 흐름에 투입된 노력에 따라 구분하였다. 그는 이러한 성질은 한 사람의 전체적인 움직임 속에 나타난다고 믿었고, 하나인 전체성의 일부로 보아야 한다고 했다. 각 사람은 그만의 독특한 움직임을 가지고 표현하면서, 이 같은 성질을 반영한다. Laban의 연구는 유럽과 중동 지역 인종 그룹들의 행동과 표현에 반영되어 있다. 연구 결과는 사람 움직임의 질이 환경과 연결되어 있고 사람과 그(녀)의 세상 간의 관계를 반영한다. Laban의 연구는 Newman의 HEC 이론을 보완해준다.

표현 양식으로서의 춤

춤은 회복과 치유, 그리고 고양된 자기인식 능력과 함께 보편적인 표현 양식이다. 현상학적 시각에서 보면, 춤을 통해 사람을 이해하게 되는 것은 앎으로 가는 하나의 경로이다. 춤은 또한 종교적이고 치유적인 의식들에서 의식 상태 변환을 만들어내기 위해 사용된 초월적인 힘이기도 하다. 이것은 개성과 공통적인 인간성이 하나가 되는 변환을 향한 움직임의 수단이 될 수 있다 (Fraleigh, 1987). 춤추는 육체의 깊은 영역으로 한 발짝 들어가게 되면 말이 필요치 않은 표현들을 알 수 있는 기회가 생긴다. 이것은 춤이 가진 자기-표현적 본질이며 춤의 가장 핵심적인 특징이다.

춤 동작 치료에 관한 문헌을 통해 움직임이 자기 표현의 양식으로서 얼마나 가능한가에 대한 이론적인 이해를 할 수 있다. 일차적으로 춤과 정신 장애가 있는 사람의 증상 완화에 초점을 둔 연구가 있었다 (Beaven & Tollinton, 1994; Franks & Frankel, 1991; Lavender,

1992; Milliken, 1990). 창조적 움직임 (creative movement)에 대한 양적 분석연구는 정신건강증상관련해서 몇 개 있다 (Heber, 1993; Goldberg & Fitzpatrick, 1980; Stewart, McMullen & Rubin, 1994). 그러나 어떤 연구에서도 창조적 움직임에 대한 자료를 해석학적 방법으로 검토한 것은 없다.

현대무용가로 16년간 살아온 사람으로서, 나는 교실이나 무대에서 움직임의 표현을 사용한 개인적인 경험을 어느 정도 가지고 있다. 이러한 경험들을 통해 나는 감성적인 표현과 개인적인 통찰을 깊이 할 수 있었고, Newman의 연구 방법론에 창조적 움직임을 시도해 볼 수 있었다.

반영적 예술

Bauman (1999)은 간호사들에게 탐구의 한 방법으로 예술을 검토해 보도록 권유하였다. 미학이란 일종의 표현양식으로, 예술적 표현을 통해 드러난 것에 의미를 부여하고 빛을 비춰주는 것이다. 예술은 경험의 본질을 캐낼 수 있는 능력을 가지고 있다. 경험에 빛을 비추어주게 되면, 그것에 붙잡혀 그 전체성에 대한 자각을 하게 된다. 바로 그 순간에는 시간, 공간, 그리고 경계들이 모두 함께 흘러간다. Bohm (1998)은 이 같은 합류를, 표면 너머를 깊숙이 들여다보는 것 혹은 진정한 본질에 다다르는 기교라 하였다.

예술적 표현을 만들어내는 것은 자연적인 질서이다. 인류학자이자 비교행동학자인 Dissanayake (1992)은, 예술이란 의미를 실체화한 하나의 형태로서, 매일 매일을 특별하게 만들고, 사람들이 무엇이 중요한지를 서로 나누도록 하는 것이라 보았다. 이 저자는 전세계적으로 문화를 연결해주는 하나의 형태로서 예술 창작의 보편성에 대한 조사를 하였고, 포스트모던시대의 서양 사람들은 서로 이런 방식으로 의사소통을 해야 할 필요가 있다고 보았다. 표현 양식으로서의 예술은 환자를 위한 치료 도구로서 그리고 치유의 한 방식으로서 많은 사람들에게 중요하게 생각했다 (Predeger, 1996; Jonas, 1994; Jonas-Simpson, 1997; Samuels, 1994). 예술과 패턴의 평가를 연결시키면 반영과 의미부여가 더 잘 될 수 있다.

Cowling(1997)은 간호 프랙시스를, 패턴 분석과는 구별되는 패턴 이해라는 단일한 관점에서 개념화하였다. Cowling은 참여자들과 함께 하나의 이야기 프로파일을 만들면서, 사람이 (자신의) 전체성 패턴에 대해 그 개인이 어떻게 이해하는가를 알아보기 위해 사진을 사용하였다. 연구자가 패턴 이해의 한 양식으로서 반영적 예술(reflective art)을 창조하려 할 때는, 연구자 나름대로 새로운 방식으로 그 사람의 패턴의 본질을 포착하려는 의도가 있다 (Picard, 2000).

나는 중년 여성과 (Picard, 2000) 양극성 장애를 가진 사람의 부모들에 대한 HEC－기반 연구의 구성요소로서 창조적 움직임과 반영적 예술을 사용한 적이 있었다 (제12장 참조). 또한 이를 암 환자 가족을 떠나보낸 간호사들의 경험 연구에도 사용하였다 (Picard, Agretelis & DeMarco, 2004; DeMarco, Picard & Agretelis, 2004). 이 외에도, 나는 학생들에게도 창조적 움직임을 사용하였고 (Picard, 2001; Picard, Sickul & Natale, 1998) 어린이의 죽음을 탐색하기 위한 협력 연구에도 예술적 반영을 사용하였다 (Picard, 2002).

창조적 움직임과 예술을 사용한 연구 설계

창조적 움직임과 예술에 대한 연구는 중년 여성의 연구 사례에서 (Picard, 2000) 볼 수 있다. 이 연구의 목적은 네러티브 대화 안에 있는 패턴과 창조적 움직임의 형태로 된 표현양식을 밝혀냄으로써 중년 여성에 있어 건강의 의미가 무엇인가를 조사하기 위한 것이었다.

이를 위해 두 가지의 연구질문을 하였다:

1. 중년 여성에게 의도적인 창조적 움직임과 네러티브에 나타나는 건강이 어떤 의미인가?
2. 중년 여성은 그들이 경험한 이 두 가지 표현양식을 어떻게 사용하고 있는가?

이 질문에 대한 답을 얻기 위해, 각 17명(40~65세)의 참여자들과 심도 깊은 인터뷰를 하였고, 이 그룹은 창조적 움직임의 경험을 하게 되었다. 인터뷰 시간은 50분에서 2시간까지 계획되었으나, 참여자가 그들의 삶 속에서 의미 있는 사건과 사람에 관해 이야기 할 필요가 있는 한 인터뷰를 계속하였다. 대화가 2주만에 끝나면서, 창조적인 움직임을 하는 그룹 경험이 시작되어, 3시간동안 지속되었는데 그 움직임 그룹은 둘로 나뉘어, 각각 9명과 8명의 여성들로 구성되었다.

각 여성들이 그들 자신의 독특한 움직임의 표현을 만들어내고 행할 수 있도록 일련의 준비 활동이 마련했다. 이 활동에는 악수나 다른 참여자들에게 자신을 소개하는 것과 같은 신뢰를 쌓는 경험도 있었다. 그리고, 짝을 지어 활동 하면서 참여자들은 스튜디오 주변에서 각각 서로 다른 사람을 눈가리개를 하고 이끌어 주면서 각 사람이 나머지 모든 사람들과 같이 동행이 이루어질 때까지 파트너를 바꾸어 가면서 계속하였다. 신뢰를 쌓는 세 번째 단계는 믿고 뒤로 떨어 지기였는데, 모든 사람들이 원을 그려 둘러선 한 가운데에 혼자 서서 몸을 꼿꼿하게 세워서 자신의 몸을 사람들이 받아 주도록 믿고 뒤로 넘어지는 것이었다. 마지막 활동은, 그룹으로 하여금 반성적인 모드로 들어가게 하면서 스튜디오 공간을 편안하게 느끼도록 하기 위한 것이었다. 각 구성원은 그들의 "생명선"을 큰 신문용

지 위에 그려보도록 하였다. 참여자들은 이 선을 스튜디오 공간 내에서 스튜디오 바닥을 종이와 같이 상상하면서 움직이기 위한 지도로서 사용 하였다.

각 그룹원들이 서로에 대해서와, 공간 그 자체를 편안하게 느끼게 되자 각 사람에게 과거를 되살려 다음과 같은 질문을 하였다: "만일 당신에게 가장 의미 있었던 것을 표현할 수 있는 몸짓이나 움직임이 있다면, 그것은 어떤 모습일까요?" 각 참여자들은 조용한 가운데에 이 질문에 대해 생각하면서 그들만의 움직임들을 만들어 내었다. 그리고, 한 명씩 움직임을 표현하고, 그 움직임이 그들에게 어떤 의미가 있는지 설명하고, 다시 그 움직임을 보여주었다. 각 개인의 혼자만의 움직임은 비디오로 녹화하여 그룹 전체가 조용히 각각의 연기를 보았다.

인터뷰와 창조적 움직임에 뒤이어 연구원들은 각 사람의 패턴에 대한 이해를 얻기 위해 녹음 테이프, 비디오 테이프, 그리고 대화를 기록한 원고를 조사 하였다. 한 조각의 반영적 예술이 패턴 이해의 한 형태로 만들어졌다. 이 한 조각의 예술을 창조하기 위해서 연구원들은, 그 참여자의 창조적 움직임과 인터뷰 속에 나타난 표현에 관해 주의를 기울이면서, 간단한 명상도 하였다. 이 명상 중에 나타난 심볼은 스케치로 그려졌다. 그림을 그려야 하거나 어떤 양상의 이미지를 표현해야 할 경우에는 화가도 참여하였다. 예를 들면, 날아가는 새의 모습을 그려내기 위해 자문을 받았다. 이 이미지는 데이터에 대한 응답이었고 참여자들의 이야기와 창조적 움직임 속으로 내가 잠겨 들어간 것과 연결이 되어 있었다. 화가는 나의 해석에 맞게 개념화 한 것을 반영하는 그림을 시각적으로 그렸다.

두 번째 인터뷰에서는, Newman (1994)이 권장했던 바와 같이 반영적 예술과 문자 위주로 구성된 패턴의 표현을 각 참여자들과 나누었다. 연구원과 참여자들이 모두 함께 창조적 움직임의 경험을 보여주는 비디오 테이프를 보았다. 각 여성은 이 모든 과정들을 되살려 보도록 하였다. 연구자는 예술 작품에 대해 아무런 설명을 하지 않고, 그 표현을 통해 연구자가 포착한 패턴을 참여자들에게 전달하고자 하였다. 대화가 계속 이어짐에 따라, 참여자들은 자유롭게 이야기나 예술작품의 일부를 더하기도 하고 수정이나 삭제도 해가면서, 나타나는 패턴을 가능한 한 다 반영할 수 있도록 하였다.

연구 결과

창조적 움직임과 반영적 예술을 이용한 실례를 두 참여자의 패턴으로 제시하였다.

이사벨: 균형잡기

이사벨이 표현한 패턴은 어린 시절과 결혼 생활 모두에서 다른 사람들의 기대와 규칙을 따르는 것에 묶여 있었던 초기 에너지의 경험을 그렸다. 65세 된 이 부인은 자신의 삶에서 가장 의미있는 것은 은퇴와 함께 새로운 변화를 시작하면서 균형과 안정을 추구하는 것임을 알게 되었다. 이사벨은 성직자였던 아버지의 변변찮은 수입과 어머니의 낭만적인 태도 사이에 항상 긴장이 감돌았던 가족의 두 아이 중 하나였다. 이사벨의 어머니는 종종 그녀를 둘러싸고 있는 현실을 부인하였고, 대신 그들의 실제 생활과는 동떨어진 그림을 그렸다. 집안에서 애들은 어머니의 명령대로 행했는데; 그렇지 않을 경우, "어머니는 나가 떨어질 것이었다. 그녀는 우리 때문에 살았고 우리는 그것을 좋아하지 않았다." 어머니는 이사벨이 작가가 되기를 바랬다. 그녀가 비록 그 방면에 재능이 있었지만, 그녀에게는 하라는 대로 해야 할 것으로만 알았다.

> 보세요, 나는 가족이 있었지만 부모에게 갇혔다는 느낌을 받고 자랐지요. 부모님들은 당신의 능력에 대해 점을 찍고 딱지를 붙일 수 있어요 나는 작가지만, 글을 쓰지는 않아요. 허지만, 그것이 당신의 역할이었어요. 그렇기 때문에 당신은 그것이 실제로 무엇인지 알아내고자 노력하지요. 당신은 당신에게 맡겨진 것 말고 당신이 진정으로 원하는 것이 무엇인지 알고 있어요. 왜 다른 사람이 당신으로 하여금 당신의 전체 인생에 대해서 좋지 않은 느낌을 갖도록 하는 걸까요?

이사벨은 어린 나이에 결혼을 하였다. 그녀의 어머니처럼, 그녀는 세상에 대해 낭만적으로 생각하려고 애썼다. 그녀는 남편이 바람을 피우고 그녀를 떠났을 때가 격변기였다. 아주 오랜 시간 동안 그녀는 희생양이 된 느낌이었다: "나는 그 일이 닥치는 것을 결코 보지 않았지요. 우리 둘 모두 [그녀 자신과 아들] 이혼의 난파선에서 겨우 뭍으로 떠밀려진 상태와 같았지요." 비록 세 어린 아이들을 홀로 기르는 것은 매우 힘든 일이었지만, 그녀는 자신이 행운아였다고 설명 하였다. "나는 내가 꿈꾸지 못했던 인생을 살아 왔지요." 그녀의 사회적 관계의 파괴와 홀로 부모 역할을 해야 한다는 준비가 미흡했었던 느낌에도 불구하고 이 시간은 이사벨에게 중심을 잡아가는 시간이 되었다: "나는 나를 위한 그 무엇을 원했지요. 서서히, 한 번에 하나씩 나는 나의 방식대로 그 일을 해냈지요." 수 년이 흐르는 동안, 그녀는 석사 학위를 받을 수 있었고 문학 박사 학위와 함께 연구원의 지위도 얻어서 어느 정도 재정적 부담도 덜게 되었다. 그녀가 관심을 기울인 분야는 낭만주의 문학으로, 그녀 가족의 패턴과 거의 동일한 것이었다. 이 기간 중에, 유방암을 앓았지만, 치료도 잘 되고 재발도 일어나지 않았다.

인생의 낭만적인 그림만을 보려는 이사벨 자신의 패턴은 그녀가 대학 강단에서 강사직을 맡고 앞으로 나가려 할 때 문제가 생겼다. 논문실적이 모자라 승진도 거부 되었다. 이 경험은 그녀에게 현실을 다르게 대비할 필요가 있음을 가르쳐주었다: “대학은 나에게 일을 해치우는 방법을 가르쳐 주었지요.” 그녀는 새로운 일자리를 잡았고 승진을 필요한 도움을 더 잘 받을 수 있는 여러 기관들과도 관계를 맺었다. 그녀는 또한 현실적 상황을 알아채지 못했기 때문에 남편의 부정과 딸의 알코올 중독과 회복 같은 문제들을 맞닥뜨렸을 때 놀랄 수밖에 없었음을 깨달았다.

이사벨은 직장에서 가까운 집과 바다 가까이에 있는 좀 더 오래 살 수 있는 두 개의 집을 수 년 동안 왔다 갔다 하며 통근하였다. 그녀가 은퇴를 생각하면서, 그녀는 바닷가 마을에 어떻게 하면 그녀가 대학에서 동료들과 일할 때와 같은 공동체 분위기를 조성할 수 있을까를 생각하였다. 그녀는 바닷가 이웃들과 좋기는 하나 그저 일상적인 관계였기에, 거기에서 내내 살려면 이들과 좀 더 깊은 관계를 맺어야 할 필요가 있었다. 그녀는 또한 집에서 내적 평온함을 느끼기 위해 주거공간도 바꿀 생각을 하였다.

질병은 이사벨의 삶의 일부가 되기도 하고 떨어지기도 하여왔다. 유방암 외에도 그녀는 만성 백혈병 진단을 받았었지만 그녀에게 이 병은 “뒷 전의 불(back-burner)”이었다. 질병은 그녀 자신의 전체 중 일부지만, 그녀를 방해하거나 괴롭게 하는 것은 아니었다. 이사벨에게는 처음 진단을 받았을 때에 이를 헤쳐나가는 데에 도움을 주었던 좋은 친구가 있었고, 그녀는 이 중한 질환 경험에서 겪은 역할 스트레스를 되돌아 보았다:

> 이 균형이나 - 백혈구 세포 수가 늘어나고, 혈압과 모든 것이, 당신은 부분적으로 불균형 상태임을 알지만, 느낌으로는 표현하지 않을 수도 있는 - 그런 것들을 낭만적인 방식으로 해석한다 해서 괜찮다고 느끼게는 할 수 없지요 [그녀는 동료들과 충돌하지 않는 이야기를 들려주었다.] 그것을 구축 해야 하기 때문에 비용이 들고… 그리고 다른 어디에서도 그것은 고개를 내밀 수가 있지요. 그러나 [혈액] 세포 속에서 뭔가 자꾸 잘못된 것

이 이루어지고 있다는 것을 볼 때면 – 지금 100% 장담은 못해도 – 거기엔 수많은 각가지 원인들이 있을 거라는 것을 알게 되기까지 오랜 시간이 걸린 셈이었다.

이사벨은 현실에 대한 실용적인 감각(pragmatic sense)을 갖는 것과 최선의 결과를 바라는 것 간의 균형을 맞추는데 몰두하였다. 그녀는 삶의 꽤 많은 부분을 "균형 있는" 상태라고 느끼지 못했고, 현실적인 인식이 없이 그저 낭만적이고, 희망적인 생각만을 한 것이 문제가 되었음을 알았다. 그러나 이러한 경험들을 통해, 그녀는 교수가 되고 학과장도 되는 것과 같은, 그녀가 결코 가능할 것으로 생각하지 못했던 자리까지 올라갔다. 그녀는 가능성과 희망에 대해 낭만적으로 보는 대로 살아낸 것이다. 이혼으로 삶이 파괴된 패턴이 만들어졌고 의식이 변화되었다. 그녀는 목표를 찾기 시작했고 선택을 하였다. 이사벨이 승진을 거절 당하였을 때가 결정적인 계기였다.

그녀는 삶을 보다 현실적으로 보기 시작하였고 의사 결정도 보다 실질적으로 하였다. 옛 친구들과도 관계를 다시 갖고, 직업상 인간관계도 역시 잘 해갔다. 이사벨의 패턴은, 내려놓는 것과, 통제, 성과, 혹은 그녀의 행동에 대해서 다른 사람들이 어떻게 생각하는 지에 관해서도 신경 쓰지 않게끔 변화되었다. 대신에 그녀의 움직임에서 드러난 재미있음, 평온함, 내면적인 균형에 대해 생각하게 되었다. 이 패턴은 또한 백혈병과 백혈구와 적혈구 간 균형에 관한 그녀의 생각에도 반영되었다. 자신의 내적 영혼을 큰 대양과 조류의 흐름과 같은 자연에 연결시키면서, 이사벨은 그녀의 삶을 있는 그대로 받아 들였고 불확실성, 즉 "그녀를 놀라게 하였던 사건들"을 포용하게 되었다.

이사벨은 "내 사무실 창 밖으로 보이는 아름다운 나무" 같은, 그녀 주위 환경에 대해 관심을 기울이고, 되돌아보는 데에 더 많은 시간을 보내게 되었다. 시간이 부족했던 문제는 그녀가 은퇴에 대해 이야기하는 가운데 이루어졌다. 그녀는 "어떤 위급한 일을 만나도 스트레스 받지 않고 고원에서 사는 것은 참 멋진 일이네요." 라고 하였다. 이 새로운 관점과 살아온 그대로의 삶을 수용한 덕분에, 그녀는 "내가 그것을 떨쳐냈다는 느낌이라기보다는 최선으로 성취했다는 느낌이 들고, 이젠 현실을 더 좋아하게 되었어요." 라고 말했다. 이 같은 변화 과정에서, 이사벨은 무엇을 하는 것 보다는 무엇이 되는 것에 더욱 관심을 갖게 되었다.

이사벨의 창조적 움직임은 또한 균형, 평정, 그리고 재미에 관한 것이었다. 움직임을 하는 중에, 그녀는 이것들을 오른쪽 다리로 균형을 잡고 왼쪽 무릎을 잡은 채, 그녀의 오른손을 공중에 들어 올리며 표현하였다. 그녀가 발을 바꾸자, 균형을 잃었다가 다시 중앙으로 되돌아왔다. 그녀는 팔을 넓게 벌리고 장난스럽게 지그 춤을(jig; 3박자의 춤곡) 추기 시작하였다. 그녀의 춤 동작은 먼 공간까지 펼쳐졌다. 그녀는 한 수준에 (one level) 머무르며 좁은 평면 위에서 균형을 잡았다. 자유분방한 지그 춤은 그녀의 팔을 넓게 펼치는 동작으로 끝이 났다. 그녀는 그룹에게 "나는 두 가지 일을 하고 있는데 하나는 균형이예요. 만일 이것을 잃으면, 다시 해요. 두 번째는 새장으로부터 그냥 굴러서 빠져 나오는 것인데, 그렇게 많이 하는 것은 아니예요." 라고 말했다. 그녀는 창조적 움직임에 대해 다음과 같은 말을 하였다:

> 그것은 매우 유쾌한 것이었어요. 균형을 잃으면 다시 되찾는다는 것을 당신은 알아요. 그건 아주 정확하죠. 나는 이것을 미리 볼 수 없었을 뿐 아니라, 무엇을 해야 할 지도 몰랐죠. 내가 내 어린 시절 중 말하지 않았던 것 중에 17살 때 기차에서 떨어졌던 적이 있었어요. 떨어지는 것의 일부로 다시 일어서는 것도 있다는 것을 알게 되었어요. 사람들은 다시 균형을 잡을 수 있게 되면 자신에 대해 꽤 자부심을 가지게 되지요. 또한 만일 균형을 잡을 수 없다면… [그녀는 움직임에 관해 그룹에게 무엇을 얘

기해야 할 지 알고 있지 못했던 것을 되돌아 보며, 비디오 테이프를 통해 자신의 모습을 보면서, "다시 한 번 시도해 보세요" 라고 말하였다.]… 그도 괜찮아요. 이 때 나는 불현듯 깨달았어요. 내 가족의 경우도 그랬거든요. 그것 [움직임]은 그리 영적인 것은 아니었지만 그 이상으로 – 그것만으로 충분해요. 그것은 나의 영혼이었어요. 이 움직임 부분은, 좀 어렵긴 하지만 – 그 과정 중에 당신의 모든 것이 동원된 것이지요.

반영적 작품 (그림 11.1) 역시 그녀와 함께 반향을 일으켰다.

오 좋아요! 아름다워요. 그래요. 괜찮지 않아요? 나는 이 그림이 진정으로 끌어당기는 그 무엇이 있기 때문에 좋아요. 정말 매력적이예요. [그녀는 역사주의를 접했던 경험과 현실을 조직화하는 데는 수많은 방법이 있음을 알게 되었을 때의 충격에 대해 이야기했다.] 이게 다 물이고 바로 거기에 있는 것인가요? 정말 놀랍지 않아요? 내가 지금 매혹되는 건 파도가 있기 때문이어요. 내 말은 내가 그것들이 밀려오는 것을 본다는 뜻이어요. 정말 멋져요. 정말 사랑스러워요 액자에 넣어 두고 사용하겠어요. 항상 이 그림의 의미를 생각할 거예요.

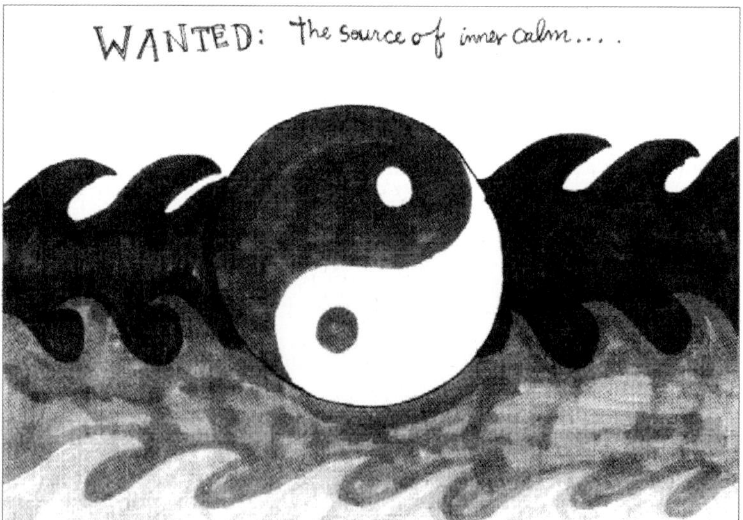

그림 11.1. 이사벨에 대한 반영적 예술 (reflective art).

이사벨은 자신에 대해 어느 정도 명확한 것을 얻었다는 측면에서 그 연구과정이 도움이 되었음을 알았다.

> 당신의 이야기를 말로 하거나 춤을 추는 것은 사람이 존재한다는 감각을 얻기 위해 해야 할 중요한 일로 보이지요. 그것은 예술적인 과정이자, 형상화해가는 과정이지요. 그리고 어쩌면 그것은 어떤 시점에서 동시에 자신에 대한 통찰과 지각을 얻을 수 있다는 점에서 지름길로 가는 과정일 수도 있어요. 그것은 매우 효과적이고 새로운 방법 같아요. 당신이 말하려는 것이 무엇이건 간에 당신 이외에 아무도 그것에 대해 진정으로 말하거나 행하려 하지 않기 때문이지요. 인내하면서 기꺼이 들어주셨어요. 어쨌든, 저는 이 방법이 새로운 시야를 가지려는 사람들에게 볼 수 있게 하는 지름길이자 귀중한 방법이라 생각해요.

로라: 장벽을 허물어뜨리기

44세의 로라는 친구들이 전화해 보라고 권유하여 이 연구에 참여하게 되었다. 그녀는 "용기를 잃기 전에" 즉시 전화하였다. 로라는 움직이는 경험에 참여하는 것을 극도로 꺼렸지만, 전화상으로는 자신은 위험을 감수할 필요가 있다고 말하였다. 그녀는 자신에 대해, 교실 아이들 말고는 다른 사람들 앞에서 움직이는 것을 매우 부끄러워한다고 소개하였다.

로라는 4년 전까지만 해도 삶의 대부분을 그녀에 대한 다른 사람들의 기대에 얽매여 있다고 느끼며 살아왔다. 개인적인 선택이나 자유란 거의 느끼질 못했다. 비록 자신의 삶에 대한 이야기를 반추하면서 어느 정도의 위험을 감수하기는 하였지만, 내적으로는 그런 식의 선택들을 해본 경험이 없었다. 로라는 과체중인 것에 대해 방어적이었다. 어릴 때 그녀는 남과 "다름을" 느꼈고 다른 아이들로부터 괴롭힘을 당했다. 비록 그녀에게는 지지적인 가족이 있긴 했지만, 최근까지 자신을 이해하고 있다고 느끼게 해주는 사람은 없었다. 로라는 두 번째 인터뷰에서 처음으로 자신을 열어 보였는데, 그녀는 한번도 데이트 신청을 받은 적이 없다고 털어놓았다: "이 지구상에 어느 누구도 내 전체 인생에서 나에게 한번의 기회도 주지 않았어요. 내 말은, 내가 소개팅 같은 것에 나가보긴 했지만 그 어느 누구도 나에게 와서 '당신은 내게 정말 특별해요. 당신과 연애하고 싶어요.' 라고 말한 사람이 하나도 없었다는 거예요". 친구들은 종종 로라를 일이나 부탁할 거리로 도움을 받으려고 찾았을 뿐이었다. 그녀 인생에 있던 대부분의 사람들이 그녀 자신의 감정이나 진정으로 마음속에 품고 있는 생각에 대해 이야기하고 싶어할 때에는 관심을 가져주지 않았다. 사람들은 인생의 선한 것에는 관심이 없고 그들 자신의 문제에만 집착하려 했고 그녀가 다른 무엇을 하려 하면 그녀를 괴롭혔다.

로라는 어린아이들의 선생으로서 자신의 재능을 충분히 활용하는 것이 중요한 관건이었다. 그녀는 어린아이들이 다른 사람들이 자기를 알아주기를 원할 때가 언제인지 알 수 있었다. 그녀는 특히 어려움을 겪고 있는 학생들에게 초점을 맞추었고 그들이 거기에서 빠져나올 수 있는 방안을 찾았다.

로라의 패턴 이동은 그녀 나이가 40세가 되었을 때에 일어났다. 이 기간 동안에, 그녀 가족 중 여러 명이 병을 앓게 되었다. 그녀는 가까운 가족이 있었고 질병을 통해 그들간에 보다 열린 대화를 할 수 있게 되었다. 로라는 결혼 생활을 하고자 하는 그녀의 목표가 가능할 것 같지 않음을 깨달았고, 그녀의 꿈을 그냥 "행복하게 사는 것"으로 바꾸었다. 이 시기 동안에, 그녀는 새로운 친구를 사귀었다. 이것은 그녀가 다른 사람들의 부탁을 들어주어야만 하는 관계와는 다른 것이었다.

그 일은 내 인생에 일어났던 일중에 가장 최상의 것이었어요. 우리는 감정에 관하여 많은 이야기를 나누었지요. 그녀는 내 인생에 있어서 나를 아는-나를 알기 위해 시간을 내준 최초의 사람이었던 것 같아요. 그녀는 내 인생에 놀라운 영향을 끼친 사람이었고 나는 항상 그녀에게 이 사실을 이야기했어요. 그 관계는 이전과는 정말 다른 것이었는데, 그녀는 나에게 그녀의 친구가 되는 것 이상을 바라지 않았기 때문이었어요.

자신이 누구인지 알려지는 것이 로라로 하여금 단순히 남이 기대하는 바를 따르기만 하는 것이 아닌 스스로 선택을 할 수 있는 능력을 촉진시키는 핵심 요소가 되었다. 이러한 변화는 그녀가 새로운 방식으로 살아가는 것을 탐탁치않게 생각한 친구들을 잃을 수도 있었다. 그러나 그 위험은 이 새로운 행동을 위축시킬 수 있을 정도로 강하진 못했다.

그룹 움직임의 경험을 하는 동안에, 로라는 매우 불안해했고 이 사실을 다른 참여자들과 공유하였다. 그녀는 혼자 창조적 움직임을 행하기로 하였던 마지막 참여자였다. 로라가 천천히 그룹으로부터 걸어 나오면서 시작되었다. 그 때 그녀는 고개를 숙이고 있었다. 그리고 나서 청중을 향해 돌아섰고 그녀의 양손을 그녀 가슴에 엇갈리게 얹어 놓은 채 그들을 향해 점차 큰 걸음으로 다가오기 시작하였다. 다음으로 가면을 벗어버리는 듯한 몸짓을 취하였고, 기도하는 자세로 고개를 떨어뜨린 채 무릎을 꿇었다. 로라는 창조적 움직임과 반영적 예술에 대한 반응을 다음과 같이 나누었다:

그게 나예요. 나는 - 줄곧 계속해서 상처를 받아온 - 내 자신을 지워버렸지요, 더 이상 참을 수 없었어요. 그러나 부모님은… 내 인생의 모든 발자취에서 …결코 포기하지 않으셨어요. 그리고 내 나이 40세가 되었고, 이제는 모든 사람으로부터 상처 받는 것에 지쳐버렸어요, 그 때가 내가 뒤로 물러서서 모든 사람과 모든 것으로부터 내 자신을 지워버린 때였어요. 나는 나 자신이 좋은 사람이었고 이것을 사람들에게 보여줄 필요가 있다고 결심했어요. 나는 나 자신과 내가 견디어왔던 것을 미워했어요. 그래서 벽을 허물고 발걸음을 떼기 시작했지만, 두 걸음은 앞으로 다시 한걸음은 뒤로 했어요. 그렇지만 가족을 사랑했기 때문에 계속해서 그렇게 했어요. 그들은 그저 나를 바라보기만 했지요. 그들은 강요하지도 않았고; 그 어떤 일도 하지 않았어요. 그들은 그냥 거기에 있었을 따름이었어요. 그리고 나는 가면을 벗어 던졌지요. 내 스스로 많은 가면을 허용했고, 많은 사람들이 그런 가면들을 나에게 씌우도록 허용했었지요. 이제 나는 내 자신이 되었어요. 나는 시작할 거예요. 오늘 이것은 하나의 큰 걸음이 되었어요. 나는 내 삶에서 그 어느 때보다 더욱 내 자신을 좋아할 거예요.

두 번째 인터뷰 중에, 로라는 노란 에너지 광선이 중앙의 열린 곳을 통해 쏟아져 나오는 벽을 그린 반영적 그림 (그림 11.2)에 대해 반응하였다:

정말 두렵네요 – 거기에 있는 것이 바로 나예요. 나는 이 작품을 위해 당신이 시간을 쏟았다는 사실이 좋아요. 이게 당신의 작품이라는 것을 알지만, 그렇지만 가설 같은 것보다 훨씬 더 깊이가 있는 것 같다는 뜻이어요. 내가 매일 문을 나서는 그 벽에 붙여놓고 싶어요. 이것을 액자로 만들어야 할 것 같군요. 핀으로 만들어 꽂고 다닐 수도 있구요. 또는 [학교에서] 복사기로 축소 복사해서 그냥 붙여놓을 수도 있겠군요.. 나는 이 길게 뿜어져 나오는 햇빛을 원합니다.

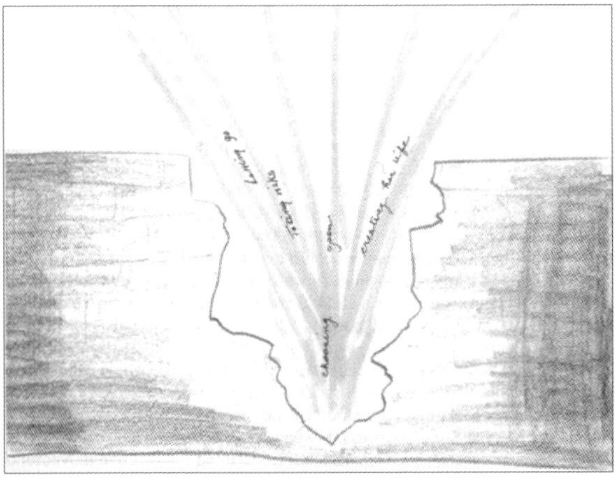

그림 11.2. 로라에 대한 반영적 예술.

로라는 또한 자신의 삶에서 대부분의 사람들이 그녀에 대해 잘 알지 못했다는 사실을 받아들였다: "내가 만일 [그들에게] 백지 한 조각을 주고 '나 자신을 나타내는 그 무엇을 그려주세요' 라고 말했다면 그 어느 누구도 저것과 같이 나에 가깝게 그리는 사람은 없었을 거예요."

로라의 패턴 이동은, 새로운 사람들과 관계를 맺는 위험을 감수하고 (예, 친구, 대학원), 그녀가 새롭게 이 연구 프로젝트에 참석했기에 일어날 수 있었다 그녀는 또한, 자신이 두분 모두 중한 만성질환을 앓고 있는 연로한 부모님에 대해 내려놓게 된 것과 같은, 자유롭게 풀려 나오는 법에 대해 배웠음도 말하였다. 로라는 자신을 발견하는 이 여정에서 일기나 자조 안내서 같은 다양한 표현 방법들과 자원들을 사용하였다. 그녀는 어떤 사람들과는 자기 삶의 깊은 수준에까지 자유롭게 나누었다. 예를 들면, 부모님과 임종이나 장례절차 등에 관하여 무엇을 원하시는지 이야기를 나누었는데, 이는 몇 년 전까지만 하더라도 불가능하다고 믿고 있었던 것이었다.

논의

Newman의 프랙시스로서의 연구 과정 안에 포함된 창조적 표현들에 대한 참여자들의 반응은 긍정적이었다. 창조적 움직임의 경험은 참여자들에게 동작을 통해 전체성에 대한 구체화된 반영을 경험할 수 있는 기회를 제공하였다. 비디오로 녹화된 움직임을 보는 것은 여성들이 그들 자신에게 의미가 있는 길로 그들 스스로가 움직이는 것을 보듯이 패턴을 드러내는 과정에서 또 다른 반영의 기회를 제공하였다. 참여자들이 (동작을) 행하는 것을 바라보는 것과 그리고 테이프를 보면서 연구자는 종교적인 춤과 다른 전문적인 해석적 안무의 용도를 다시 생각하게 되었다. 창조적 움직임을 통해, 참여자들은 가슴 깊이 와 닿는 통합의 감각과 혹은 그들의 생각, 감정, 그리고 움직임이 밀착되어 있음을 경험하였다.

한 사람만을 제외하고 모든 참여자들이 작품을 복사하여 주기를 요청하였다. 표현과 대화 내용의 창조적 방식을 통해, 참여자들은 알려져 있는 것에 대한 깊은 이해를 얻었고, 이것은 전반적으로 이 연구에서 발견한 핵심적인 성과였다. 반영적 예술은 패턴을 확실하게 해주었고 더 많이 반추해 볼 수 있는 자원이 되었다.

그룹 구성원들의 경험은, Navaho/Dineh 인디언의 치료사가 문제로 고통 받고 있는 사람의 상황을 깊이 반추하고 그 아픈 사람의 패턴을 모레에 그리는 것과 같이, 오래된 지혜의 전통을 가진 그룹들과 견주어 비교할 수도 있다. 음악과 춤 또한 원래 온전한 상태로 회복 시킨다 (Ramsey, 1991). 이 연구과정은 움직임, 작품, 대화가 전체성에 대한 감각을 붙잡아 이루어지는 하나의 공동 창조 행위였다. 연구에 포함된 모든 요소들을 반성을 위해 참여자들에게 되돌려 줌으로써 연구자가 자신들을 진정으로 이해하고 있다고 느낄 수 있었고, 그것이 그들의 패턴을 인지하기 위한 하나의 방법이기도 하였다. 일부 참여자들은 대화, 창조적 움직임을 행하기, 창조적 움직임을 바라보기, 예술작품 검토하기, 그리고 문자로 된 자료를 해석하는 것과 같은 표현을 가지고 보다 강한 그림을 그리기도 하였다.

결론

미학적인 양식으로 표현하면 자각과 자기성찰(awareness and reflection)을 통해 보다 깊은 조사가 가능하다. Newman의 HEC 이론은, 방법론적 전략이 넓어, 패턴에 대한 창조적 표현을 풍성하게 할 수 있다. Bohm 은 "진정한 지식과 예지는 사고에서 나오는 것이라기보다는, 오히려 예지의 깊은 출처(deep source of intelligence)는 모든 인식이 시작되는, 알려져 있지 않고 정의할 수도 없는 전체성 (totality)이다" 라고 상기시켜 주었다 (1998, p.61). 창조적 움직임은 사람으로 하여금 온전하게 참여하도록 한다. 비디오 테이프는 참여자들이 다른 방식으로 자신들을 볼 수 있게 하였고, 반영적 예술은 돌봄의 실재를 새로운 방식으로 표현할 수 있게 하였다.

References

Baumann, S. L. (1999). Art as a path of inquiry. *Nursing Science Ouarterly,* 12(2), 111-117. Beaven, D., & Tollinton, G. (1994). Healing the split: A psychophysical approach to working with sexually abused teenaged girls. *Physiotherapy*, 80(7), 439-442.

Bohm, D. (1998). *On creativity*. New York: Routledge.

Cowling, W. R. (1997). Healing as appreciating wholeness. *Advances in Nursing Science,* 22(3), 16-32.

DeMarco, R., Picard, c., & Agretelis, J. (2004). Nurses' personal experiences of cancer survivorship. *Oncology Nursing Forum,* 31(3), 523-530.

Dissanayake, E. (1992). *What is art for*? Seattle: University of Washington.

Fraleigh, S. (1987). *Dance and the lived body*. Pittsburgh: University of Pittsburgh Press.

Franks, B., & Fraenkel, D. (1991). Fairy tales and dance/movement therapy: Catalysts for change in eating disordered individuals. *Arts-in-Psychotherapy*, 18(4), 311-319.

Goldberg, W. G., & Fitzpatrick, J. J. (1980). Movement therapy with the aged. *Nursing Research*, 29(6), 339-346.

Heber. L. (1993). Dance movement: A therapeutic program with psychiatric clients. *Perspectives in Psychiatric Care*, 29(2), 22-29.

Jonas, C. M. (1994). True presence through music. *Nursing Science Quarterly*, 7(3), 102-103.

Jonas-Simpson, C. M. (1997). The Parse research method through music. *Nursing Science Quarterly*, 10(3), 112-114.

Laban, R. (1971). *The mastery of movement*. Boston: Plays.

Lavender, J. (1992). Winnicott's mindpsyche and its treatment. *American Journal of Dance Therapy*, 14(1), 31-39.

Milliken, R. (1990). Dance/movement therapy with the substance abuser. Arts-in Psychotherapy, 17(4), 309-317.

Newman, M. A. (1994). *Health as expanding consciousness* (2nd ed.) New York: National League for Nursing.

Newman, M. A. (1999). The rhythm of relating in a paradigm of wholeness. *Image: The Journal of Nursing Scholarship*, 31 (3), 227-230.

Newman, M. A., Sime, M. A., & Corcoran-Perry, S. A. (1991). The focus of the discipline of nursing. *Advances in Nursing Science*, 14(1), 1-6.

Picard, C. (2000). Uncovering pattern of expanding consciousness in mid-life women: Creative movement and the narrative as modes of expression. *Nursing Science Quarterly*, 13(2), 150-158.

Picard, C. (2001). Expressive techniques: Embodied knowing. In: M. Bradshaw & A. Lowenstein (Eds.), *Fuzard's innovative teaching strategies in nursing* (pp.149-158). Gaithersburg, MD: Aspen.

Picard, C. (2002). Family reflections on living through sudden death of a child: Cooperative inquiry grounded in Newman's health as expanding consciousness. Nursing Science Quarterly, 15(3), 242-250.

Picard, C., Agretelis, J., & DeMarco, R. (2004). Nurses' professional experiences of cancer survivorship. *Oncology Nursing Forum*, 31 (3), 537-542.

Picard, C., Sickul, C., & Natale, S. (1998). Healing reflections: The transformative mirror. *International Journal for Human Caring*, 2(3), 29-47.

Predeger. E. (1996). Womanspirit: A journey into healing through art in breast cancer. *Advances in Nursing Science*, 18(3), 48-58.

Ramsey, J. (1991). Poetry and drama in healing: The lroquoian Condolence Ritual and Navaho Night Chant. *Literature and Medicine*, 8, 78-99.

Samuels, M. (1994). Art as a healing force. In: *Body and soul: Contemporary art and healing*. Lincoln, MA: DeCordova Museum.

Stewart, N. J., McMullen, L. M., & Rubin, L. D. (1994). Movement therapy with depressed inpatients: A randomized multiple single case design. *Archives of Psychiatric Nursing*, 8(I), 22-29.

강혜영 역(1996). **의식확장으로서의 건강**(Margaret A. Newman), 서울, 현문사.

제 12장

양극성 장애를 가진 사람의 부모와 패턴 인지

Carol Picard

서론

나는 Newman의 의식 확장으로서의 건강(HEC) 이론을 보스톤대학의 간호학 박사과정에서 한 과목으로 수강하면서 알게 되었다. 정신과 간호사로서 30년 간을 지내온 나로서, 내 자신은 Margaret Newman의 연구에 꽤 강하게 공감하고 있음을 느꼈다. 의식이 한 방향으로 펼쳐져 간다는 것은, 위기가 오기 전의 기능수준으로 되돌려 놓는 것을 목표로 하는 전통적인 위기이론보다, 환자의 경험을 더 정확하게 이해하는 방법이었다. Newman의 이론적 가정(position)이 타당하게 느껴진 것은 위기 경험이 삶을 바꾼다기 보다는 오히려 각자가 치유를 향한 자신만의 길을 갖게 된다고 보았기 때문이었다.

이 장에서는 HEC 이론에 근거를 둔 연구와 양극성 장애를 겪고 있는 사람의 부모가 겪은 경험을 제시한다. 많은 세월 동안, 나는 정신 질환을 겪는 사람들의 모임의 멤버들과 파트너가 되어 일을 해왔다. 이런 가운데, 학부과정 학생들과 회합을 가졌었는데, 이 회합에서는 서로에게 지지와 정보를 제공하는 가족들에 대해 초점을 두었었다. 학생들은 이 회합과 이와 관련된 교수들의 지도에 따라 가족 내 정신 질환의 복잡성을 이해하게 되곤 하였다.

내 박사과정의 연구가 끝나 갈 무렵, 그 모임의 멤버들이 내 연구의 성격에 대해 질문을 하였다. 나는 내 연구가, 각 개인이 건강에 대해 더욱 잘 이해하는 방식으로, 대화의 부족한 점을 보완하기 위해 창조적 움직임과 반영적 예술을 사용한다고 설명해 주었다(Picard, 2000). 그룹의 멤버들은 정신 질환을 앓고 있는 사람들의 부모와 연구를 해 볼 것을 제안하면서, "그 어느 누구도 우리 이야기를 들으려고 하지 않지만, 우리는 하고 싶은 이야기가 있고 전문가들도 우리 경험으로부터 배우기를 바란다" 하였다.

이 연구는 Massachusetts에서 양극성 장애를 앓고 있는 아이들의 부모 15쌍과의 동반자 관계를 통해 이루어졌다. 거의 모든 참여자들은 처음으로 자신들의 개인적인 이야기와 의미를 자신들이 원했던 만큼 말할 수 있었다. 정신 질환을 앓고 있는 아이의 부모로 살아가는 경험은 그 사람 전체로서 그들의 관계가 얼마나 복잡한지를 반영하는 것으로 보다 큰 패턴의 일부에 불과했다.

HEC 관련 개념들

간호사이자 연구자로서 HEC을 실현하는 일에 있어 중요한 것은 간호사 자신의 패턴을 이해하는 것이다. 양극성 장애를 가진 식구들이 여러 명 있는 대가족의 일원으로 태어났기 때문에, 나는 이 질환이 얼마나 에너지를 고갈시키는지를 조금은 겪어보았다. 내가 학생들에게 즐겨 말하듯이, 연구자들은 결국 sickle cell trait처럼 양극성 장애의 유전형질도 알아내서, 낫게 할 수 있으리라 믿는다. 나는 이 에너지를 지혜롭게 그리고 창조적으로 사용함으로써 그 가혹한 질환으로 고통 받았던 내 친척들의 영혼들에 경의를 표하고자 한다. 연구자로서 이런 경험은 내 패턴의 일부이며 내 연구 과정의 일부가 되었음을 인정할 수 밖에 없다.

Newman (1994)에 따르면, 패턴을 인식하려면 반영하는 시간이 필요하며 대화와 다른 사람과 같이 있어주는 것이 가장 좋은 방법이다. 삶 속에서 일어난 사건들은 전개되는 패턴의 일부분으로 혼란스럽거나 불확실한 경험일 수 있다. 가족 중에 누가 아픈데, 정신 질환일 경우에는, 그 장애로 온 식구들이 패턴 파괴가 일어날 수 있다. 바로 이 같은 파괴가 일어날 때 간호사는 그 부모들이나 가족들을 만나는 때가 종종 있다. HEC 모델 연구에서는, 환자들이 이야기 속에 자신들의 패턴이 나타날 수 있도록 개방적인 대화에 초점을 둔다. 이 연구에서는 대화와 함께 있어 주는 것 말고도, 참여자들이 창조적 움직임을 통해 자신들의 패턴을 표현할 수 있도록 했는데, 이 과정을 통해 참여자들은 물론 연구자도 변화하게 되었다.

연구 문헌 검토

양극성 장애는 만성적인 정신 질환으로서 인구의 1~2% 정도가 초기 성인시절에 진단을 받는 주요 정신 건강 문제이다. 이 특징은 전형적으로 조증과 우울이 번갈아 가며 바뀌는 기분장애이다. 양극성 장애를 가진 사람은 사고과정, 행동, 수면 패턴, 그리고 영양 공급에 있어서도 장애를 겪는다 (Fortinash & Holoday-Worret, 2003). 미국에서 널리 사용되고 있는 정신질환 치료모델에서는, 정신 질환을 앓고 있는 사람들이 갈 곳이 제한되어 있고 대개는 가족지지 서비스도 부족한 실정이다 (U.S. Department of Health and Human Services, 1999).

Rose (1996)는 간호학자들이 정신 질환에 대한 가족들의 인식을을 조사하고자 할 때 해석학적 방법들을 사용해 볼 것을 권장하였다. 연구를 하려고 문헌 고찰을 해본 결과, 만성 정신질환자 가족들의 경험을 Newman의 이론과 방법을 따라서 조사한 연구자는 단 한 명 밖에 없었는데 (Yamashita, 1998a, 1998b, 1999), 그것도 정신분열증 환자 가족들의 경험에 국한된 것이었다.

정신 분열증과 양극성 장애에서 나타나는 증상이 다르기에, 이로 인한 부모들의 경험 역시 다를 것이다. 주요 정신 질환 범주들에서 가족들을 본 연구도 몇 있고 (Doornbos, 2002; Eakes, 1995; Karp & Tanarugsachok, 2000; Mohr & Regan-Kubinski, 2001; Muhlbauer, 2002; Stem et al.. 1999), 정신 분열증환자 부모에 관한 연구들도 몇 있었다 (Jungbauer, Wittmund, Dietrich & Angermeyer, 2003; Milliken, 2002). 양극성 장애 환아 부모들의 경험만을 조사해본 연구는 없었다. 이 질환에 관한 개인적이고 임상적인 지식을 갖고 있는 나는, 이 부모들 만이 겪는 어떤 문제가 있겠다는 생각이 들었다. Newman을 근거로 하는 연구 모델이 패턴을 드러내고 간호와 타 학문에서 새로운 지식을 개발하는데 도움이 되리라는 생각을 갖게 되었다.

연구 설계

Newman의 연구 프로토콜 (1994)에 따른 연구에서는 양극성 장애 환아 부모들이 표현하는 양식을 대화는 물론 창조적 움직임도 할 수 있게 했다. 창조적 움직임을 활용한 이전 연구에서도 이런 경험이 통합적이며, 패턴 인지에 도움이 되었음을 밝히고 있다 (Picard, 2000). 연구 프랙시스는 연구자의 의식과 참여자의 그것이 공유되는 일종의 한 만남이었다. 환자와 온전히 함께 하는 것은 연구과정에서 필수적인 것이었다. 연구자가 매일 기록한 내용들은 패턴을 반영하는 데에 사용되었고 연구 과정 내내 그날그날 명상을 하였다.

연구자는 각 참여자들과 두 번의 면담과 한 번의 창조적 움직임을 위해 만났다. 절차로는 먼저 참여자들과 면담을 한 후 댄스 스튜디오에서 창조적 움직임의 경험을 비디오테이프로 녹화하였고, 최종적으로 두 번째의 인터뷰/대화를 가졌는데, 이 절차는 5주가 걸렸다. 참여자들에게 주어진 질문은 Newman의 프로토콜을 따라: "당신의 삶에 있어서 가장 의미 있었던 사람들과 사건들은 무엇이었습니까?" 였다. 각 참여자들에게 창조적 움직임의 경험에 앞선 두 번째 질문은: "만일 하나의 움직임이나 몸짓으로 그 의미의 핵심을 표현할 수 있다면 어떻게 표현하시겠습니까?" 였다.

두 번째 인터뷰에 들어가기 전에, 연구자는 녹음 테이프, 테이프를 받아 적은 필사본, 그 사람에 대한 개인적 경험, 그리고 창조적 움직임의 비디오 테이프를 보면서 신중하게 검토하였다. 기록을 근거로 한 그림은 그 사람의 말로, 그리고 시간경과에 따른 주요한 사건과 관계들을 확인해가면서 만들었다. 패턴 이해의 한 표현으로서 반영하는 그림도 한 점씩 만들었다. 두 번째 회합에서, 다이어그램들과 작품들을 각 참여자들과 나누었다. 연구자나 참여자가 같이 창조적 움직임의 비디오테이프를 보면서, 각 참여자들은 그(녀) 자신의 이야기와 연구 과정을 되돌아보도록 하였다.

연구 결과

각 사람의 패턴은 자녀의 질환으로 인해 깊은 상처를 받고 있었다. 참여자들의 패턴들을 살펴보는 동안 (1) 평생 져야 할 짐, (2) 돌봄의 동반자 관계의 필요성, (3) 에너지 조절의 필요성, (4) 미래에 대한 불확실성, 그리고 (5) 의식확장과 같은 여러 주제들이 나왔다. 부모들이 경험한 불확실성과 고통은 변화와 변환의 가능성으로 바뀌었다. 그들은 자신들이 처한 상황에서 요구하는 것들 때문에 자신들을 되돌아 볼 여유가 없었으나 이 연구 과정에서 그 기회를 제공했던 것이다. 다음은 한 부모의 패턴에 관한 이야기이다.

앤 이야기: 행동이 훌륭한 사람

패턴의 주제: 평생 동안의 짐

앤은 세 아들의 어머니로, 장남 마크가 16세로, 2년 반 전에 양극성 장애 진단을 받았다. 앤은 같은 진단을 받은 오빠가 있었기 때문에 양극성 장애에 대해 전혀 문외한은 아니었다. 가족들에게는, 앤은 항상 "훌륭한 일을 해야 하는 사람"으로 위기 때마다 다른 사람의 의지가 되는 사람이었다. 그녀는 아버지와 매우 가깝게 지내왔기에 암으로 세상을 떠난 지금까지도 매일 아버지를 그리워하고 있었다. 제반 문제를 다루는 그녀 어머니의 오래 계속되는 패턴은 문제들을 회피하는 것이었다. 앤은 오빠가 질병을 앓는 동안 부모가 돌보지 못하는 빈 자리를 대신 채워주기 위해 정기적으로 끼어 들게 되었다. 앤의 아버지가 아주 아팠을 때, 아니 아버지가 임종하는 마지막 주까지도 그녀의 어머니는 남편이 얼마나 아픈지를 잘 몰랐다. "그녀는 다른 어느 누구도 돌보는 것을 꺼려 했었지요." 앤은 어머니가 마크를 지지하는데 도움을 좀 바랬지만, 현실적으로 이런 일이 일어나지 않을 것임을 잘 알고 있었다.

마크가 아프기 전까지만 해도, 앤은 항상 "네가 잘 처신했다면, 삶은 쉬워졌겠지만, 그것은 사실이 아니었어"라고 믿고 있었다. 자신이 올바른 삶을 살아왔기 때문에 결과적으로 성공적인 삶이 될 것이며, 자녀들도 그렇게 될 것으로 믿었다. 마크의 질환이 10대 초기에 나타났을 때에, 앤은 이것이 그녀가 가족에 대해 가졌던 헛된 바램의 허상을 깨부수어 버렸다는 것을 깨달았다: "나는 나의 아들에게 이런 〔기대를〕 하고 있었다는 것을 감히 깨닫지 못했어요."

앤의 삶은 수 많은 상실들로 얼룩졌는데, 독일에 있는 조상 대대로 내려온 집에서 나치에게 가족을 잃어버린 이야기부터 시작하여, 아버지의 죽음, 마크가 아픈 것을 알고 대가족 중 몇이서 외면해 버린 것에 이르기까지 그녀는 여러 번의 상실을 겪어왔다. 그녀의 창조적 움직임 속에서, 앤은 마크의 평안하고 온순했던 어린시절의 기억 – "우리가 당연하게 여기지만 기억해야 할 놀랍도록 단순하고 쉬운 그 모든 것들" 을 나누었다. 그녀는 "확고하며 안정감 있고 안전하게 보호받고 있다고 느꼈었는데: 이 느낌이 어디로 가버렸을까?" 앤은 아들은 이미 그녀가 알던 "예전의 마크"가 아님을 서럽게 말하면서 그녀의 움직임의 표현해냈다.

이 깨달음은 천천히 멀리 걸어나가 뒤를 돌아다보며 그녀의 아들에게 다가가는 움직임으로 표현하였다. 앤은 아들이 자라서 그가 하고 싶어하는 일을 할 수 있기를 원했다. 그러나 무기력함이 종종 그녀를 온통 짓눌렀다. "내가 주는 따뜻한 우유 잔으로는 더 이상 충분하지 못하지요. 그의 세상은 내가 닿을 수도 없는 고통으로 가득 차 있어요." 창조적 움직임 속에서, 앤은 양을 돌보는 몸짓을 하다가, 그 연결된 끈을 잃어버리는 동작으로 표현하였다. 앤을 위해 만들어진 반영적 예술은, 그림의 가장자리에 "내가 주는 따뜻한 우유 잔으로는 더 이상 충분하지 못해요" 라고 했던 그 컵이 있는 그림이었다.

패턴의 주제: 돌봄의 동반자 관계의 필요성

앤은 아들이 진단 받았을 때 얼마나 아버지가 보고 싶었는지 갑자기 깨닫게 되었다. 몇몇 가족들과 친구, 친지들은 마크의 돌출 행동과 다른 행동들 때문에 점차 거리를 두게 되었다. 마크에게 보다 가까이서 대부분의 시간을 집에서 함께 있어야 했기 때문에, 가까운 가족 이외에는 다른 사람들과 관계를 맺고 유지하며 살 수 있는 여유가 없었고 이로 인해 앤은 고립감을 느끼게 되었다. 마크의 질환은 그녀 생활 속에서 다른 사람들과 대화를 나눌 때에 이야기의 초점이 되었다. 결과적으로, 다른 사람들과의 관계가 만족스럽지 못하게 되자 앤은 이 같은 관계들이 그녀의 삶에 있어서 얼마나 중요한 지를 알게 되었다. 의료인들도 평범한 가족의 삶과 아들의 질환 사이에서 균형을 찾고자 노력하는 앤의 힘겨운 투쟁에 도움을 주지 못했다. 증상관리에만 초점이 맞추어진 의료진의 태도가 좌절하게 만드는 원인이 되었다:

우리는 거의 2년 반 동안 질병이라는 일종의 구름 아래에 있었고, 이제는 이 안개를 뚫고 나오고 있습니다. 이제 나는, 왜 내가 마크로 하여금 삶을 바라보지 못하게 했는지, 그리고 그냥 다른 것들, 아시다시피, 단지 투약이나, 치료, 정신과 방문 같은 것들만 생각했는지 그 이유를 생각해 봅니다. 지난 밤엔 가족치료사들과의 마지막 만남이 있었는데 그렇게도 안심이 되었습니다.

패턴의 주제 : 에너지를 조절하기

거의 2년 동안, 자신의 에너지와 가족 에너지를 전체로 균형을 잡으려고 했던 노력에도 불구하고, 앤의 에너지는 마크를 돌보는 데에 묶여 있었다. 이 질환과 그 관련된 증상들은 모든 사람들에게 어려운 문제였다. 앤은 결국, 나머지 가족들처럼 자신도 마크의 에너지 리듬에 맞추게 되었음을 알게 되었다고 하였다. "다 괜찮은데, 그러다가도 갑자기 그가 도저히 감당할 수 없게 되는 거예요. 나는 이것을 이해해야만 했어요. 다른 두 아들 녀석들은 정신 질환을 앓고 있는 그 누구의 형제라는 딱지가 붙는 것을 싫어했지요. 그 아이들은 그냥 자신들이 있는 그대로 인정 받기를 원했어요." 앤은 자신의 감정을 억제하고 조절해야만 했던 것이 때로는 자신을 기진맥진하게 했음도 알게 되었다. 그녀는 마크를 향해 항상 경계를 늦추지 않았고, 아들이 처음 입원한 후 그의 노트를 읽어보게 되고서야 그가 겪고 있는 문제가 무엇인지 깨닫게 되었다. 그녀는 마크가 잘 하고 있는 듯이 보일 때도 마크의 행동을 신뢰할 수 있을지 걱정이 되었다.

이 기간 중에, 앤은 자가간호와 회복을 위한 시간을 거의 가질 수 없었다. 최근에, 그녀는 보다 의도적으로, 마크를 배제한, 자신만을 위한 시간을 내보려고 노력하게 되었다. 그 동안 그녀의 결혼관계를 위한 시간도 거의 없었다. 그녀와 남편은 서로 사랑했고 지지해 주었지만, 그들 대화의 대부분은 아들의 학교 성적이나 치료와 같이 마크의 문제에서만 맴돌았다.

변화 : 행동, 수용 그리고 떼어 내보내기

앤은 이제 양극성 장애 진단을 받은 식구가 있는 집에서 새로운 형태의 "정상성"을 찾는 노력을 계속하였다. 그녀는 "완전하고 멋지고 똑바르게 되려는 욕심을 버리고, 나 자신, 내 남편, 그리고 내 아이들을 위한 새로운 방향의 돌봄이라는 목표에 순응하였다" 그녀는 세 아이들 모두 "그들 자신으로 성장"하도록, 그리고 "마크는 가능한 한 마크 그 자신이 될 수 있도록" 도움을 주는 것을 의식하고 있었다. 이것은 사물을 있는 그대로 받아 들이며 낡은 기대를 버릴 수 있는 새로 찾은 능력이었다. 앤은 가족으로서 모든 사람이 그들의 하루 일을 이야기하며 저녁식사를 하는 것과 같은 평범한 일을 소중히 여기게 되었다. 그녀는 이 같은 단순한 즐거움 속에서 기쁨을 얻었다. 이 같은 태도를 갖기 위해서는 현재에 집중하며 미래에 대한 꿈과 기대는 물론 과거도 내던져버려야 했다.

앤은 또한 마크의 질환으로, 가족과 공동체 속에서의 새로운 역할이 생기게 되었음을 알게 되었다. 이러한 변환은 몇몇 친척들을 향한 그녀의 태도가 많이 열리게 된 데서 찾아볼 수 있었다. 최근에 앤은, 어머니와 마크의 질환에 대해 이야기할 수 있었는데, 이것은 이전에 오빠가 이런 문제로 고통을 받았을 때에는 결코 해 본 적이 없는 일이었다. 이제 그녀는 다른 수준에서 대화를 시작할 수 있게 되었다. 2년 후에, 어머니는 (그녀가 처한) 상황에 대하여 어느 정도 지각하고 있음을 보여주었고 최근에는 정신 질환자의 모임에 참석하고 양극성 장애에 관한 책들도 읽었다. 양극성 장애를 앓고 있던 앤의 형제는 마크와 대화를 나누었고 이를 보고 앤은 위안을 받았다. 그러나, 다른 친척들에게는 이 같은 변화가 일어나지 않았다: "우리가 마크 이야기를 하는 것을 듣기가 쉽지 않은가 봐요. 마크의 일이 그들을 '부끄럽게' 만들기 때문에요."

앤은 새로운 교회 공동체로 다가갔고 많은 돌봄과 지지를 받았다. 질환을 갖고 살아가는 가족의 어려움을 교우들에게 드러내고 표현하는 것은 "품위를 갖춘 사회의 벽을 깨는 것이었다." 앤은 이제 교우들이 그녀와 자신의 가족들에 대해 진실로 알고 있고 자신들이 있는 그대로 받아들여졌음을 느끼게 되었다. 그녀와 남편 역시 다른 정신 질환아 가족들을 위한 교육 지지그룹을 만들기 시작 하였다. 이런 행동은 다른 부모들과 공동체 감각을 만들어내기 위한 방법이자 다른 사람들과 계속해서 상호 지지적인 관계를 가지려는 기회로 비춰졌다. 비록 그녀가 방어적인 효과의 전제조건을 포기하고 자신의 인생에서 불확실한 요소들을 수용하는 것이긴 해도, 그것은 어떤 "훌륭한" 일을 하려는 그녀 자신의 패턴을 유지하는 것이기도 했다.

연구 과정과 패턴에 대한 반영

그녀가 창조적 움직임을 사용하였을 때, 앤은 통찰을 갖고 있었고 이는 그녀의 이야기를 표현하는 데에 도움이 되었다. 그녀는 반영,

움직임, 그리고 대화의 가치에 관해 언급하였다:

> 그것은 그냥 더 많이 알게 된 거예요. 나는 [내 남편에게] 무슨 일이 일어났는지 말하려 했던 것을 기억해요. 그 단어들을 기억할 수도 없고, 단지 그 의미만은 확실히 기억하는데, 아주 좋았어요. 말하자면 그것은 나로 하여금 아주 많은 것을 할 수 있게 해주었다는 뜻이예요. 그 [연구 과정]은 현재의 느낌을 그냥 느낌만 가지고 살아가게 하는 대신 실제 생각으로 전환 시켰거든요.

가족 내 모든 사람을 돌보는 그녀의 패턴을 반추해 봄에 따라 앤이 개인적으로 변화해야 할 필요성이 분명해졌다. 그녀는 일부 대가족 식구들에 대하여는 한계를 두기 시작하였고 우선 돌봐야 하는 가족을 돌보는 데에 필요한 에너지를 쏟고자 했다. 그녀는 또한 다른 주에 사시는 아버지의 형제분을 돌아가시기 전에 방문해야겠다는 내적 "우주적 요청(cosmic cry)"에 응하고자 했다. 그녀는 매주 자신이 선택하는 것들을 되돌아 보기 위해 자신만의 정기적인 시간을 갖고자 꾸준히 노력하였다.

논의

앤과 이 연구에 참여한 다른 참여자들에게 양극성 장애아를 가진 경험은 자신들의 삶의 패턴을 파괴하는 중요한 원인이었다. 관계를 맺는 낡은 방식들은, 아이들의 새로워진 행동, 에너지, 그리고 연결관계를 맺는 능력에 맞게 신속하게 변해야 했다. 어린이들의 질환 패턴 속에 있는 혼란은 참여자 자신들이 표현하는 패턴 속에 반영되었다. 지역사회 속에서 가족과 다른 사람들과 관계의 복잡성도 역시 변했다. 앤의 이야기는, 자신들의 삶의 이야기 속에 이런 새로운 요소를 수용해서 이해하기 위해 무진 애를 썼던, 다른 참여자들의 이야기들과 비슷했다. 혼란과 고통의 정도는 각 참여자마다 달랐는

데, 아이들이 그 질환을 표현하는 방식과, 자가 간호 자원들, 그리고 가족, 전문가 및 다른 공동체 구성원들과 맺고 있는 관계의 질과 관련이 있었다.

정상성에 대한 탐구의 하나로, 대화를 하면서 저녁 식사를 하는 가족과 같은 "평범한 순간들에 대해 감사하는 것"을 주제로 하는 연구를 하였다. 참여자들은 이 용어를 두 가지 방식인: 대화와 관계의 순간을 기술하는 것과, 그것들을 그 질병과정에서 생긴 감정과 구별하기 위한 것으로 사용하였다. 이 순간들은 혼란기 사이에 있는 평화의 시간이었다. 이 연구는 아주 힘들고 어려운 상황에 부딪치게 되면 지극히 평범하고 일상적인 삶이 얼마나 값지고 기쁜가를 보여준 Neill (2002)과 Yamashita (1998b)의 연구 결과를 뒷받침 하고 있다.

앤이 최근 들어 자신의 아들을 현재 있는 그대로 받아들이고 통제하려는 욕구를 내려 놓는 과정은 초기 연구 결과와 비슷하게 의식이 진화하고 있음을 나타낸다 (Picard, 2000). 그 연구에서, 내려놓는 것은 Young의 의식의 진화에 대한 도식 중 탈-중심화 단계와 관계가 있다 (Chapter 2, Figure 2.1 참조). 앤은 완벽해지려는 것과 통제에 대한 환상을 버렸고, 탈 중심화 과정, 선택, 그리고 잠재적 자유를 향해 움직이기 시작하였다. 아들의 질환과 함께한 경험으로 앤은 남편과 교우들의 지지로 자기 자신을 더 잘 알게 되었다.

정신보건 전문가들과의 상호작용 또한 앤의 패턴 안에 반영되었다. 비록 질병과 그 증상에 관한 정보를 받기는 했지만, 의료진들과는 돌봄의 동반자 관계가 잘 형성되지 못했기 때문에 의식의 진화 과정이 잠재적으로 지연되었고 혼란한 상태만 가중되었다. 한 명만 제외하고, 모든 참여자들이 정신 전문보건 전문가들에 대해서 실망과 노여움을 표현하였다. 이 전문가들은 자신들이 부모들에게 어떻게 인식되고 있었는지를 알고 있었는지는 확실하지 않다. 정신과 간호사로서, 이는 나에게도 잠시 생각할 시간을 주었다: 나는 언제 내 환자와 그 가족들에게 실망을 주었을까? Zola (1992)는 질환의 사회적 구조와 사람과 가족에 대한 사회적 반응이 이미 어려워진 상황을 더욱 악화시킨다고 생각하였다. 돌봄의 접근방법을 필요로 하고 있는 가족 구성원들에게 증상 관리 지향적으로 대하는 것은 그들이 겪어 온 모든 경험들을 무시하는 것이었고 이미 힘든 상황을 더 힘들게 만들었다.

Eakes (1995)는 정신분열증을 앓고 있는 청소년을 둔 부모들이 자녀들의 질환에 대해 만성적인 슬픔을 경험하고 있음을 알게 되었다. 그들은 정신보건서비스 제공자들은 정보도 줄 뿐 아니라 그 아이의 돌봄에도 참여할 필요가 있음을 말하였다. 이 연구의 참여자들은 그들이 상황에 대응하면서 받은 고통에 대해 이야기 하였다. 부모들을 돌보기 위한 Newman 접근법은, 대화에 의한 돌봄의 동반자 관계 모델로서, 슬픔과 고통을 중재할 수 있다. 제8장에서 Pharris가 쓴 바와 같이, 전문가 공동체는 자신들이 부모들과 어떤 상호작용 패턴을 가지는지 되돌아보는 것이 중요하며, 그렇게 함으로써 돌봄의 동반자 관계에 대한 개선방안을 모색해볼 수 있다.

결론

양극성 장애 환자의 부모들은 자신과 가족을 전체적으로 보면서 균형 감각을 찾으려 할 때에 혼란과 격동을 경험한다. 옛날에 가졌던 기대와 통제하려는 것을 내려놓는 과정은 부모로서의 괴로움과 고통을 줄이는 데에 도움이 된다. 간호사와 다른 건강관리 전문가들은 이 과정에 있는 부모들을 지지하기 위한 동반자 관계를 맺고 대화하기 위한 시간과 공간을 만들어 냄으로써 변화를 가져올 수 있다. 보다 큰 관점에서 가족 패턴의 복잡성을 이해하고 부모들과 함께 하는 것이 의식확장에 부합되는 것이다.

References

Doornbos, M. M. (2002). Family caregivers and the mental health care system: Reality and dreams. *Archives of Psychiatric Nursing*, XVI(I), 39-46.

Eakes, G. G. (1995). Chronic sorrow: The lived experience of parents of chronically mentally ill individuals. *Archives of Psychiatric Nursing*, 10(2), 774-784.

Fortinash, K. M., & Holoday-Worret, P. A. (2003). *Psychiatric mental health nursing* (2nd ed.). St. Louis: Mosby.

Jungbauer, J., Wittmund, B., Dietrich, S., & Angermeyer, M. C. (2003). Subjective burden over 12 months in parents of patients with schizophrenia. *Archives of Psychiatric Nursing*, XVII(3), 126-134.

Karp, D. A., & Tanarugsachok, V. (2000). Mental illness, caregiving and emotion management. *Qualitative Health Research*, 1 O(1), 6-25.

Milliken, P. J. (2002). Disenfranchised mothers: Caring for an adult child with schizophrenia. *Health Care for Women International*, 22, 149-166.

Mohr, W., & Regan-Kubinski, M. J. (2001). Living with the fallout: Parents' experiences when their child becomes mentally ill. *Archives of Psychiatric Nursing*, XV(2), 69-77.

Muhlbauer, S. (2002). Experience of stigma by families with mentally ill members. *Journal of the American Psychiatric Association*, 8(3), 76-83.

Neill, J. (2002). Transcendence and transformation in the life patterns of women living with rheumatoid arthritis. *Advances in Nursing Science* 24(4), 27-47.

Newman, M. A. (1994). *Health as expanding consciousness* (2nd ed.). New York, NY: National League for Nursing.

Picard, C. (2000) Uncovering pattern of expanding consciousness in mid-life women: Creative movement and the narrative as modes of expression. *Nursing Science Quarterly*, 13 (2), 150-158.

Rose, L. E. (1996). Families of psychiatric patients: A critical review and future research directions. *Archives of Psychiatric Nursing*, 10(2), 67-76.

Stern, S., Doolan, M., Staples, E., Szmukler, G. L., & Eisler, 1. (1999). Disruption and reconstruction: Narrative insights into the experience of family members caring for a relative diagnosed with serious mental illness. *Family Process,* 38(9), 353-369.

U.S. Department of Health and Human Services (1999). *Mental health: A Report of the Surgeon General*. Rockville, MD: National Institutes of Health.

Yamashita, M. (1998a). Family coping with mental illness: A comparative study. *Journal of Psychiatric and Mental Health Nursing*, 5, 515-523.

Yamashita, M. (1998b). Newman's theory of health as expanding consciousness: Research on family caregiving in mental illness in Japan. *Nursing Science Quarterly*, 11(3), 110-115.

Yamashita, M. (1999). Newman's theory of health applied in family caregiving in Canada. *Nursing Science Quarterly*, 12(1), 73-79.

Zola, 1. (1992). The social construct of suffering. In: P. L. Stark & J. P. McGovern (Eds.), *The hidden dimension of illness: Human suffering* (pp.11-23). New York, NY: National League for Nursing.

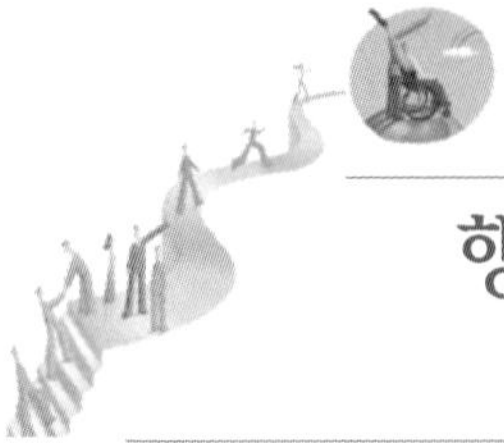

제 13장

행동 연구팀 만들기: 간호에 대한 프랙시스 모델

Emiko Endo
Hideko Minegishi
Satsuki Kubo

서론

이 장에서는 Newman 이론에 기반을 둔 의식 확장으로서의 건강 모델을 임상 현장에서 사용한 혁신적인 전략을 기술하고 있다. 교육과 동반자 관계를 통해, 실무 간호사들은 그들의 실무를 반영해 보고 변화의 창조를 위한 협력을 할 수 있었다.

간호의 프랙시스 모델

이 간호의 프랙시스 모델은 상호적 행동 연구 과정으로, 실무 간호사들과의 협력 안에서 일하는 연구 간호사/교육자가 포함된다. 이 모델은 간호 실무의 단일-변환적 패러다임에 뿌리를 두고 있으며 간호 연구와 Newman의 HEC 이론 내에서 실무를 연결하는 가교가 된다. 이 간호 프랙시스 모델에 깔려있는 제반 전제 조건들은 다음과 같다:

- 실무 간호사들과 연구 간호사들은 개방체계로서, 동반자 관계를 가진다.
- 대화를 통한 패턴 인지는 참여자들의 의식 확장을 촉진시키고 자신도 변환된다.
- 간호사의 변환이 전개되는 과정에서는 실무의 지혜가 증진되고 간호사의 간호 패턴도 변화를 가져온다.
- 변화 과정은 일방향적이고 예측할 수 없으며, 그 과정에서 변화가 일어나면, 그것은 변환적인 것이다.
- 실무 간호사에게 어떤 변화가 생기면 전체로 퍼진다.

간호의 프랙시스 모델은, 그림 13.1에 나와 있는 것과 같이, 나선형으로 전개되는 과정으로서; 연구/실무 프로젝트 모임의 참여자들 간의 대화와 매일매일의 간호실무를 통합함으로써 진행된다. 논의한 모델은 8단계를 거치는데, 첫 번째로, 준비 단계가 있고, 뒤이어 프로젝트 팀을 구성한다. 실무 간호사는 그들이 실무에서 실현시키고자 하는 희망 사항을 파악한다. 이 희망 사항은 연구/실무 제안서로 바뀌어져 예비적으로 실천해본다. 팀은 반성과 활동과정을 통합하는데, 제안서는 필요에 따라 수정하고 실무현실에서 반성과 활동을 지속적으로 통합해간다. 마지막으로, 팀은 프로젝트의 결과들을 발표한다. 이 간호 프랙시스 모델의 전개 과정은 "Newman의 (HEC) 이론으로 말기 암이라는 어려운 상황에 처한 환자와 그 가족들 (대상자들)을 대상으로 개발한 간호 프로그램"이란 이름으로 자세하게 설명하였다.

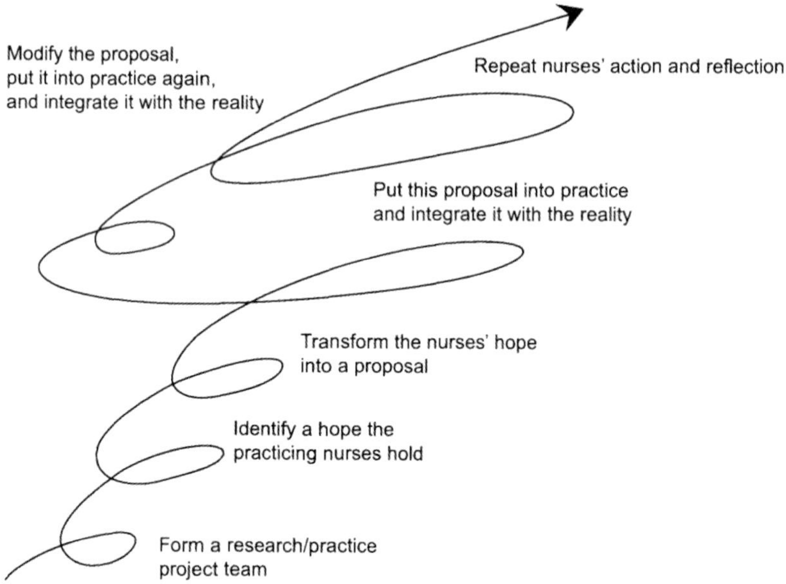

Figure 13.1. The process underlying the praxis model of care.

1단계: 연구/실무 프로젝트 준비하기

이 연구/실무 프로젝트는 종단적이다. 연구를 시작하는 사람들은 "빨리 해치우기" 보다는 시간을 두고 프로젝트를 준비하였다. 모든 참여자들이 Newman 이론에 대해 알아야 하기 때문에, 특히 실무 간호사를 포함하여 앞으로 참여할 사람들은 그 프로젝트를 주도하는 연구자들과 함께 이론에 관해 여러 차례 학습할 기회를 주었다. 만일 이번이 그들에게는 이 이론과 처음 접하는 것이라면, 간호사들은 이론의 구성 요소와 그 실무에의 응용에 관해 알고 싶어할 것이다. 실무 간호사들은 흔히 의학 패러다임에 영향을 많이 받기 때문에 팀 연구자들은 실무 간호사들이 이 이론적 시각을 가지고 실무하도록 하고, 연구모임에서도 대화하는 분위기를 만들려고 노력하였다. 그래야 연구를 시작한 사람과 다른 사람들의 패턴들 간에 상호

침투가 생겨 그 속에서 변환이 일어나면서, 그 이론이 그 연구 과정의 일부가 될 수 있는 것이다 (Newman, 2002).

매번 연구팀은 병동으로 오라는 부탁을 받았는데, 이것이 일반 간호사들에게는 이론을 배울 수 있는 기회가 되었다. 얼마 되지 않아 간호사들은 HEC을 이해하기 시작하였다. 어떤 사람들은 이 이론에 매료되어 즉시 자신들의 간호대상자들과 함께 의식이 어떻게 진화해갔는지에 대한 경험을 얘기할 수도 있었다. 대부분의 간호사들이 이 이론적 시각에서 무엇이 옳고 무엇이 그른 지 물어보기도 하였지만, 중요한 것은 그들에게 직접 대답을 해 주는 것 보다는 각각 간호사 자신들의 아이디어와 생각을 드러내도록 촉진시키는 것이었다. 연구 참여자들은 그러한 대화 분위기와 그 이론을 배우는 것을 즐겼다.

2단계: 연구/실무 프로젝트 팀 구성하기

프로젝트 기획자의 권유로, 연구/실무 프로젝트 팀이 구성되었다. 이 팀은 연구자들과 실무 간호사들로 짝 지워진 몇 개의 그룹으로 구성되었다. 프로젝트 모임 과정에서 중요한 것은 (참여자들에게) 창의성이나, 역동성, 충분한 의미를 찾도록 하는 것과, 기쁨을 고취시켜주는 것이었다. 비록 모임에는 주로 연구/실무 프로젝트 팀의 구성원이 참여하였지만, 그 모임이 개방되어 있었으므로 어떤 실무 간호사라도 참석할 수 있었다. 그 모임과 의사소통이 개방적인 것은 팀 구성원과 실무 간호사 양측 모두에게 진행중인 프로젝트에 대한 정보를 제공하는 데에 핵심적인 것으로, 이것은 두 그룹의 아이디어와 생각들을 고려해보고 포함시키기 위해 중요한 것이었다.

프로젝트 기획자(들)의 지도를 따라, 각 참여자들은 윤리적 관점에서 각 그룹의 권한을 확실하게 해 두었다 (예를 들면, 융통성 있는 모임 일정의 운영). 연구 과정이 긴 시간을 요하고 항상 예측 가능한 것이 아니었기 때문에, 그룹 구성원들은 때때로 좌절감도 맛보았다. 프로젝트 리더들이 인내심을 가지고 항상 거기서 동반자 관계를 가지고, 혼란스러운 상황이 가진 변환적 잠재력을 신뢰하는 것이 중요했다. 다시 말해, 이론에 대한 이해가 대화를 HEC에 연결하는데 도움이 되었다. 참여자들은 진화가 이루어지는 과정을 즐기도록 배웠고, 그 과정은 때로 예측불가능하고 일방향적이었다.

프로젝트에서 사용된 몇 가지 전략들은 일본 병원의 계층적 문화에 부합하는 것들이었다. 첫째, 프로젝트의 의도에 관해 병원 최고위 간호부서장의 동의를 얻고 이해를 증진시키기 위해 노력하였다. 그리곤 이 리더들은 우리의 초대장을 각 간호 병동으로 전달하였다. 두 번째로, 프로젝트가 진행되는 동안 지속성을 유지하기 위하여, 수간호사와 간호사 리더 (예를 들면, 석사 간호사)를 각 그룹에 포함시키도록 권유하였다. 이 팀은 수간호사가 간호 요원들의 동기 부여에 강한 영향력을 가지고 있을 것으로 믿고 있었기 때문에 그들이 그룹에 참여하는 것은 필수적이었다. 수간호사는 병동 관리 업무로 바쁘기 때문에 수간호사와 간호사 리더가 함께 함으로써 진행을 원만하게 이끌어갈 수 있었다.

3단계: 간호사가 실무에서 하기 원하는 것과 바라는 것 확인하기

연구/실무 프로젝트 모임에서는, 실무 간호사들이 평소 가지고 있었거나 일상 실무에서 구체적으로 실현하고자 원했던 희망에 대해 대화할 수 있도록 격려하였다. 그 희망이란 바람직한 간호에 대한 이미지였다. 문제가 아닌 희망을 확인하는 것이 중요했다. 간호사 자신들의 심중에 그러한 희망이 깔려있기에, 그것을 실현시키기 위해 자신을 헌신하게 되고 그 진행과정에 온전히 참여할 수밖에 없었다. 이에 반해, 문제는 간호사 자신들로부터 떼어낼 수도 있고 그저 기계적으로만도 대할 수 있다. Newman이 인용한 Morgan의 설명

에 따르면:

> 우리가 연구 활동을 한다거나, 생각을 하고, 해석을 할 때, 우리는 단지 지식을 얻기 위한 수단적 과정에 참여한다기 보다는 그런 과정을 통해 실제 인간으로서 우리 자신을 만들고 또 수정해가는 과정에 참여하는 것이다. (1994, p.93)

그러기에 희망을 실현시켜가는 과정은 우리로 하여금 인간으로서 우리 자신을 만들고 다시 수정해가는 데 도움이 된다.

개개 모임에서 참여자들은 활동을 위한 아무런 의제도 가지고 있지 않았다. 그 대신, 각 참여자, 특히 실무 간호사는, 자신의 희망을 얘기하고 다른 사람들의 이야기를 적극적으로 경청하였다. 여러 모임에서 이러한 형식으로 대화가 이루어졌다. Newman 이론을 이해한 참여자들이 그 이론적 시각을 가진 다른 참여자들과 상호작용을 함에 따라, 그 대화 속에서 패턴인지가 일어났다. Bohm (1990)은, 대화에 꾸준히 참여하다 보면, 참여자들간에 마음이 하나되어 각자가 무엇을 원하는지 알 수 있게 되고, 서로 다른 것 같아도 하나의 공통된 의미를 가질 수 있다고 보았다. "만일 우리 모두가 공통적인 의미를 공유할 수 있다면, 우리는 함께 참여하고자 할 것이다" (p.15). 이 프로젝트에서는, 개인 간호사의 희망이 하나의 전체로서 그 병동 전체 간호사의 희망이 될 수 있었다.

이 프로젝트에서, 참여자들은 대화를 통해 그들의 생각과, 간호 활동, 그리고 대상자들과 관계를 맺는 방식들에 대한 자신들의 패턴을 알게 되었다. 예컨대, 몇몇 간호사들은 매일매일의 간호실무에서 환자 가족과의 관계를 소홀히 했음을 깨닫게 되었다. 한 간호사는 자신의 간호는 환자와 "함께 있는" 것이 아닌 환자에게 "무언가를 하는" 패턴임을 깨달았다. 다른 이들도 자신들은 오직 질병 중심의 의학 모델 내에서만 기능하는 존재임을 알게 되었다. 개방적이고 자유로운 대화를 통해서, 각 참여자들은 그들이 마치 이론을 처음부터 알고 있었던 것처럼 이야기를 하기 시작하였고 HEC의 시각에서 그들 자신의 희망 사항을 피력하였다. 그들의 표현이 각각 독특하기는 하였지만, 간호사들 모두가 말기 암이라는 어려운 상황에 처한 대상자를 이해하고 돕기를 희망했으며, 이와 동시에, 모두가 전문 간호사로서 그들 자신도 성장하기를 원했다. 개별 간호사로부터 나온 다양한 희망들은 하나의 공통된 희망사항으로 구체화되었는데 이를테면, Newman의 HEC 이론적 틀을 가지고 말기 암 환자들의 상황에 맞는 간호 프로그램을 만들어내는 것이었다. 팀 전체가 함께 이 프로그램을 위한 활동가능성으로서 희망을 구체화하는데 총동원되었다.

4단계: 간호사들의 희망에 대한 연구/실무 제안서 만들기

참여자들의 마음속에 "구체화된 희망"이 뚜렷할수록, 그것을 실무속에 현실화 시키는 것도 더욱 쉬워진다. 일단 각 참여자들이 자신의 간호실무에서 실제로 자신의 희망을 (어떻게 해야겠다는 생각을) 온전히 상상할 수 있다면, 다음 과제는 그것을 연구/실무 제안서로 전환시키는 것이었다. 연구팀은 구체적인 희망 사항에 대한 이미지를 예비연구형태로 하였다. 간호사들과 연구자들간의 대화는 과정 내내 계속 되었다. 그 연구제안서는 병원 인간대상 연구위원회에 제출하였다.

간호사 그룹은 그룹모임시간에 자신들의 희망사항에 대한 구체적인 표현으로서 간호 프로그램에 대한 초안을 함께 만들었다. 가장 먼저 제시된 "간호 프로그램"에는, 일차 간호사가 일차 대상자와 몇 번의 대화를 하도록 되어 있었는데, 실제로는 인터뷰를 어떻게 하는가에 관한 단계적 매뉴얼에 가까웠다. Newman의 연구 지침을 모델화 하기 위한 이러한 시도는 HEC 이론의 핵심과는 한참 거리가 있는 것이었다. 곧바로 간호사들은 이 같은 접근 방법이 그들이 지닌

"통상적인" 간호 패턴을 반영한 것임을 깨닫게 되었다. 대화가 계속 되어감에 따라, 연구팀은 환자와 그 가족들의 상황, 그들의 욕구, 간호사의 일차적인 책임과, 그 이론적 관점에서 돌봄에 초점을 맞추기 시작하였다. 그 대화를 통해 이론의 핵심(essence)에 대한 이해가 깊어졌다. 그 예비연구는, 간호사가 언제, 어디서 누구와 함께, 어떻게, 그리고 왜 무엇을 해야 하는 가와 같은 여러 구체적인 사항들은 삭제시키고, 간호사로 하여금 그 이론의 핵심으로부터 영감을 받게 되는 그 순간에 그들 나름의 융통성과 창의성을 발휘할 수 있도록, 수정하였다.

5단계: 제안서를 실무에 적용하고, 현실에 맞게 통합시키기

예비연구에 참여하기를 자원한 실무 간호사들에게는 그들이 대상자와 함께 일을 할 때마다 반성적인 일기를 쓰도록 하여 그 프로젝트 모임에서 나누도록 요구했다. 자원한 간호사들은 제안서에 있는 간호 프로그램을 실무에 적용하였다. 각 간호사들은 대상자와 동반자 관계에 들어갔고 "당신의 삶 속에서 가장 의미 있는 사람과 가장 의미 있었던 사건" (Newman, 1994, pp.147-149; 강혜영 역, pp.135-137)에 바탕을 둔 대화를 시작 하였다. 각 간호사는 대상자가 가진 특정한 상황에 따라서 이 질문을 변형시킬 수도 있었다. 대상자-간호사 동반자 관계의 경험과 함께, 각 간호사들은 자각, 자신을 드러냄, 그리고 그들이 대상자와 관계를 맺는 방식에 변화가 일어난 것을 일기로 썼다. 동시에, 그들은 그 제안서에 일부 수정이 필요한 점들도 언급하였다.

그 프로젝트 모임에서 일기 내용을 같이 나누는 동안, 각 간호사들로 하여금 대상자-간호사 대화에서 드러난 패턴에 대한 간단한 도식을 칠판에 그려보도록 하였다. 이어서 참여자들 간에 대화가 이루어졌고 이로 인해 일기를 공유한 간호사는 물론이고 각 팀 구성원들의 패턴 인지가 촉진되었다. 패턴 인지와 함께 의식 확장도 일어났다. 각각의 경우에 있어서, 참여자들은 그들 자신의 패턴과, 간호의 패턴, 그리고 대상자와의 관계 패턴도 알 수 있는 기회가 되었다. 패턴 인지는 참여자들로 하여금 새로운 간호 규칙과, 책임, 그리고 대상자와 관계를 맺는 방식을 갖게 했다. 참여자들 간의 상호 과정은 일종의 의미를-만들어내는 것으로, 변환 과정이었다. 모든 참여자들에게 각 모임이 끝난 후에 그들 자신의 일기를 쓰게 만든 것이 도움이 되었다.

일반간호사 중 한 사람이 발표한 첫 번째 발표가 그 팀에게 아주 감동을 주는 것이었다. 그 간호사는 모임에서 자신의 일기를 읽어 나갔고, 모든 참여자들이 그녀 발표를 능동적으로 경청하였다. 일기는 온통 새로운 자각, 자신을 드러냄, 그리고 대상자-간호사 동반자 관계 속에서의 자기 자신의 변환으로 가득 차 있었다. 그리고 나서 대상자-간호사 관계 패턴에 대한 도식을 칠판 위에 그렸다. 대상자-간호사 관계 내에서 변화하는 패턴은 그 과정이 펼쳐지면서 매우 생생하게 드러났다. 이 간호사의 패턴은 “가족들을 위해 할 수 있는 무언가를 찾고 있는” 그 가족들과의 일방향적(unidirectional) 관계를 드러내고 있었다. 하루는, 가족들이 그녀에게로 다가왔고 그녀는 이 기회를 활용할 수 있었다. 이 과정이 모든 참여한 모든 사람들의 상호 관계를 촉진시켰다. 이 간호사가 그 도식 속에서의 그녀의 패턴을 뚜렷하게 인지했을 때, 그녀는 변환이 일어나는 것을 경험하였다. 그녀는, “나는 이 가족들은 아무것도 모른다고 생각했었는데, 정작 아무것도 이해하지 못했던 사람은 바로 나였음을 알게 되었어요” 라고 말했다. 모임의 분위기가 갑자기 긴장이 풀어지는 듯 했다. 참여한 모든 사람들의 눈에 눈물이 맺히고 그 간호사의 돌봄과, 사려 깊은 행동과, 용기와, 그리고 변환에 대한 찬사가 이어졌다.

이 간호사는 삶의 말기에 있는 대상자들의 다양한 상황에 더욱 더 맞출 수 있도록 프로그램 내의 몇 가지 수정이 필요한 점을 제안하였다. 대화를 통해서, 간호사들이 보다 융통성과 창의성을 가질 수 있도록 간호 프로그램을 수정하였다. 프로젝트 팀은 이러한 수정을 통해 일부 실무 간호사들은 실무에서의 지혜를 향상시켰음은 물론 새로운 대상자-간호사관계 모델을 창조해 내는데 더욱 전념할 수 있도록 촉진하였음을 알게 되었다.

6단계: 제안서 수정과 실무로 통합시키기

프로젝트가 실무를 통합하는 쪽으로 진행됨에 따라서, 다른 일반 간호사들도 그것을 배우게 되었다. 이 그룹으로부터, 다른 참여자들도 수정된 간호 프로그램을 실무에 적용해 보도록 권장하였다. 이들은 대화, 반성, 그리고 행동 모델에 온전하게 참여하였으며, 간호프로그램 속에서 실제로 대상자-간호사 동반자관계가 통합되는 경험들을 함께 나누었으며, 이런 진행과정은 계속 반복되었다.

변환이 일어나면서, 실무 간호사들의 자각이 증가한 것이 뚜렷하게 나타나게 되었다. 이 프로그램이 대상자는 물론 그들 자신에게도 유익하다는 것을 참여자들이 확신했을 때, 이 연구/실무 프로젝트가 마지막 단계에 도달하였음을 느끼게 되었다. 간호사들의 희망 사항은 매일매일의 간호 실무 현장에서 계속적으로 실현되어 갔다.

7단계: 활동과 반영을 계속하기

수정된 간호 프로그램은 한 가지 점에서 또 한 번의 수정을 거쳤다. 나이가 젊은 간호사들에 있어서 환자와 그들 가족과의 동반자관계를 만들어내는 것이 종종 쉬운 일은 아니었다. 이 같은 어려운 상황이 있을 경우, 간호사들은 때때로 그들 자신의 혼돈 상태를 경험하기도 하였다. 이러한 경우에, 수간호사나 간호사 리더가 젊은 간호사들과 동반자 관계를 맺고 그 간호사 자신들의 패턴 인지를 촉진하기 위해 그들과 상호작용하였다. 프로젝트 팀은 전문 간호사들의 도움을 받았던 젊은 간호사들이 그들이 도움을 받았던 것처럼 대상자들을 돕고 그들과 함께 일을 할 수 있었음을 발견하였다.

프로젝트의 종점에 이르기까지 2년 이상의 기간이 소요되었다. 간호사들의 현실화된 희망 사항들이 병동 내 일상 간호 실무에 널리 퍼졌고, 돌봄에 있어서 간호사들이 계속적으로 변환을 경험함에 따라 병원 전체 모든 병동에 있는 다른 간호사들에게도 크게 영향을 주었다.

8단계: 프로젝트 활동 결과 보고하기

이 연구조사에서 얻어진 우선 중요한 자료원으로는 다음과 같은 것들이 있었다: 실무 간호사들의 생각과 느낌, 자각, 그리고 대상자와 관계를 맺는 방식의 변화가 다루어진 실무 간호사들의 일기; 모임 시 대화내용의 녹취록; 기타 참여자들의 일기; 그리고 간호 차트 내에 있는 관련 기록들; 이 외에도, 간호 돌봄의 질이 향상되었음을 암묵적으로 보여주는 다른 근거들: 예컨대, 대상자들의 평가, 유가족들의 감사 표시, 간호사에 대한 의사들의 능동적 반응, 간호학생들의 긍정적 평가, 병동 내 간호 분위기의 향상, 그리고 직원들의 이직률 감소 등이다. 이 같은 성과들은, 행동연구는 다양한 출처로부터 뽑은 자료를 사용할 수 있었기 때문에, 부가 자료로 사용되었다 (Reason & Bradbury, 2000).

자료 분석은 각 실무 간호사들의 의식 확장과정과 그들에게서 드러난 유사성들에 초점을 두었다. 의식 확장의 증거들로는, 패턴 인지, 자각, 자기 현시(self-revelation), 그리고 자신이 변환되어가는 과정에서 관계를 맺고 활동을 하는 새로운 방식들이었다. 패턴을 단일적이고, 변환적인 관점에서 본다는 전제 하에, 연구팀은, 간호사-대상자 관계의 상호과정의 맥락 안에서 대상자들의 패턴 형성은 물론 간호사들의 패턴 형성도 규명하고자 노력하였다. 더 나아가, 실무간호사에게 어떤 패턴 변화가 생기면 전체로 퍼져나간다는 전제 하에, 좀 더 깊이 분석을 해보면 프로젝트 구성원들의 패턴형성이 어떤 과정에서 다른 간호사들과 의료진들의 패턴 형성을 촉진시켰는지 알아낼 수 있을 것이다.

HEC으로의 연결 고리

간호 프랙시스 모델과 패턴 인지는 단순한 반영적 간호 실무도 그렇다고 단순한 간호 연구도 아니다. Newman이 말했던 것과 같이, 이러한 방식으로 실무를 하다 보면, "간호 실무의 과정이 곧 간호 연구의 내용이 된다" (1994, p. 92; 강혜영 역, p. 90). 이 연구에서는, 시간 경과에 따라 각 개인들의 진화해가는 패턴을 그리기 위해 자료에 대한 Newman (1994)의 표현적 해석 방법과, 그룹 내 각 개인들의 유사점들에 대한 명제적 해석 방법이 효과적이었다.

연구팀은 HEC의 이론적 기반에서 암환자를 돌보았던 각 실무 간호사들의 진화하는 패턴 - 즉, 간호사 개인별로 의식이 확장되어 가는 과정을 그려내었다. 이에 따라 만들어진 도식은 간호사들이 그들의 패턴에 대한 통찰을 얻고, 돌봄에 있어서 활동 가능성을 발견하며, 그들 자신의 개인적 성장과 전문인으로서의 성장을 깨닫도록 하는 데에 도움이 되었다. 연구팀은 변환과 순차적인 패턴을 그리는 일반적인 주제를 가지고 간호사들의 패턴 형성에 어떤 유사점이 있는지를 찾아 보았다. 이 과정은 다음과 같은 여러 단계를 거치며 진행되었다: (1) 내가 무엇을 어떻게 할까? (2) 나는 누구인가? (3) "해야만 하는 것들에" 속박되어 있던 패턴의 인지; 그리고 (4) 동반자 관계로 옮겨 가기. 이는 전체로서의 연구팀의 의식이 확장되어 가는 과정이었다 (Endo, 2000). 모든 참여자들이 "우리가 할 일은 우리 자신의 중심을 향해 나아가는 것이다"라는 주장의 의미를 이해하였다 (Newman, 1994, p. 101; 강혜영 역, p. 98). 이 같은 인지가 없을 때, 간호사들은 Newman의 이론을 사용하여 대상자와 관계를 맺는 것을 두려워 하였다. 뒤이어 개인적인 인지를 하게 되면서, 그들은 대상자와의 관계의 질을 향상시켰던 실무 활동에 쉽게 들어갈 수 있었다. 이 깨달음은 모든 사람을 일깨우는 계기가 되었다 (Endo, Miyahara, Suzuki & Ohmasa, 2005).

프로젝트의 윤리적 차원

대상자들, 공동연구자들, 그리고 다른 직원들의 사생활과 비밀을 존중하기 위해서는 언제나 윤리적으로 민감해야 했다. 연구팀은 이 모델에 입각한 실무가 간호사-환자 동반자 관계 속에서 진정한 돌봄을 실현했다고(authentic caring presence) 믿었다. 파트너가 누구이건 간에 그 사람과 진정한 관계를 맺으려면, Newman은 말하기를, "우리는 우리의 진실의 중심에 서야 한다. 우리가 진실의 중심에 설 수 있고 가장자리들을 내버릴 수 있을 때, 우리는 변환을 가져올 수 있는 돌봄 공동체에 대한 비전을 가질 수 있을 것이다" 라고 하였다(2003, p.6).

결론

이 행동 연구는 간호 프랙시스가 실무 간호사들과 연구자들이 협력함으로 중요한 차이를 만들어낼 수 있다는 것과 일상적인 간호활동에서도 우리의 희망을 실현시켜 갈 수 있음을 보여 주었다. Newman의 HEC 이론은 연구 과정과 임상 실무 모두를 안내하는 틀이 되었으며 (Endo, 2004), 그 성과는 개별화된 간호와 전문적 발전을 조장하는 지침이 되었다.

References

Bohm, D. (1990). *On dialogue*. Ojai, CA: David Bohm Seminars.

Endo, E. (2000, June). *Hospital nurses' application of Newman's theory of health.* Poster presentation, Conference on Phenomenology and Hermeneutics, Minneapolis, MN.

Endo, E. (2004). Nursing praxis within Margaret Newman's theory of health as expanding consciousness. *Nursing Science Ouarterly,* 17(2), 110-115.

Endo, E., Miyahara, T., Suzuki, S., & Ohmasa, T. (2005). Partnering of researcher and practicing nurses for transformative nursing. *Nursing Science Ouarterly,* 18(2) in press.

Newman, M. A. (1994). *Health as expanding consciousness* (2nd ed.). New York: National League for Nursing.

Newman, M. A. (2002). The pattern that connects. *Advances in Nursing Science*, 24(2), 1-7.

Newman, M. A. (2003). The immediate applicability of nursing praxis. *Oualitij Nursing: The Japanese Journal of Nursing Education & Nursing Research*, 9, 188-190.

Reason, P, & Bradbury, H. (Eds.). (2000). *Handbook of action research: Participative inquiry & practice*. Thousand Oaks, CA: Sage.

강혜영 역(1996). **의식확장으로서의 건강**(Margaret A. Newman), 서울, 현문사.

제 14장

다발성 경화증을 앓는 여성들의 삶의 패턴 인지하기

Jane Neill

서론

다발성 경화증(multiple sclerosis: MS)과 같은 만성적인 상태로 살아가는 사람들에 대한 패턴 인지는 전인적인 인간 이해를 돕는다. 패턴 인지를 통해 그 질환에 대한 경험을 이해하고, 삶 속에 자리잡게 되는 예상치 못한 변화에 사람들이 어떻게 반응하는가를 이해할 수 있다. 의식 확장으로서의 건강(HEC)과 그 단일하고(unitary), 변환적인 철학은 개인적으로나 전문직으로서 실무, 연구, 및 교육에 변화를 가져온다. 이 장에서는 Margaret Newman의 이론을 가지고 연구한 MS를 앓고 있는 여성들의 삶을 통해 만들어진 패턴에 관해 우리가 알고 있는 것을 말해보고자 한다.

이 연구는 South Australia의 Adelaide에서 이루어졌고, MS를 앓고 있던 네 명의 여성과 류마티스성 관절염을 앓고 있던 세 명의 여성이 포함된 일곱 명의 여성과 2년 동안의 동반자 관계를 통해 수행되었다 (Neill, 2001, 2002a). 류마티스성 관절염을 앓고 있었던 여성들의 삶의 패턴과 개인적 변환에 대해 기술한 것과, 전체 여성들 속에 내재되었던 두 가지 기저패턴에 관한 설명은 다른 자료에 실려 있다 (Neill, 2002b, 2002c). 여기서는, MS를 앓고 있는 여성들이 자신들의 질병경험에 대한 내러티브를 포함한 자세한 삶의 이야기를 다룬다. 이 이야기들로부터, 삶의 패턴과 내재한 패턴들을 인지할 수 있었다.

HEC 관련 개념들

MS를 앓으면서 살아가는 여성들의 의식 확장으로서의 건강이란 무엇인지를 이해하게 되면, 그 사람 전체으로서의 패턴을 알 수 있게 되고, 또 그것이 삶의 패턴과 내재된 패턴, (삶의) 전환점, 그리고 선택의 시점 속에서 어떻게 나타나는지를 알 수 있게 된다.

Newman은, "패턴 보는 법을 배우는 것 - 즉 전개되어가는 변환을 추적하는 것"이 HEC을 이해하는 기본이라 하였다 (2002, p.8). 환경과 상호작용을 하고 있는 전체로서의 그 사람의 패턴은 우리의 개성 속에 드러나고, 질서와 혼돈을 포용하며, 어떠한 질병과도 불가분의 관계가 있다 (Newman, 1990, 1994). 삶의 패턴은 그 사람의 이야기 속에 나타나는데, 이는 시공간 속에서 전개되는 의식 확장으로 표현된다. 기저패턴(underlying pattern)이란 Bohm (1980)이 말하는 '내재 질서(implicate order)'나, Newman(2002)의 '의식의 기저(ground of consciousness)'를 말하는 것으로 이는 삶의 이야기 속에서 나타날 수도 있다. 기저패턴들은, 비록 그것이 전체적인 내재 질서를 보여주지는 않는다 하더라도, 그 개인적이고 다양한 삶의 이야기들에 대한 깊은 고찰을 통해 만들어낸 이론적 표현들이다. 간호사는 삶과 기저패턴을 통해 사람을 독특하고 온전한 인간으로서 이해할 수 있다.

HEC은 일곱 가지 진화단계를 거치는 것으로 설명하는데, 전환점에 이르기 전까지는 불안과 혼돈의 심화를 보이다가, 이후에 질서의 회복과 개인적 성장이 이루어진다 (Newman, 1994). 전환점에서는 위기가 올 수도 있으나, 여기서 선택이 이루어지진 않는다. 예를 들면, 한 개인에게서 MS 진단은 선택할 여지도 없이 전환점이 될 수 있다. 선택 점은 점진적인 혹은 갑작스러운 변화로 확인되며, 그 변화는 사람들이 삶의 새롭고 보다 복잡한 삶의 방식에 관하여 의도적인 선택을 할 때에 새로운 질서를 재구축하게 된다. Barrett's(2000)의 힘의 이론(theory of power)이 이 주장을 지지한다. 선택 점에서, 한 개인은 그(녀) 자신이 변화에 의도적으로 참여하면서 힘을 회복할 수가 있다. 그 힘은 가능한 선택이 무엇인가에 대한 자각, 의도적으로 행동할 수 있는 자유, 그리고 변화를 만들어내는데 가담하면서 나타난다. 통찰력을 가지고 패턴을 인지하는 것과 계속되는 변화로 그 전체는 더 복잡해질 수 있는데 (Newman, 1994), 이는 전환점에서보다는 선택 점에서 더 두드러진다 (Neill, 2001, 2002c). 여성들의 이야기 속에서 두 가지의 사례를 찾을 수 있었다.

다발성 경화증

다발성 경화증은 남성보다 여성에게서 2~3배 정도 많이 나타나는 질환으로, 중추신경계에 영향을 주는 만성적이지만 치명적이지는 않은 병이다. 이 질환은 초기성인기에서 중년기에 걸쳐 발병하여 진행된다. 약 85%가 재발-완화를 반복하는 진행과정을 보이며 드물게는 원발성 진행성, 후발성-진행성이거나, 진행성-재발성으로 오는 질환이다 (National Multiple Sclerosis Society, 2003). 세계적으로

약 250만 명으로 추정되는 사람들이 MS를 가지고 있다. 2001년도에, 약 15,000 명의 호주 사람들이 MS를 앓으며 살아가고 있었다(MS Australia, 2003). 호주에서 MS의 유병률은 북부 지방과 남부 지방이 다르며 호주 남부의 경우 100,000명당 약 29명의 환자가 있다 (McLeod, Hammond & Hallpike, 1994).

미국의 경우, 이와 비슷한 위도 효과(latitude effect)를 보이고 있는데, 약 400,000 명의 사람들이 이 질환에 이환 되었다 (National Multiple Sclerosis Society, 2003). MS는 그 조상들이 북유럽 출신인 사람들에게서 더 흔하게 나타난다. MS에 걸린 최 근친 가족이 있다면 그들의 생애 중에 이 질환이 발현될 위험이 매우 크다 (Poser, 1994b). MS의 발병 원인은 알려져 있지 않지만, 이 질환의 병인은 중추신경계 신경세포를 싸고 있는 수초의 자가면역 염증과 관계가 있다. 염증이 생기면, 수많은 경화성 플라그가 형성되며 혈액뇌관문에 변성이 일어난다 (Poser, 1994a). 최근에 개발된 Betaseron과 같은 치료법은 면역 반응을 변화시키고, 중추신경계 손상을 감소시키며, 질환으로 인한 증상을 줄이는 것을 목표로 한다.

MS를 앓으며 살아가는 사람들

MS를 앓으며 살아가는 사람들은, 중추신경계에 입은 손상의 범위와 장소에 따라 예측할 수 없이 나타나는 임상적 증상들로 진단이 어렵다는 보고가 있다. 대부분의 사람들은 아주 심각한 장애로 이어지지는 않는다 (MS Australia, 2003). 그럼에도 불구하고, 가장 불편함을 주는 증상으로 피로, 내열성, 사지의 운동 혹은 감각 문제, 균형의 상실, 그리고 실금 등이 나타난다 (Black, Grant, Lapsley & Rawson, 1994; Koch, Kralik, Eastwood & Schofield, 2001; Stuifbergen & Rogers, 1997). 고통, 우울, 그리고 변해버린 성적 주체성(sexual identity) 또한 삶의 질에 영향을 미친다 (Gilmore & Strong, 1998; Koch, Kralik & Eastwood, 2002; Sadovnick et al., 1996). MS를 앓으며 살아가는 개인은 심각한 스트레스, 다양한 증상, 모호한 진단, 이렇다 할 치료 방법이 없다는 것을 아는 것, 예측할 수 없는 악화, 그리고 이 질환 관련 장애에 대한 사람들의 반응 같은 어려움을 극복해야 한다 (Antonak & Livneh, 1995; Koopman & Schweitzer, 1999). Gagliardi는 그녀 자신이 MS 진단을 받고 나서 뒤따라 온 혼란에 대해 기술한 내용은 이 스트레스를 잘 묘사하고 있다.

MS의 경험을 기술하고 있는 간호 연구가 증가하고 있다. 연구 문헌을 보면 참전 용사들이 MS를 앓으며 살아가는 경험에 대해 민족지역별로 인터뷰한 것이 있고(Barton, Magilvy & Quinn, 1994; Quinn, Barton & Magilvy, 1995), 재발과 완화를 반복하는 MS를 앓거나, MS 진단을 받고 살아가는 삶에 대한 현상학적 기술(Miller, 1997)들이 있다(Koopman & Schweitzer, 1999). 참여적 행동 연구에서는 간호사가 MS를 안고 살아가는 사람들이 삶의 여러 국면들, 예컨대 실금, 성적인 문제, 또는 입원들을 관리하는 데 어떻게 도움을 줄 수 있는지 보여주었다 (Eastwood, Koch & Kralik, 2002; Koch & Kelly, 1999a, 1999b; Koch, Kralik & Eastwood, 2002; Koch, Kralik, Eastwood & Schofield, 2001).

간호 이론 역시 MS를 가지고 살아가는 삶을 이해하는 데에 유용한 해석적 틀이 된다. Roy의 적응 이론으로 실시한 18명의 MS를 앓고 있는 사람들에 관한 연구에서는(Gagliardi, Frederickson, & Shanely, 2002) Roy의 네 적응 모드와 일치하는 삶의 변화의 다섯 개 주제들을 확인해냈다. 그 자료에서는 각 사람이 MS를 경험하였고 그(녀)의 삶의 질에 대한 영향도 서로 다름을 보여주었다. Roy의 이론적 모델을 사용한 간호사의 포괄적인 사정은 간호사로 하여금 질병에 적응하고 삶의 방식을 바꾸는 MS 환자들의 반응을 이해하는 데에 유용한 하나의 틀이다. MS를 앓고 있는 개인들의 경험을 이해하는 것은 또한 패턴 인지와 HEC을 통해 향상될 수 있다.

한 연구에서 MS와 함께 살아가는 여성들의 삶의 경험을 해석하기 위해 HEC을 사용하였다. 하이데거 해석학을 사용하여, Koob, Roux, 그리고 Bush (2002)는 내부적 힘을 다섯 가지 구성 패턴으로 설명하였는데, 이는 질병은 (내재된) 패턴이 나타난 것이라는 Newman의 관점과 일치한다. 이 연구에서는 내부적 힘을 설명하는 패턴들과 기저패턴들간에 유사점들이 명백하게 드러났다. 그러나 Koob et al. (2002)은, 내부적 힘에 대해, "MS를 앓으며 살아가는 여성들의 삶의 패턴 (사람-환경의 상호작용)은 무엇인가?" 그리고 "그 여성들의 삶의 이야기들 중에서 어느 것을 온전한 인간 삶의 패턴으로 구별할 수 있는가?" 와 같은 패턴에 관한 고유한(unitary) 물음이라기 보다는, 현상학적인 질문을 던졌다 (Neill, 2001). 다음부터는 MS를 앓고 살아가는 여성들의 삶의 패턴과 내재된 패턴을 이해하기 위한 논의를 하고자 한다.

이 연구에 등장하는 여성들

로즈, 마가렛, 헬렌, 그리고 사라로 알려진 네 명의 여성이 MS와 함께 살아가는 그들의 삶의 이야기를 나누어주기 위해 자원하였다. 이 참여자들의 나이는 44세에서 58세까지이고 MS를 진단 받고 살아온 기간은 5년에서 18년이 된 사람들이었다. 모든 사람이 지역사회의 지원을 받으며 독립적으로 살아가고 있었다. 로즈, 헬렌 그리고 사라는 전담 간병인인 남성 파트너들과 함께 살았다. 마가렛은 시간제로 돌봐주는 여자 친구가 있었다. 모두 다 한 명에서 네 명의 자녀를 두었고 그들의 삶속에서 혼자 아이를 키웠을 때가 있었다. 마가렛은 아이 때 입양되었고 최근에서야 그녀를 낳아준 가족을 찾았다. 그녀와 헬렌은 호주에서 태어났고, 로즈와 사라는 영국으로부터 온 이주민이었다. 모두 백인이고, 북부 유럽계 조상을 가지고 있었다. 다 중학교 정도의 학력을 가졌지만, 그들 모두 사무직, 제조업, 또는 서비스 업계에서 일을 해왔다. 그들의 인생 전반기에 재정적으로 여유가 있었던 사람도 없었고, 현재 그들 모두 장애 연금을 받고 살아가고 있다. 로즈와 사라는 아직 자원 봉사자로서 일을 하고 있다.

로즈는 재발과 완화를 반복하는 MS라는 진단을 받은 지 이제 겨우 5년이 되었다. 연구를 시작할 때에, 그녀는 Betaseron 치료를 시작해야 할 것인지를 생각하고 있었다. 결국, 그녀는 치료를 받기로 결정하였지만 투약 치료에 따른 부작용으로 어려움을 겪었다.

마가렛은 재발과 완화를 반복하는 MS를 앓으며 18년을 살아왔고, 최근에 후발성 진행성 과정까지 진전되었다. 매번 재발이 될 때마다, 그녀는 점점 기능적 상실이 심해짐을 알아차렸고, "좋은" 할머니가 되지 못하는 것 때문에 우울해 했다.

헬렌은 후기 청소년기 때로부터 증상을 겪으며 살아왔으나, 사십대 초반이 되어서야 자신이 재발과 완화를 반복하는 MS를 앓고 있었다는 것을 알게 되었다. 그녀는 매일 예측할 수 없는 사건들로 인한 불확실성에 직면해야 했고, 지난 일년간은 질병이 심각하게 악화되어 병원에 입원한 상태였다.

사라는 원발성－진행성 MS를 앓고 있었고, 그녀는 이것을 "첫 날부터 시작된 내리막길"로 묘사했다. 그녀는 움직이기 위해 휠체어가 필요했지만, 균형을 상실한 것보다 손의 느낌이 없어진 것을 더 심하게 아파하였다. 비록 자신의 MS가 진행성인 것을 깨닫기는 하였지만, 그녀는 앞으로 십 년 혹은 그 이상도 계속 활동할 수 있을 거라고 확신하고 있었다.

패턴 인지 과정

그 여성들과 간호의 동반자 관계를 가지면서, 패턴인지를 위해 Newman의 연구 프로토콜 (1994)이 사용되었다. 2년에 걸쳐, 각 참여자들과 많게는 네 번까지 비구조적인 심층면접을 하였다. 이 면접에는, 참여자들이 기억하고 있는 중요한 사람들과 사건들의 특징들에 대한 상세한 삶의 이야기와; 삶의 패턴에 대한 인지; 자신들이 찍은 의미 있는 사진들에 대한 반영; 그리고 연구를 마치기 전에 우리들의 동반자 관계와 그 연구에 대한 검토도 포함시켰다 (Neill, 2001, 2002a, 2002b, 2002c). 여성들의 이야기로부터 나온 내러티브는 각 개인의 삶의 패턴을 확인할 수 있도록 시간 순으로 정리하여 개개인의 패턴들이 드러나도록 하였으며; 기저패턴들은 전 삶의 패턴에 걸쳐 되풀이되는 주제로 나타났다. 이 연구는 각 여성들이 자신의 삶의-패턴의 이야기에 대한 초안을 받고 그것에 대한 반응을 해준 후에 종료되었다 (Neill, 2002c). 개별 면담과, 분석, 그리고 해석에 관한 상세한 내용들은 별도로 보고하였다 (Neill, 2002b).

MS를 앓으며 살아가는 여성들의 삶의 패턴

표 14.1에 네 여성의 삶의 패턴이 요약 정리되어 있다. 로즈와 마가렛은 비슷한 삶의 패턴을 가지고 있는데, (둘 다) 행복으로 시작하여, 병약하게 되고, 자기자신을 되찾기 위해 몸부림치다가, MS와 함께 살아가는 새로운 삶의 방식을 발견하게 된다. 그러나 그들의 이야기 속에 나타난 사람들과 사건들은 독특했다. 헬렌과 사라는 서로 다른 삶의 패턴을 가지고 있었으나, 둘 다 어렸을 적에 지속적인 행복이나 자신이 괜찮게 느껴졌던 느낌을 회상해 내지는 못했다. 그들의 이야기와 패턴 속에서 평생 동안 힘과 통제받는 것이 문제였음을 분명하게 볼 수 있었다.

표 14.1. MS를 앓으며 살아가는 네 여성의 삶의 패턴들

<table>
<tr><th rowspan="2"></th><th colspan="6">발달 단계</th></tr>
<tr><th>어린 시절</th><th>청소년기</th><th>청년기</th><th>중년기</th><th>중년기 후반</th><th>노년기</th></tr>
<tr><td>로즈</td><td>행복과 보호</td><td>취약하게 됨과 착취를 극복하기</td><td>상실에 직면하여 자신을 되찾기 위한 몸부림</td><td>새로운 존재방식 찾기</td><td></td><td></td></tr>
<tr><td>마가렛</td><td>친구들과 가족들과 함께 있는 행복</td><td>삶의 잔인한 타격으로부터 살아남기</td><td>자신을 되찾기 위한 몸부림</td><td>삶의 목적 찾기</td><td></td><td></td></tr>
<tr><td>헬렌</td><td colspan="3">통제: 갈등과 혼돈</td><td colspan="2">풀려나기: 변화와 선택</td><td></td></tr>
<tr><td>사라</td><td colspan="2">침묵 상태</td><td>혼돈 속의 십 년</td><td>털어놓고 이야기하기</td><td></td><td></td></tr>
</table>

기저 패턴에 대한 표현들

각 여성은 구별이 가능한 다섯 가지의 패턴 중에서 그들 삶을 통해 되풀이 되는 세 가지의 패턴을 가지고 있었다 (Table 14. 2). 이 기저패턴들은 복잡한 현상을 나타내는 이론적 표현들이었다. 이 표현들은, 거기에 사용된 단어들이 가지는 범주적 의미보다 움직임과 변화를 포함하는 과정을 강조한다. 일차적이고 이차적인 패턴이 가장 뚜렷하였고 나머지 부수적인 패턴들은 그다지 눈에 뜨이는 것은 없었다.

표 14.2. MS를 앓으며 살아가는 네 여성의 삶 속에 내재하고 있는 기저 패턴들

	기저 패턴들				
	에너지-피로	주고-받기	취약함-회복함	통제받음 -풀려남	침묵하기 -털어놓고 이야기하기
로즈	일차적	이차적	부수적		
마가렛	일차적	부수적	이차적		
헬렌	일차적	부수적		이차적	
사라	일차적	부수적			이차적

"에너지-피로" 및 "주고-받기"의 기저 패턴은 네 여성의 모든 이야기 속에서 알아볼 수가 있었다. 이 패턴들이 어떻게 드러났는지에 관한 간단한 설명은 별도 문헌에 실려 있다 (Neill, 2002b, 2002c). 이러한 기저 패턴들이 나타나는 방식은 명백하게 반대되는 개념들-예를 들면 건강의 의미 있는 개념 안에서의 질병과 비질병 같은-의 융합에 관한 Newman의 초기 명제를 닮았다 (Newman, 1994). 이 외에도, 이 이론적 표현들은 그 사람 전체로서의 진화하는 패턴을 표현하였으며, 이 중에서 첫 번째 서술자의 의미가 여성들의 삶의 전반기에 있어서 지배적인 것이었으나, 대개 중년기쯤에서 선택점을 지난 후에는, 두 번째 서술자의 의미가 우세하였다. 예를 들면, 풍부한 에너지를 가지고 사용하기, 다른 사람들에게 주기, 병약함, 자신 혹은 다른 사람에 의한 통제, 그리고 침묵이 선택점 이전에 네 여성들의 삶에 나타난 특성들이었다. 선택점 이후, 각 여성들은 피로를 안고 살기, 다른 사람으로부터 도움을 받기, 상실과 변화로부터 회복하기, 다른 사람들이 그들의 삶을 통제하는 것으로부터 벗어나기, 또는 그들 자신의 진실을 말하기와 같은 새로운 삶의 방식을 배웠다.

이 여성들의 이야기: 삶의 패턴들, 기저 패턴들 그리고 HEC

여성들의 이야기를 통해 삶의 패턴과 내재된 패턴들이 (인생의) 전환점, 선택점, 그리고 의식이 확장되는 과정과 함께 드러났다. 각 이야기는 요약된 내용이므로 표 14.1과 표 14.2를 참조하면서 읽을 필요가 있다.

로즈 이야기: "당신이 주는 것이라면 무엇이든, 받게 되지요"

네 여성의 가장 어렸을 적 삶의 패턴은 행복과 보호였고, 이로 인해 로즈는 "당신이 주는 것이라면 무엇이든, 받게 된다"라는 것을 배웠고 이 목표를 달성하기 위해 열심히 일하는 것의 가치를 인식하였었다. 젊은 나이의 두 번째 삶의 패턴에서, 로즈는 그녀를 보호해주던 가족의 품을 떠나 결혼을 하고 호주로 이민을 오게 되었는데, 그녀는 나약함을 느꼈고 사람들은 남에게 베풀기 좋아하는 그녀의 성품을 악용하였다. 남편이 아들의 출산을 앞두고 그녀를 버렸을 때에 로즈는 가장 큰 외로움과 나약함을 느꼈다. 어머니가 되자, 그녀는 보다 자기주장이 강한 사람이 되었다. 이혼 후 몇 년이 지나, 그녀는 두 번째의 남편을 만났고 알코올 중독자 가정을 지원하는 조직인 Al-Anon에 가입했다. Al-Anon은 로즈에게 "인생의 로드맵"을 주었고 그녀 가족 내에서 술과, 음식, 그리고 일에 대한 집착에 잘 대처해갈 수 있도록 도움을 주었다.

청소년기에, 로즈는 그녀의 인생이 갈수록 무질서하게 변해감을 느끼고 있었다. MS의 초기 징후들을 하찮은 것으로 무시하였다. 결국 로즈는 급작스러운 사건으로 확진을 받아 입원하게 되었다. 그녀는 자신이 MS를 앓아왔다는 사실을 알고 난 후 "삶을 다시 그녀의 손에 쥐어보려고" 애를 썼지만 상실감 때문에 몸부림을 쳤다. "높은데 계신 능력자"와의 영적인 관계와 Al-Anon에 있는 지지적인 친구들이 그녀에게 도움이 되었다. 그녀가 다시 직장으로 복귀했을 때, 피로와 무감각한 손가락 때문에 그녀의 직장생활도 어려워졌다.

로즈의 전환점은 MS 때문에 그녀가 좋아하던 직장에서 해고된 때였다. 그녀가 상실감 때문에 심신이 무너졌을 때, 그녀의 선택점은 자원 봉사자가 되는 때였다. 자원봉사활동 때문에 로즈는 자신의 에너지를 아꼈다가 가치 있는 일을 위해 사용하게 되었고 주고 받는 그 일을 다시 즐기게 되었다. 로즈는 MS와 함께 살아가는 새로운 방식을 발견하였고, 더욱 확실하게 "노(No)," 라고 말할 수 있게 되었으며 다른 사람들과 그리고 그녀의 더 높은 곳에 계신 능력자와의 관계도 잘 유지하였다. 로즈의 이야기는 다른 사람들과 주고받음에 있어서 상호성의 중요성(importance of reciprocity)과 지지의 가치를 보여준다.

마가렛 이야기: "내 안에서 나는 아직 나예요"

마가렛의 첫번째 삶의 패턴을 살펴보면, 그녀는 유아기에 입양되었고 어머니, 자매들, 양아버지, 그리고 친구들과의 행복한 삶을 즐겼다. 그녀가 결혼을 하고 아이들이 태어날 때까지도 그녀의 행복은 지속되었다. 그녀의 남편이 다른 주로 전근가게 되었을 때, 삶의 패턴 속에 취약성이 드러났다. 이 기간 동안 마가렛은 가족을 돌보고 운동하는 데에 막대한 에너지를 쏟았고, 상당한 혼란을 경험하게 되었다. 그녀는 회오리바람이 닥쳤을 때 살아 남았지만 집을 잃었고, 어머니의 죽음과, 남편의 부정과 정서적 학대, 친구인 Lyn의 암 발병, 그리고 그녀 자신에게 찾아온 MS를 견뎌내야 했다. 한 동안 마가렛은 자신의 증상이 8년 동안이나 확진되지 않았기 때문에 "(자신이) 미쳐가는" 줄 알았다. 이 시기에, 그녀는 병약한 기간 중에서도 놀라운 회복을 경험하기도 하였다. 결혼생활이 종지부를 찍은 직후 직장에서 "한방 맞은 것과 같은" 좌절에 뒤이어, 그녀는 MS 진단을 받았다.

마가렛은 MS라는 충격을 견뎌내기 위해 그녀 삶의 방식에 관한 "모든 것을 바꾸고", 특히 그녀를 낳아 준 가족과 새로운 관계를 형성하고, 잃었던 유머 감각도 회복하였으며, 그리고 "보다 억센" 사람이 되었다. 결국, 그녀는 도움이 없이는 더 이상 일을 하거나 일상생활을 꾸려갈 수 없게 되었고, 그녀는 자신을 입양해준 가족에게 자기 자신이 짐이 되는 것처럼 여겨졌다. 선택점에서 그녀는, 독립적인 삶을 살기 위해 시간제로 돌봐주는 친구 Lyn과 함께 외딴 곳으로부터 도시로 돌아가는 것을 선택하였다. 그녀의 최근 삶의 패턴에서, 마가렛은 중요한 것을 위한 목표를 세웠으며, 다른 이들을 돕는 방법도 발견하였다.

마가렛의 MS는 점점 심해졌다. 그녀는, "내 몸은 꽉 막혀 있어요, 내가 알죠. 그러나, 그 속에 나는 백만 달러가 있다는 느낌이 들어요" 라고 했다. 이 역설을 말하자면, 그녀는 다음과 같이 설명하였다. "왜냐면요, 내 안에서 나는 아직 나거든요, 나는 내 있는 그대로를 좋아해요. 나는 내 자신과 함께 행복해요 자신에 대해 만족해요." 마가렛의 이야기는 그녀가 커다란 병약함으로부터 어떻게 원기를 되찾고 그녀가 가진 자신만의 자산을 인식하였는지를 보여준다.

헬렌 이야기: "나는 내 몸의 소리를 듣지 못했어요"

헬렌의 초기 삶의 패턴은 지속되었고, 그녀가 중년이 되자, 혼란과 파괴로 가득차게 되었다. 이 때의 패턴을 보면, 그녀는 다른 사람들로부터 통제를 받거나, 혹은 그녀 자신이나 다른 사람들을 통제하려는 시도를 하고 있었다. 이것이 갈등을 일으키고 헬렌의 삶 속에 있던 혼돈을 길어지게 만들었다. 중년기에 그녀는 결국 MS가 그녀의 초기 성인기에 시작되었음을 알게 되었다. 이 인생의 전환점에 다다르기 전에는, 헬렌은 자신의 삶을 통제할 수 없는 것으로 느꼈었다. 그녀는 네 명의 아이들이 있는 가정을 가까스로 꾸려 가면서; 쉬는 시간 없이 꼬박 일을 하였고, "고통의 장벽을 지나쳐 버리기"를 계속했지만 이 때문에 잠을 제대로 자본 일이 거의 없었다. 헬렌은 또한 형제와 아버지의 죽음 뿐 아니라 정신적으로 문제가 있는 남편의 학대도 견뎌내었으나, 마침내 MS를 맞닥뜨렸을 때 그녀는, 자신의 삶의 방식으로 인해 부과된 한계점들을 인정할 수 밖에 없었다.

헬렌의 선택점에서 그녀는, 결혼생활로부터 벗어나 많은 변화들을 수용하려고 노력하였다. 그녀 자신을 보호하기 위해 쌓아왔던 감정의 장벽들 때문에 그녀는 "무감각"해져 버렸으며, 그녀가 다시 삶을 즐기고 웃음을 되찾기까지는 오랜 시간이 걸렸다. 선택점이 지난 이후에, 헬렌의 삶의 패턴은 많은 변화를 예고하였다. 그녀가 가지고 있던 이전의 삶의 통제의 패턴으로부터 풀려 나옴에 따라 그녀는 과거의 혼돈과 투쟁으로부터 빠져나올 수 있었다. MS와 함께 사는 삶 또한 헬렌으로 하여금 갑자기 "닫혀 버려서" 말을 할 수도 움직일 수도 없게 만들어 버리곤 했던 그녀 자신의 몸에 대한 새로운 자각을 얻도록 하는 데에 도움이 되었다. 만일 그녀가 자신의 몸이 지닌 한계점들을 무시하지 않고, 어떤 한계를 설정하고 몸에 대해 주의를 하였다면, 그녀가 말과 행동에 대한 통제를 잃을 가능성이 줄었을 것이었다. 그녀는 다음과 같이 설명하였다. "내 말은 내 몸이 나에게 말하고 있는 것이 무엇인지 알고 있었다는 것이예요. 그러나 나는 그 말을 듣지 않았지요. 당신도 만일 듣고자 한다면 당신의 몸이 당신에게 말하는 것을 들을 수 있어요." MS 증상이 심하게 악화된 와중에 그녀는 자신이 죽을 수도 있음을 느꼈고, 헬렌은 MS와 함께 사는 삶에 관해 무엇이든지 헤쳐나가기 위해 신을 믿을 수 있음을 깨닫게 되었다. 그녀의 이야기는 그녀 삶에 있어서 통제의 균형을 바꾸고, 자신의 몸에 대해 새로운 존중감을 얻기 위한 그녀의 싸움을 보여 주었다.

사라 이야기: "그냥 무시하세요-그러면 사라질 거예요"

사라의 초기 삶과 첫 번째 삶의 패턴은 침묵이 지배하고 있었고, 그 때문에 선택의 여지가 부족했고, 의사결정에 어려움이 있었으며, 다른 사람을 위해 희생만하게 되었다. 문제점들이나 질병에 대해 침묵하였으므로, 가정 안에서의 화목은 표면적인 모양새일 뿐이었다. "그것은 분명히 영국식 양육법인, '의연하게 버티기' 방식이지요. 아시잖아요, 무시하면 그것이 사라질 거라는 말이지요." 이 첫 번째 삶의 패턴 기간 중, 사라는 그녀가 청소년기의 어린 나이에 엄마가 되었을 때에 그녀는 가족의 통제로부터 빠져 나오기 위한 시도를 하였었다. 그녀의 남편이 호주로 이민을 갈 것을 고집하였을 때에, 사라는 주저하였지만 결국 침묵 속에서 그의 결정을 받아들였다.

그녀의 두 번째 삶의 패턴에서, 사라는 희생과 침묵과 미루어진 의사결정으로 점철된 십여 년의 혼돈의 기간을 견뎌냈지만, 말을 삼가는 가족과 문화적 패턴이 사라로 하여금 그녀가 말을 해야 할 필요가 있었을 때에도 침묵을 하게 만들었다. 이 십 년이 거의 다 될 무렵에 그녀의 어머니가 세상을 떠났고, 형제가 자살했으며, 그녀의 아버지는 암 수술 후에 세상을 떠났고, 그녀의 남편은 두 어린 아이들과 그녀를 버렸으며, 사라는 원발성-진행성 MS라는 진단을 받았다. 이 시기에, 그녀는 어린 아이들을 부양하기 위해 하루도 쉬지 않고 일을 했고, 그녀가 직면했던 정신적 상처에 대해 침묵으로 일관하였다. 그녀의 증상에도 불구하고, 그녀에게 주어진 고단한 삶의 방식을 바꿀 결심을 할 수가 없다고 생각하면서, 사라는 이미 일어난 일들을 무시하려고 애를 썼다. 그녀는 다음과 같이 생각 했었던 것을 기억하였다. "내가 MS를 몸 속에서 자라도록 만들었고, 그게 다였어요. 그 의사결정은 나를 위해 한 것이여요."

진행성 MS의 패턴에 맞추어, 사라는 그녀의 삶을 점진적으로 바꾸어 나가기 위한 선택을 하였다. 그녀가 여러 가지 방식으로 침묵을 깨뜨림으로써 드러나게 된 삶의 패턴은 과거에 경험했던 것들과는 달라진 것이었다. 수 년 동안, 그녀의 삶에서 일어났던 파괴적인 사건들에 대해 언급을 할 수 없었지만, 이 연구 조사에 참여하게 됨으로써, 그녀에게 그렇게 할 수 있는 기회가 생겼다. 사라 이야기에서, 우리는 그녀가 자신에게 남아있는 역량에 대해 어떻게 더 많은 관심을 기울였는지, 어떻게 침묵을 극복하고 MS를 앓고 있는 다른 사람들을 위한 강력한 옹호자로서 일어설 수 있었는지를 알 수 있었다.

의식 확장으로서의 건강

로즈와 마가렛의 삶은 행복한 가정환경 안에서 시작되었던 반면, 헬렌과 사라는 통제의 문제로 인해 그들의 삶의 초반기는 이상적이지 못했었다. 그렇기는 하였지만, 이 모든 여성들은 그들의 삶이 사람이나 관계, 직장의 상실 또는 상처가 되는 사건들과 함께 혼돈스럽게 변해가는 것을 알게 되었다. 그들은 변화에의 자극을 주었던 전환점을 파악해 내었고, 보다 점진적인 변화를 이루어냈던 사라를 제외하고는 모두가, MS와 함께 살아가는 여성으로서 자신들의 미래에 대한 결정을 내렸던 그 때에 분명한 선택점을 만났다. 삶 속에서의 각 선택점으로부터 자기 자신과 공간, 그리고 시간을 초월하는 것으로 표현되는 개인적 변환 과정이 시작되었다 (Neill, 2002b). Koob 등 (2002)은, MS 진단과 같은 인생의 사건에 의해 의식의 확장이 시작된다고 믿었고, MS를 진단을 받은 이 네 여성에 대한 연구에서, Newman의 이론이 설명한 대로 의식의 확장은, 보다 큰 복잡성을 향해 꾸준히 나아가는 중에 그 사람의 삶에 걸쳐 일어나게 된다는 것이 밝혀졌다.

내재되어 있는 패턴들은 각각의 삶의 패턴의 전개가 이루어지는 중에 각 여성마다 서로 다른 형태로 나타났지만, 온전한 사람의 패턴은, MS와 함께 사는 삶의 새로운 방식－그들의 삶에 새로이 질서를 되찾아 준－을 발견했을 때, 보다 조화로운 모습으로 표현되었다. 단순한 즐거움을 발견하고 긍정적인 태도를 가지는 이 두 가지 새로운 삶의 방식들은 류마티스 관절염 진단을 받고 살아가는 여성들의 경우에도 기술된 바 있다 (Neill, 2002b). MS를 앓고 있는 여성들의 두 가지 부가적인 새로운 삶의 방식들은 자기－통제와 자기－차별화였다. 그들은 스스로 질환을 통제하고 있음을 느꼈고, 그들 자신을 그들의 질환과 분리된 온전한 존재로 인식하였다. Koob 등 (2002)이 묘사한 내부적 힘(inner strength)은, 그 여성들이 통제를 다시 회복하고, 다른 방식으로 문제를 해결하며, 그들 자신과 질환에 대해 새로운 시각을 가짐으로써 어떻게 그들의 삶을 변화시켰는가를 통해 명백하게 확인되었다.

패턴과 의식 확장을 반영하는 사진

그들의 삶에 대한 이야기를 서로 나눈 후에, 이 여성들은 조그마한 일회용 카메라를 가지고 사진을 찍으면서 지난 일들에 대한 반추를 계속하였다. 세 번째 인터뷰에서, 그들은 대화하면서 함께 보기 위해 몇 장의 사진을 뽑았고, 이 이미지들의 복사를 허용해주었다. 사진은 그것이 그 현상에 관해 친밀한 의미를 상징적으로 표현하기 때문에, 다양한 건강과 질환에 대한 의미를 밝혀내는 데 사용되었다(Hagedorn, 1994, 1996). 비록 어느 한 이미지가 이 여성들에게 의미가 있었던 것을 다 전달하지는 못하였지만, 각 사진들은 중요한 사람, 장소, 그리고 느낌들을 묘사하였다. 이미지를 해석하는 것은 개인적 의미들과 삶의 패턴들, 그리고 내재된 패턴들을 꼬아 엮어가는 해석학적 과정이었다.

대부분의 여성들은 다른 사람들과 애완동물, 풍경, 혹은 정물의 이미지를 찍었다. 로즈가 찍은 사진들은 그녀가 자연 속에서 그리고 남을 위한 선물을 만드는 것에서 얻은 단순한 즐거움들이 주요 테마였고, 이는 그녀의 내재된 패턴인 "주고-받기"를 반영하는 것이었다. 마가렛은 손자의 출생 사진과 그녀가 응원하는 축구선수의 사진에 대해 나누었는데, 이는 긍정적인 태도를 지니고 단순한 즐거움을 찾는 그녀의 방식을 상징적으로 보여주는 것이었다.

헬렌은 그녀의 파트너와 애완동물, 그리고 그들이 좋아하는 장소를 찍은 사진을 나누었는데, 이는 MS와 함께 살아가는 그녀의 내부적 힘을 나타내는 것이었다. 그녀의 세 마리 애완견들이 헬렌의 휠

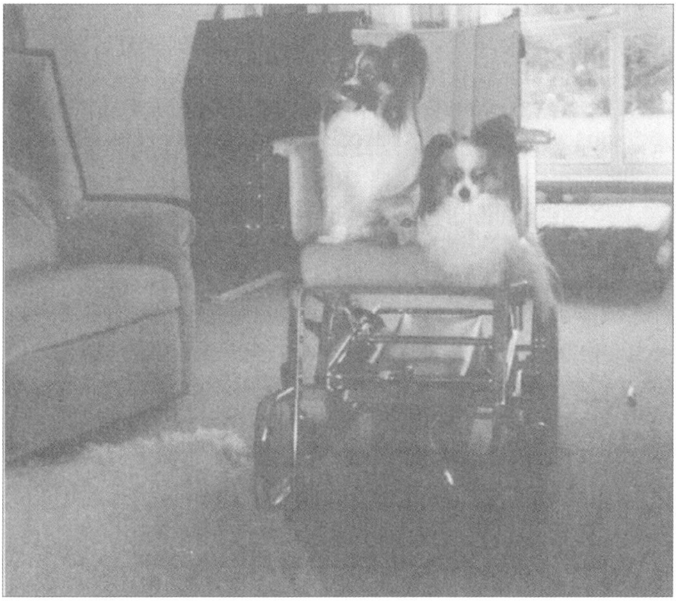

그림 14.1. 새로운 자기-통제를 상징적으로 보여주는 헬렌의 휠체어와, "매일 일어나는 이유"가 되는 그녀의 애완견들.

체어에 자리잡고 앉아있는 이미지는 (그림 14.1) 그녀가 자신의 질환을 받아들이고 통제를 하고 있음을 상징적으로 표현하고 있고, 그녀는 이 애완견들 때문에 그녀가 아침 일찍 일어난다고 하였다. 사라의 사진은 자신의 집과 정원의 평온하고 아름다운 곳곳을 찍었는데, 이는 그녀 자신이 선택해서 침묵을 받아들이고 있다는 내재된 패턴이 새롭게 드러나는 것이며 자신을 질환과 분리시킬 수 있는 그녀의 역량을 나타내는 것이었다. 이 여성들이 찍었던 각각의 사진들은 그들의 패턴과 의식 확장으로서의 건강의 의미를 보여주고 있는 듯 보였다.

결론

이 장은 연구를 통해서 Newman의 HEC 이론에 관해 어떻게 새로운 목소리로 간호를 노래할 수 있는가를 보여주고 있다. 전체로서의 사람의 패턴을 인지하는 것은 돌봄의 한 형태이고 우리가 다른 사람을 알게 되는 방식이다 (Newman, 2002). 삶의 이야기에 관한 대화가 돌봄 간호의 동반자 관계 안에서 진행될 때에 삶의 패턴들과 기저패턴들, 전환점, 그리고 선택점들을 인지할 수 있다. 이 같은 "돌봄의 프랙시스" (Neill, 2002c)는, 사람들이 통찰을 갖게 되고 의도적으로 변화를 시도하면서, 간호사들로 하여금 각자의 삶 속에서 격변을 겪고 있는 사람들과 함께 하도록 만들어준다. MS를 앓고 있는 모든 여성들은 이 연구가 시작되기 전에 어려움에 처해 있었지만, 그들 삶의 이야기들을 말하는 과정과 패턴 인지를 통해 그들은 지나온 자신들의 삶과 현재의 그들 자신과 화해를 하는데 도움을 받았다. 돌봄 프랙시스의 동반자 관계를 만들어가는 것과 그 사람 전체에 대한 패턴을 인지하는 것이 의식 확장으로서의 건강을 통한 연구 노력에도 변환을 가져온다.

References

Antonak, R. E, & Livneh, H. (1995). Psychosocial adaptation to disability and its investigation among persons with multiple sclerosis. *Social Science and Medicine,* 40(8), 1099-1108.

Barrett, E. A. M. (2000). The theoretical matrix for a Rogerian nursing practice. *Theoria: Journal of Nursing Theory*, 9(4), 3-7.

Barton, J. A., Magilvy, J. K., & Quinn, A. A. (1994). Maintaining the fighting spirit: Veterans living with multiple sclerosis. R*ehabilitation Nursing Research*, 3(3), 86-96.

Black, D. A., Grant, c., Lapsley, H. M., & Rawson, G. K. (1994). The services and social needs of people with multiple sclerosis in New South Wales, Australia. *Journal of Rehabilitation*, 60(4), 60-65.

Bohm, D. (1980). *Wholeness and the implicate order*. London: Routledge & Kegan Paul.

Eastwood, S., Koch, T, & Kralik, D. (2002). Compromising and containing: Self-management strategies used by men and women who live with multiple sclerosis and urinary incontinence. *Australian Journal of Holistic Nursing*, 9(I), 33-43.

Gagliardi, B. A., Frederickson, K., & Shanely, D. A. (2002). Living with multiple sclerosis: A Roy adaptation model-based study. *Nursing Science Quarterly*, 15(3), 230-236.

Gilmore, R., & Strong, J. (1998). Pain and multiple sclerosis. *British Journal of Occupational Therapy*, 61 (4), 169-172.

Hagedorn, M. (1994). Hermeneutic photography: An innovative esthetic technique for generating data in nursing research. *Advances in Nursing Science*, 17(1), 44-50.

Hagedorn, M. (1996). Photography: An aesthetic technique for nursing inquiry. *Issues in Mental Health Nursing*, 17(16), 517-527.

Koch, T, & Kelly, S. (1999a). Identifying strategies for managing urinary incontinence with women who have multiple sclerosis. *Journal of*

Clinical Nursing, 8(5), 550-559.

Koch, T, & Kelly, S. (1999b). Understanding what is important for women who live with multiple sclerosis. *Australian Journal of Holistic Nursing*, 6(I), 14-24.

Koch, T, Kralik, D., & Eastwood, S. (2002). Constructions of sexuality for midlife women living with multiple sclerosis. *Journal of Advanced Nursing*, 39(2), 137-145.

Koch, T, Kralik, D., Eastwood, S., & Schofield, A. (2001). Breaking the silence: Women living with multiple sclerosis and urinary incontinence. *International Journal of Nursing Practice*, 7, 16-23.

Koob, P. B., Roux, G., & Bush, H. A. (2002). Inner strength in women dwelling in the world of multiple sclerosis. *International Journal for Human Caring*, 6(2), 20-28.

Koopman, w., & Schweitzer, A. (1999). The journey to multiple sclerosis: A qualitative study. *Journal of Neuroscience Nursing*, 31 (I), 17-26.

McLeod, J., Hammond, S., & Hallpike, J. (1994). Epidemiology of multiple sclerosis in Australia. *Medical Journal of Australia*, 160(163), 117-122.

Miller, C. M. (1997). The lived experience of relapsing multiple sclerosis: A phenomenological study. *Journal of Neuroscience Nursing*, 29(5), 294-304.

MS Australia. (2003). MS *Information*. Retrieved May 6, 2003, from http://www.mssociety.com.au/msi nfo rmati on/.

National Multiple Sclerosis Society. (2003). About MS. Retrieved May 2, 2003, from http://www.nationalmssociety.0rg/about%20ms.asp.

Neill, J. (2001). "*Broken into wholeness*": *Life patterns of women living with multiple sclerosis or rheumatoid arthritis*. Unpublished PhD Thesis, Flinders University, Adelaide, Australia.

Neill, J. (2002a). "Broken into wholeness": Life patterns of women living with multiple sclerosis and rheumatoid arthritis. *Rogerian Nursing Science News Online*, 1 (2), [2p].

Neill, J. (2002b). Transcendence and transformation in the life patterns of women living with rheumatoid arthritis. *Advances in Nursing Science*, 24(4), 27-47.

Neill, J. (2002c). From practice to caring praxis through Newman's theory of health as expanding consciousness: A personal journey. *International Journal for Human Caring*, 6(2), 48-54.

Newman, M. A. (1990). Newman's theory of health as praxis. *Nursing Science Guarterly*, 3(1), 37-41.

Newman, M. A. (1994). *Health as expanding consciousness* (2nd ed.). New York, NY: National League for Nursing.

Newman, M. A (2002). Caring in the human health experience. *International Journal for Human Caring*, 6(2), 8-12.

Poser, C. M. (1994a). Notes on the pathogenesis of multiple sclerosis. *Clinical Neuroscience*, 2(3-4), 258-265.

Poser, C. M. (1994b). The epidemiology of multiple sclerosis: A general overview. *Annals of Neurology*, 36(Supplement 2), S180-S193.

Guinn, A. A., Barton, J. A, & Magilvy, J. K. (1995). Weathering the storm: Metaphors and stories of living with multiple sclerosis. *Rehabilitation Nursing Research*, 4(1), 19-27.

Sadovnick, A, Renyck, R., Allen, J., Swartz, E., Yee, I. M. L., Eisen, K., et al. (1996). Depression and multiple sclerosis. *Neurology*, 46(3), 628-632.

Stuifbergen, A. K., & Rogers, S. (1997). The experience of fatigue and strategies of selfcare among persons with multiple sclerosis. *Applied Nursing Research*, 10(1), 2-10.

EDUCATION

제4부

교 육

제 15 장

미러링 과정으로서의 프랙시스: Newman의 의식 확장으로서의 건강에 기초를 둔 정신간호 교육하기

Carol Picard & Tara Mariolis

서론

이 장의 목적은 간호학과 학생들에게 그들로 하여금 만성 정신질환을 앓고 있는 사람들을 대상으로, 의식 확장으로서의 건강 이론 안에서의 패턴과 의미의 가치를 경험하고 평가하며, 이해하기 위한 방법인 간호 프랙시스의 미러링을 설명하기 위한 것이다. 간호교육과 정신과 간호의 최근 경향은 저자들로 하여금 잠깐 멈추어 서서 간호학과 학부생들을 위한 새로운 교육-돌봄 모델을 만들어 반영해볼 시간을 갖게 하였다.

정신과-정신건강 간호와 교육: 우리는 지금 어디쯤 가고 있는가?

지난 십 년간의 정신의학 연구는 정신 질환 문제에 대한 해답을 얻기 위해 과학기술의 발전과 함께 신경생물학을 강조하면서 주로 사람의 뇌에 대해 초점이 맞추어졌다. Flaskerud와 Wuerker(1999)는 정신 건강 간호에 있어서 신경정신의학에 초점을 맞추는 것을 강조하였다. 비록 분자생물학, 유전학, 그리고 정신약리학 분야 연구의 공헌으로 인해 이러한 질병 과정과 치료요법에 대해 보다 깊이 이해할 수 있게 되었지만, 이 같은 지식들은 만성적인 정신 질환을 가진 삶의 생생한 경험을 설명하여 줄 수는 없다. 주요 정신 질환을 가진 사람의 매일의 삶은 지난 25년동안 거의 변한 것이 없다. 만성 정신 질환 대상자들은 공동체 내에서 살지만 여전히 그들을 이해하지 못하는 사회로부터 밀려난 느낌을 받고 있다 (Hall, 1997). 그들은 여전히 돌보아줄 간호사들이 필요하며, 그들에게, "당신에게 있어 질병을 가지고 산다는 것은 어떤 의미입니까? 혹은 당신에게 의미있는 것은 무엇입니까?"를 탐구해야 할 다른 건강 전문가들이 필요하다. 이 만성 정신 질환 대상자들에게 최신의 정신약리학적 성과도 물론 필요하지만, 그들에 대한 이해도 필요하다.

정신질환을 겪은 사람들의 살아온 경험을 조사하는 질적인 연구조사는 삶의 질과 관련된 문제들을 찾아내었다. Perese (1997) 는 정신질환을 앓는 사람들에게 채워지지 않는 욕구로 가장 흔히 거론되는 것으로는 삶의 질과 관련된 욕구들, 즉 우정, 역할과 목적, 집단 안에서의 멤버쉽, 그리고 자아 정체감 등 이라는 것을 발견하였다. 낙인이 찍혔다고 느낀 경험은 그 사람의 삶의 경험을 소외시켜 버린다. Vallenga와 Christenson(1994)는 계속 심한 정신질환을 앓는 대상자들이 자신들의 정신질환을 어떻게 인식하고 있는가에 관한 연구에서, (그들의) 고뇌와 고통은 상당 부분 그들이 의지하는 지역사회와 기관들에 의해 사회적으로 형성된 것임을 밝혀내었다. 고뇌의 근원이 되는 것들은 낙인, 소외, 그리고 (그들이) 질환을 가지고 있다는 사실과 관련되어 일어난 상실이었다.

대상자와 학생들을 위한 돌봄과 학습 모델: 미러링 프랙시스

학문분야에 맞는 이론적, 철학적 기반에 바탕을 둔 창의적인 학습 방법을 제공하기 위해, 그리고 만성 정신질환자들의 관심사들을 다루기 위해, 삶의 질과 안녕에 관한 프로젝트를 개발하였다. 학부 학생들과 대상자들, 그리고 교수진이 참여한 이 프로젝트는, 대상자들에게는 간호기회를 제공하고 학생들에게는 위기 중재나 증상 관리에 근거를 두지 않은 간호를 소개하기 위한 방안으로 계획하였다. 대학 캠퍼스에 자리를 잡고 시작한 이 프로젝트는, 학생들과 대상자 모두에게 그 지역에서 받을 수 있었던 전통적 간호 서비스 모델을 보완하기 위해 의미에 기반을 둔 간호 모델로서 제공되었다. 프로그램 그 자체에 관한 개요는 별도로 보고하고 (Mariolis and Picard, 2002), 두 저자는 여섯 명에서 여덟 명의 학생으로 임상 그룹을 만들어 함께 일하였다. 매 주 각 학생들은 대상자들을 개별적으로 만났고, 학생 임상 그룹들과, 대상자들 그리고 교수진이 주말에 한 시간 정도 모임을 가졌다. 학생들은 9주 단위로 바뀌었고, 대상자들은 한 번에 두 학기 동안 참여하기로 동의 하였다. 각 대상자들에게는 그 해에 개설된 과정 중에 세 명의 학생을 만날 수가 있었다.

프랙시스 모델

Newman (1999)에 의하면 프랙시스란 "변환과정에서 나타나는 의도적이고 동시적인 행동이며 성찰"이다 (p. 229). 교수진은 프랙시스로서 이 프로젝트를 계획하였으며, 여기에 관여한 모든 사람들 - 저자들, 학생들, 그리고 대상자들 -이 패턴 이해를 통해 변환의 기회를 가지게 될 것으로 보았다. Newman (1994)은 간호를, "인간 건강 경험 안에서의 돌봄으로서…자신에 대한 지각과, 다른 사람들을 향한 관심, 그리고 창의성으로 나타나는 것"으로 정의하였다(pp. 139-

140). 우리도 학생과 대상자들이 함께 한 돌봄 프랙시스 한 형태인 미러링이 학생들이 대상자와 함께 하는 양식에 반영되리라고 믿었다.

철학적 및 이론적 기반: Roach와 Newman

Roach (1992)의 저서는 이 프로젝트의 철학적 기초를 형성하였고, Newman의 의식 확장으로서의 건강 이론은 교수진의 돌봄 생활에 있어 중심이 되었다 (Newman, 1994, 1999). Roach는 돌봄을, 인간의 존재방식으로 정의하였고, 간호는 이론과 연구 및 임상적 기술에 기반을 둔 이 능력을 전문화하는 것이라고 하였다. 돌봄의 존재론은 간호사가 구체화 시키고 그(녀)의 실무에서 실행하는 것이다. Roach (1992)는 돌봄의 다섯 가지 속성들을 확인하였다. 동정심은 다른 사람의 경험을 이해하고 관계를 맺을 수 있는 능력이다. 역량이란 간호상황과 대상자의 관심사를 이해하는데 필요한 필수지식과 통찰력이다. 자신감이라는 속성은 대상자들이 간호사의 확신있는 태도에서 돌봄을 받을 것이라고 믿는 것이다. 양심은 간호 실무의 반영적인 윤리적 태도이고 헌신은 돌봄 실무를 실천할 수 있는 간호사의 역량이다. 이러한 속성들은, 프로젝트의 개발에 있어서 교수진들에게 지침이 되었고, 우리는 학생들 가운데서 이러한 속성들이 자라날 수 있는 환경을 만들기 위해 노력하였다. 학생들과 함께 이러한 속성들을 실천하면서, 우리는 그들이 대상자들에게 거울이 될 것으로 믿었다.

Newman의 (1994) 의식 확장으로서의 건강 이론은 정신 질환 간호에 대한 교육과 학습과도 관련이 있다. Newman은 의식 확장으로서의 건강 이론의 이론적 틀을 구축하기 위해 Rogers의 단일하고 비환원적인 인간에 대한 과학으로부터 이론적 틀을 세웠다. 모든 인간은 하나의 의식이고, 움직임과 시간과 공간 속에서 드러나는 전체성의 독특한 패턴을 가지고 있다. Newman (1999)에 따르면, 패턴이란 전체성이 독특하게 표현되는 것이다. "패턴은 한 사람의 인간과 비

인간적 환경 둘 다와의 역동적인 관련성이다(p.228).” 사람들이 그들 자신의 패턴을 인지함에 따라, 행동 가능성으로서의 통찰을 통해 성장의 기회를 가지게 된다 (Litchfield, 1999). 초월이란 보다 높은 수준의 의식으로 이동하는 경험이며, 이는 좀 더 의미 있는 관계 속에서, 그리고 개인적으로 보다 더 자유로운 느낌 안에서 표현된다 (Newman, 1994). 자기 반영 능력과 자기 표현 능력, 그리고 자기 이해 능력은 의식 확장의 국면들이다. 간호는 사람의 자기 자각을 도울 수 있다. 한 사람이 세상과 관계 맺는 리듬을 이해함으로써, 그리고 의미에 관한 이야기들을 경청하며 온전히 함께 있어 줌으로써 간호사는 행동 가능성으로서의 통찰력의 발달을 돕는다. Newman (1994, 1999)은, 간호란 프랙시스로, 그 안에서 간호사가 이론을 구체화시키는 것이라고 생각하였다. 자기 반영 과정을 통해서, 이 프로젝트의 교수진과 간호학생들은, 사전 준비작업이자 이 프로젝트에 참여한 대상자들을 돌보기 위한 계속적인 작업으로서 먼저 그들 자신의 확장되는 의식의 패턴을 이해하는 것을 배웠다. 교수진은 학생들이 스스로의 패턴에 대한 이해와 탐구로 파고들도록 이를 지지하는 환경을 만들어 주었다.

Newman은 이 작업을 Reason(1993)의 협동적 탐구 모델에서 가져온 것이라 하였다. 이 프로젝트는 안녕과 학습과정을 협동적 탐구 형태로 하는 것이었다. Reason에 의하면 인간 탐구란 신성한 과학이고 지식이란 단지 진리를 추구하는 것만이 아니라 인간소외를 치유하는 할 수 있어야 한다고 하였다. 인간 탐구란 우리가 이해하고자 하는 곳에 참여하는 것이다. 간호를 인간의 건강경험 속에서 돌봄으로 가르치기 위해, Newman(1994)이 말한 대로, 교수진은 학생 학습에 창조적이고 이론에 기초한 접근방법에 주력하였다.

교수진은 돌봄과 가르치는 모델을 개발하면서 생생하게 실천하고자 했던 핵심적 가치들에 대해 논의하였다. 첫째, 교수진은 학생들이나 대상자 모두 다른 이들과 온전히 함께 있을 수 있는 능력이 길러지기를 원했다. 또한 모든 학생들과 환자들은 본질적인 전체성을 갖고 있다고 보아, 그 전체성은 각자가 독특하고 되풀이 될 수 없는 패턴으로 표현되는 것에 가치를 두었다. 또한 Hall(1997)이 현대 대부분의 정신의학치료에서 무엇인가 결핍한 것을 보는 눈으로가 아닌 전체성으로서의 대상자를 볼 수 있기를 바랬다. 대상자를 전체로 보고 성장할 수 있다는 가능성을 믿고 이 프로젝트를 시작할 수 있었다. 교수진 또한 변화와 성장은 그들 자신을 포함하여 모든 사람에게 가능하며, 다른 사람을 돌보기 위해 같이 있는 것이 도움이 될 수 있을 것이라고 믿었다. 두 교수는 학생들의 학습 욕구를 어떤 접근방법으로 맞출 것인가 하는 자신들의 교육 방법에 대해 상대방과 함께 나누고 혼자 반영하는 데에 상당한 시간을 사용하였다.

유념하기와 함께 있어주기 (mindfulness and presence)

교수진은 간호가 프랙시스 양식으로 가도록 지원하는 전략을 썼다. Newman (1994)은 간호실무를 위한 준비로 주의를 집중 연마, 또는 중심화기간을 가질 것을 제안했다. 교수진은 이 프로젝트 기간 동안 학생과 대상자들에게 보다 집중하려고 중심화하는 실무를 계속했다. 두 교수는 서로 다른 형식의 주의집중 명상의 경험을 갖고 있다. 주의집중 하는 일은 다른 사람과 온전하게 같이 있을 수 있는 능력을 지지해준다. 함께 있어 준다는 것은 온전히 상대방에게 자신의 주의를 집중하는 것이다. 간호 학생들은 가르치는 선생들과 이 과정을 함께 하면서, 다른 사람들과 온전하게 함께 있는 경험을 직접 배웠다. 각 대상자들과 만나기 전에, 학생들은 10분에서 15분 정도의 주의집중 시간을 갖고, 호흡을 가다듬으면서 그날 만날 대상자를 돕고자 하는 데에 주의를 기울였다. 비록 일부 학생들이 주의집중 훈련의 경험이 있기는 하였지만, 대부분의 학생들에게는 생소한 경험이었다. 각각 이 연습이 끝난 후에, 학생들로 하여금 마음을 모아 중심화 과정을 반추해보도록 하였다. 동료들과의 대화에서 그들의 관심사와 어떻게 하면 대상자들의 욕구를 채워줄 수 있을까 하는 바람들이 나왔다.

의미와 패턴: 초대와 탐색

교수진은 프로젝트가 시작되면서 그 프로젝트에 반영시키기 위한 일기를 썼고, 프로젝트에 참여한 학생들과 대상자들과도 만나 그들이 어떻게 이해하고 느낌이 어떤지를 논의하였다. 학생들 역시 일기를 썼는데, 이를 통해 학생들 자신의 정신건강에 관한 불안과 중증 정신질환에 대한 두려움을 탐색하는 기회가 되었고, 그들이 대상자들과 관계를 맺는 패턴을 알 수 있는 기회가 되었다. 학생들은 교수진들이 한 것처럼, 자신들이 원하는 정도만큼 그들의 임상 그룹과 이 반영내용을 나누었다. 또, 학생들은 선생님과 매주 개별적으로 만났다. 학생들이 바뀌는 초기에 교수진은 학생들에게 다음과 같은 질문을 던졌다: “학생에게 가장 의미 있는 것은 무엇인가?” 학생들은 다양한 방식으로 이 자기-성찰 연습에 응하였다.

의미의 상자: 자기 자신의 탐색

자기-성찰 연습의 한 사례로 학생들에게 임상 세미나에 상자 한 개씩 가져오도록 하면서, 그 안에 자기에게 가장 의미 있는 상징적인 물건들을 담아오도록 하였다. 세미나에서, 그들은 그 안에 있던 내용물을 공개하고 각자의 물건들이 가진 의미를 함께 나누었다. 대다수의 학생들은 그들이 사랑하는 사람(돌아가시거나 살아있는)과, 애완동물, 그리고 운동 솜씨, 자신이 가입한 그룹, 혹은 탁월한 간호사가 되고자 하는 열망과 같이 그들의 삶에서 가치 있다고 보는 상징물들의 사진들을 가져왔다. 한 그룹에서는, 학생들이 교수진에게 주는 이별 선물로 그들 각자의 상징물이 들어있는 상자를 주었다. 학생들은 의미에 대한 성찰이 그들 자신과 또 서로를 알아가는 데에 중요한 연습이 되었다는 사실을 함께 나누었다. 어떤 학생은, 자신들의 이야기를 하는 것 자체가 자신들의 관계 패턴에 대한 통찰을 얻을 수 있게 해 주었다. 그들은 환자를 돌볼 때 자기-성찰이 필요하다는 것과, 대상자를 위해서도 의미 기반적 활동이 가치가 있음을 알게 되었다.

대상자들과 함께 한 그룹 토의에서, 학생들은 자신들이 줄 수 있는 그들만의 독특한 재능과 자원들을 삶의 질 향상을 위한 한 요소로 내어놓을 수 있었다. 음악가이기도 했던 학생은, 한 주 모임에 플룻을 가지고 와 명상곡을 연주해 주어 대상자들을 크게 감동시켰다. 이 같이 그들은 그녀의 또 다른 목소리를 들을 수 있었던 것에 감사했다.

상상의 경계를 확장하기: 패턴의 이해

Parse의 인간 되어감 이론에 근거한 Bunkers'(1999)의 교수학습과정은 Newman(1994, 1999)과 Roach(1992)의 연구와 같이, 타인에 대한 존중이라는 유사한 가치를 가지고 있다. 학생이 되어가는 과정에서, 우리 선생들은 Bunkers(1999)의 말을 빌린다면 학생들이 "상상의 경계"를 넓히는데 안내가 된 셈이었다. 이 상상의 경계가 넓어지면 다른 사람을 이해하는 폭도 넓어질 수 있다. 두 저자들은 학생들의 독특한 반응과 패턴에 반영 되었다. 교수들은 함께 대화를 나누면서, 개개 학생들의 독특한 기여를 어떻게 존중할 것인지에 대해 의논하였다. 어떤 학생들은 많은 삶의 지혜들을 얻었지만, 대상자들의 이야기로부터 나오는 고통과 소외된 세상에 아직도 생소해 하는 학생도 있었다.

대부분의 학생들은 정신질환자들에 대한 어떤 경험도 없었고, 임상 경험을 시작하면서 자신들의 고정관념들과도 부딪히게 되었다. 비록 대다수의 간호사들이 관계형성 패턴에 좀 어려움이 있는 대상자를 만날 때도 있지만, 만성정신질환자들의 경우는 종종 그 패턴들을 무너뜨릴 수도 있는 주변 환경과 가능성이 더 많다. 그런 패턴들을 인지하는 데 전문성을 가진 교수들은 학생들로 하여금 뜻하는 의미가 무엇인지를 이해하고, 대상자와 만날 때 그들의 상상의 경계를 넓히도록 도와주었다. 특히 새로 교대할 때, 학생들은 대상자를 전체로 보기를 힘들어 했고, 그저 사회적 기준에 따라 행동이 기이하다거나 혹 평범하지 않은 것에 주목하곤 하였다. 그들은 대상자들의 관계 리듬을 이해하지 못했다. 그런 어색함은 환자와 학생들 간 상호관계리듬을 구축하려는 상호 과정에서 나타나기도 했다.

학생들의 상상적 영역은 그들 서로와, 교수, 그리고 대상자들과 서로를 반영해 주는 대화는 물론, 간호학에 관한 책과 정신질환관련 문헌을 통해 확장 되었다 저자들 중 한 사람은 패턴을 보는 것을 돕기 위해 O'Brien (1974)의 아동용 도서인 '프리스비 부인과 NIMH의 쥐들'을 언급하였다. 이 책의 주인공은 자신의 아이들을 구해야 하는 난제를 풀기 위해 용기가 필요하다는 것을 알게 된다. 그녀는 어떤 문이라도 열 수 있음을 확신하였고-그녀에게 필요한 것은 오직 열쇠였다. 대상자가 일상적이지 않은 말을 써서 학생들이 어려워 할 때는, 교수진은 학생들로 하여금 그 언어를 다르게 상상해보도록 하였는데, 예컨대, 정신분열증 환자가 표현하고자 애쓰는 상징적 가치나 은유적 의도를 이해하기 위한 열쇠를 찾도록 도와 주었다. 저자들은, 이해에 필요한 열쇠를 찾아내는 이 훈련이 그들이 관계 패턴을 풍성하게 해준다는 것을 학생들이 깨달을 수 있도록 도왔다. 이로 인해 대상자들의 부족함보다는 간호사의 학습에 중점을 두게 되었다.

예를 들어, 학생들과 맨 처음 만날 때 극도로 불안해했던 한 대상자는 자신이 유명한 컨트리 서양음악 가수였었다는 것과, 여기가 어떤 자리인지 몰랐었다고 하였다. 저자들은 그녀가 유명 가수라고 말한 것은 그녀 자신의 불안 뿐 아니라 그 방안에 있는 학생들의 불안에 대한 그녀의 느낌도 표현한 것일 거라고 생각하였다. 교수진들은 그 대상자가 이 프로그램이나 학생들, 혹은 교수진들에 대해 낯설어 편안하지 못했다는 말의 배후가 어떤 의미인지를 알아차릴 수 있었다. 학생들 역시 이 상호작용 과정을 지켜볼 뿐 아니라 대상자와 함께 그 낯설음에 대해서 이야기 하였다.

학생들이 대상자들과의 그룹활동을 준비할 때, 학생들은 대상자와 의미를 탐색하는 데 거울과 같이 비춰주는 방식을 택했다: 그들은 주의집중 훈련을 하고 대상자들에게 그들 자신이나 그들이 사랑하는 사람들의 사진을 가져오도록 하였다. 학생들은 대상자들에게 반추하는 일기를 쓰도록 하였고, 각 사람이 프로젝트 계획 수립에 기여한 바를 받아들이면서 시나 노래로 창의적인 표현을 해보도록 하였다 자주, 프로젝트를 하면서 음식이 나오기도 하였는데, 학생들과 대상자들은 같이 나눠먹을 음식들을 가져오곤 하였다. 학생들은 대상자들의 관계패턴에 대해 더 잘 이해할 수 있었고 그 리듬에 맞추어 일할 수 있게 되었다. 그녀가 말한 대로 하자면, 꿈같은 환경으로부터 단절된 느낌을 갖고 있었던 한 대상자는 자신과 학생이 함께 찾아낸 특별한 방법으로 도움을 받을 수 있었다.

환경과 의미: 대학 캠퍼스

학생들에게 캠퍼스에 대한 의미가 생겼다. 그들에게 캠퍼스는 임시 집이었고, 대상자들은 찾아온 손님이었다. 학생들은 자신들의 전문적인 또는 개인적인 세계와의 만남에 대해 어떤 느낌인지를 얘기하였다. 그들은 병동에서는 일어날 수 없는 상황들을 어떻게 대해야 할 지 생각해야 했다. 예를 들어, 한 학생은 다른 학생들이 커피를 마시러 갈 때 자기 대상자를 그 학생들에게 어떻게 소개해야 할 지 확신이 서지 않아 대상자에게 어떻게 했으면 좋을 지를 물어보았다. 이렇게 협력을 강조하는 관계는 전통적인 역할 관계에 도전을 주었는데, 이는 보건간호사들이 임파워먼트 그룹에서 만성정신질환자들과 함께 일하면서 권한 관계(power relationship)에 대한 관점에 달라졌다고 한 Byrne (1999)의 기술과 같은 유사한 것이었다. 이 프로젝트는 동반자적인 자세를 요구하였다.

캠퍼스 환경은 대상자들에게도 의미가 있었다. 이 공간 안에서는, 대상자들이 자신의 질환에 얽매이지 않았고 사회적 상호작용에 있어서도 주변으로 내몰려 소외되지도 않았다. 캠퍼스는 학과 강의시간표에 따라, 50분마다 많은 학생들이 이동하고, 배우고 만들어져 가는 등의 리듬으로 에너지가 가득 차 있었다. 프로젝트가 시작된 첫 날, 대상자들은 그들이 대학에 들어와 있다는 것이 얼마나 신나는 일인지 얘기하였다. 그들은 자신들은 정식 학생은 아니지만 이 프로젝트 안에서 뭔가 새로운 것을 배우기 위해 등록되어 있다는 것을 재빨리 알아챘다. 몇몇 대상자들은, 그들이 얼마나 대학에 가고 싶어했으며 병 때문에 그 길을 못 갔음을 얘기했다. 대상자들은 이런 공립 대학에서 자신들이 일정 부분 사적으로 사용할 수 있음을 거론함으로써 그들의 "상상의 경계"가 넓어졌다. 그들은 학생들과 함께 즐겁게 배우며, 캠퍼스를 돌아다니고, 여러 시설들을 사용할 수 있음에 감격해 했다.

환자의 패턴을 이해하기

이 프로젝트에서 9주간의 만남을 통해 각 학생들은 그들의 대상자를 자신만의 독특한 방식으로 알게 되었다. 매주 두 시간씩 안녕과 의미에 집중하며 보낸 덕분에, 학생들은 증상관리에 초점을 두는 급성기 병동 상황과는 다른, 대상자의 패턴을 인지할 수 있는 감각을 가지게 되었다. 각각의 학생과 대상자는 프로젝트가 자신들에게 무엇을 줄 수 있을 지에 대해 서로 반추해 가면서 함께 그 일에 매진하기로 했다. 어떤 대상자에게는, 매주 단순한 대화를 하는 것을 의미했다면, 다른 사람들은 캠퍼스 시설에서 운동을 하고 싶어했다. 어떤 사람들은 도서관, 게임 방, 그리고 구내 식당을 이용하였으며, 학생들과 대상자들은 이 활동에 함께 참여하였다. 자신의 여성다움을 중요하게 여기던 또 다른 대상자는 몸치장을 더욱 화려하게 하고 싶어했다. 그녀와 함께 한 학생은 화장품을 가져와서 함께 메이크업 하는 법을 배웠다. 대상자들과 학생들은 개인적인 목표를 프로젝트의 한 부분으로 여겼다. 비록 일부 대상자들이 캠퍼스에 규칙적으로 오기 위해 조직적인 활동을 해야 하는 문제 때문에 떨어져 나갔지만, 질병 발작으로 인한 어려운 난관들과, 이동상의 문제, 그리고 자기-관리 기술의 부족에도 불구하고 성실히 출석하여 자신의 사례 관리자들을 놀라게 한 대상자들도 있었다. 그들은 자신들이 참여하기로 정한 프로그램을 소중히 여기고 있다는 것을 보여주었다.

학생들은 그들이 돌보았던 사람에 대해서 이해한 것을 분명하게 설명할 수 있었으며, 대상자들의 이야기와, 관계들, 의미의 중요성 그리고 대상자들의 삶 속에 정신 질환이 미친 영향의 맥락에 대해 보다 크게 볼 수 있었다. 학생들은 또한, 어쩌면 비슷한 목표를 가지고 있을지도 모를, 그러나 의학적, 행위적 관리에 중점을 두는, 자신들의 대상자의 다른 돌봄 제공자들과도 만났다. 학생들은 투약의 효능을 이해할 수 있었지만 계속해서 질병을 넘어 그 사람과, 그리고 그들의 일상적인 삶을 보고자 하였다. 이번 경험에서 중요한 것은, 아무리 독특하고 기이하다해도 대상자들의 관계 패턴을 이해하고 존중해주는 것이었다.

학생들 자신의 패턴을 이해하기

이 돌봄 모델에 참여하였던 학생들은 그들 자신의 관계 패턴에 대해 더 많은 것을 깨닫게 되었다. 반영하는 것과 참여하는 것이 배운 것 중 하나인데, Jan DiNatale이라는 학생은 아래와 같이 얘기한다. 이 임상 경험을 한 대부분의 학부생들은 정신과 병동 간호사가 되려 하지 않을 것이다. 그러나, 어쨌든 그들은 정신질환자에게 보건의료를 제공하게 될 것이고, 질환 너머에 있는 그 사람을 보다 깊게 이해하게 될 것이다. 그들은 또한 다른 보건의료 현장에서 정신질환자들을 간호하기를 꺼리는 간호사교육에 보다 나은 정보를 갖고 있을 것이다. 그들의 돌봄에서는 역량과 자신감, 동정심과 양심 그리고 헌신이 드러날 것이다.

다음은 이 프로젝트에서 자신의 실습경험을 마치면서 DiNatale (1999)이 기록한 일기로부터 발췌한 내용이다.

> 화요일은 정말 엄청난 날이었다. 우리 여럿은 구내식당에서 재미있게 카드 놀이를 하고 있었다. 모든 대상자들은 생각하는 것도 분명했고, 말하는 패턴도 조리 있었으며, 이성적으로 의사소통하며 감정적으로도 안정되어 있었다. 눈물도, 혼란스러운 생각들도 없었다. 우리는 한 그룹으로 행동하였고, 주어진 우리의 과제를 하였으며, 카드 놀이도 하면서, 서로의 동행을 즐거워하였다 - 우리의 모든 사회심리학적 욕구가 충족 되었었다. (이 그룹은 그날 교내 미술관에서 열린 현대 미술 전시회에 갔었다.) 미술품 전시회에서 그들이 보여준 반응을 기록하는 것은 흥미로운 일이었다. 그들 모두 미술품들을 꽤 이상하게 생각 했고, 그것에 그리 많은 관심을 보이지 않았다. 그들은 미술품은 개인적으로 인식하는 것이고 그것을 좋아하지 않아도 괜찮다는 것을 알게 되었다. 내 자신도 그것에 많은 관심을 두지는 않았다. 이것이 간호 학생들에게는, 위기 환경과 반대되는 지역사

회 환경에서 정신분열증을 가진 대상자들과 함께 상호작용하면서 알아간다는 것은, 더없이 좋은 기회이다. 그것은 우리가 태어날 때부터 가지고 있던, 우리 모두 안에 있는 놀랍고 기쁜 영혼에 눈을 뜨게 한다. 내게는 기뻐하고 우리 자신과 타인들을 수용하는 경험을 하는 것이 삶의 의미인 것이다 우리가 살아가는 데에 산소를 필요로 하는 만큼 우리는 이것이 필요하다. 내가 보기에는 우리들 삶 속에서 충분한 사랑을 가진 사람이 거의 없다. 세상이란 사랑 없는 곳이 되기 쉽기 때문인데, 그러기에 이렇게 함께 하는 것은 우리 모두에게 좋은 일이다.

결론

만성정신질환자들은 패턴 이해와 삶의 질에 중점을 둔 간호로부터 유익을 얻을 수 있다. 이 접근 방법은 의미 있는 관계와 그룹 멤버쉽에 관심을 기울이는데; 질병을 넘어 자아 정체성 이해에 지지하고 있다. 지역사회 내에 돌봄과 학습의 새로운 환경을 강구함으로써, 교수진은 정신질환을 갖고 살아가는 사람들의 삶의 질을 향상시키고 지지할 수 있다. 돌봄에 기반을 둔 교수-학습 모델은, 학생들이 간호에서 그들 스스로 개발해가며 비춰주는 실무(mirror praxis)의 한 방식이다. 간호 이론에 기반을 두고 있으므로, 이 같은 유형의 모델은 학문-고유의 것이고, 학생들의 상상적 영역을 확장하여 증상 관리적인 관점을 넘어, 전체성을 보는 간호의 렌즈로 대상자들을 볼 수 있게 해 준다. 교수는 학생-교수간 관계를 통해서 학생의 임상 경험을 거울처럼 되비쳐 줄 수 있다. 주의집중 훈련을 통해서는, 대상자와 함께 하고 패턴을 이해할 수 있는 역량을 배양할 수 있다.

References

Bunkers, S. S. (1999). The teaching-learning process and the theory of human becoming. *Nursing Science Quarterly*, 12(3) 227-231.

Byrne, C. (1999). Facilitating empowerment groups: Dismantling professional boundaries. *Issues in Mental Health Nursing*, 20(1), 55-72.

DiNatale, J. (1999). *Clinical reflections*. Unpublished manuscript, Fitchburg State College, Fitchburg, MA.

Flaskerud, J., & Wuerker, A. (1999). Mental health nursing in the 21st century. *Issues in Mental Health Nursing*, 20(1), 5-18.

Hall, B. (1997). Looking at chronic mental illness through new trifocal lenses. *Journal of the American Psychiatric Nurses Association*, 3, 27-30.

Litchfield, M. (1999). Practice wisdom. Advances in Nursing Science, 22 (2), 62-73. Mariolis, T. & Picard, C. (2002). The quality of life and wellness program: A model for teaching psychiatric nursing care. *Journal of Nursing Education*, 41 (II), 501-503.

Newman, M. A. (1994). *Health as expanding consciousness* (2nd Ed.). New York, NY: National League for Nursing.

Newman, M. A. (1999). The rhythm of relating in a paradigm of wholeness. *Image: the Journal of Nursing Scholarship*, 31(3), 227-230.

O'Brien, R. (1974). *Mrs. Frisby and the rats of NIMH*. New York, NY: Atheneum.

Perese, E. F. (1997). Unmet needs of persons with chronic mental illnesses: Relationship to their adaptation to community living. Issues in Mental Health Nursing, 18, 19-34.

Reason. P. (1993). Reflections on sacred experience and sacred science. *Journal of Management Inquiry*, 2(3), 273-283.

Roach, S. (1992). *The human act of caring*. Ottawa: Canadian Hospital Association.

Vallenga, B. A. & Christenson, J. (1994). Persistent and severely mentally ill clients' perceptions of their mental illness. *Issues in Mental Health Nursing*, 15, 359-371.

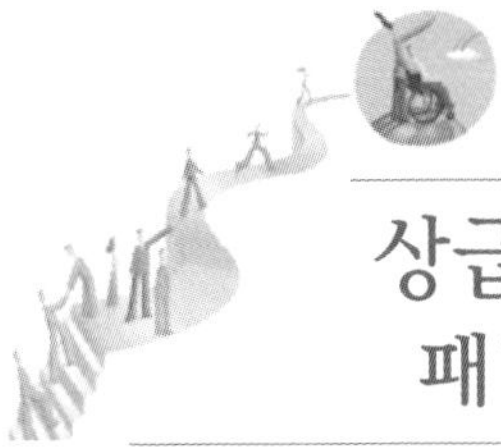

제 16 장

상급 실무 간호 학생들과 함께 패턴을 지각하는 방법 익히기

Hollie Noveletsky-Rosenthal & Kathleen Solomon

서론

Newman(1994)의 의식확장으로서의 건강(HEC) 이론에 바탕을 둔 틀을 사용하여 학생들을 가르치는 것은 도전과 함께 기회도 된다. 본 저자들은 학생과 대상자 모두의 패턴 이해를 증진시키기 위해 대학원생들을 대상으로 구조적 성찰 모델을 사용하였다. 여기서는 HEC과 학습전략을 연결한 내용은 물론 그 과정에 나타난 학생들의 반응을 밝히고자 한다. 저자들은 학생들이 간호의 정체성을 찾도록 도와주기 위해 새로운 전략들을 사용하였다.

전문직 정체성과 HEC

미국에서 다른 학과 졸업생이 간호학과에 들어오는 과정은 비교적 새로운 교육 모델이다. 이 프로그램에 들어오는 학생들은 이미 다른 학문분야에서 학위를 받은 후에 들어온다. 여기서 학생들은 간호전문직으로 들어오는데 독특한 어려움을 겪게 된다. 전통적으로, 학부생은 사회화 과정을 겪으면서 간호전문직에 대한 정체성이 기고, 그 다음에 신참 등록간호사가 된다 이에 반해, 학사 출신-신입생들은 교육 중에 면허 취득을 위한 속성 프로그램에 등록하고, 그 후엔 상급 실무 간호사로서 다른 사회화 과정을 겪으면서 졸업하게 된다. 특히 이런 학생들은 그 교육과정 중에 상급실무에 임하게 되면서 간호전문직의 정체성을 갖는 데 어려운 난제들에 봉착한다. 이 같은 난제들로는 임상실습 환경에서 멘토나 프리셉터가 간호학 전공자가 아니다거나, 의과학에 기초한 지식과 의료에 관련된 많은 일을 하는 역할만 하도록 하는 것, 그리고 뒤섞이고 일관성 없는 간호지식을 사용하는 문제가 있다.

간호학생에게 간호전문직으로서 정체성을 갖도록 하는 중요한 단계는 자신의 실무를 다른 학문 분야의 실무와 구별 짓는 간호 관점을 찾아내어 의견을 말할 수 있는 능력이다. Newman, Sime, 그리고 Corcoran-Perry(1991)는 간호의 고유한 관점은 인간 건강경험에 초점을 두는 데 있다고 본다. HEC의 틀 안에서, 건강은 한 사람이 주변 환경과 관계를 맺는 패턴으로 정의할 수 있고, 실무의 초점은 각 개인들의 패턴의 진화하는 본질을 이해하는 것이다. Newman은 내러티브를 통해 개인들의 패턴을 밝혀내기 위한 실무-연구 방법을 개발하였다.

다른 사람의 이야기 속에 내재해 있는 의미를 찾기 위해, 학생들은 반드시 그 사람과 함께 있어야 한다. 성찰적인 실습(reflective practice)이 이러한 기량을 길러 준다. 임상간호교육에서 성찰을 하도록 한다면, 학생들은 환자와 함께 하고, 각 환자들의 건강경험의 의미를 파악할 수 있는 역량이 크게 발전할 수 있다. 이러한 접근법을 통해 학생들은 상급 실무 간호사의 독특한 간호 역할을 이해할 수 있고, HEC을 이용하여 인간 경험을 보다 충실하게 이해할 수 있다.

패턴의 개념은 HEC의 핵심이다(Newman, 1994). 개인의 패턴은 내재, 또는 기저에 존재하는 질서(implicate or underlying order)를 성찰하며 시간이 지남에 따라 그 사람의 환경과의 상호작용을 통해 분명하게 드러난다. 이 내재질서는 개인의 본질과, 그(녀)가 세상에 존재하는 방식을 나타낸다. HEC의 틀 안에서 패턴은 각 사람마다 고유하다. 그들과의 대화 중에, 간호사와 대상자는 과거를 성찰해 봄으로써 현재를 경험할 수 있다. 패턴을 완전히 이해할 수 있는 능력은 과거와 현재, 그리고 미래 잠재력을 이해함으로써 얻어진다. 사람의 패턴은 시간을 두고 여러 가지 상호작용 과정을 조사하고, 상호작용에서 반복되는 주제나 방식들을 찾는 성찰적 과정을 통해 드러난다. 패턴은 시간이 흐르면서 진화한다. 개인이 환경과 연결 관계를 맺는 것을 제한하는 상호작용 패턴은, 그 사람이 보다 높은 의식수준으로 머물고 더 진화해가는 능력을 차단할 수 있다(Noveletsky-Rosenthal, 1996). 보다 높은 수준으로의 의식의 움직임은 환경과 상호 작용의 질이 보다 풍부할수록 분명하게 나타난다. 간호사와 대상자는 대화를 나누는 동안 상호적 과정에 함께 참여한다. 대상자의 패턴이나 간호사의 패턴은 모두 서로를 연결하는 능력에 장애가 되기도 하고 촉진제가 될 수도 있다(Newman, 1999). 그러므로, 간호학생은 스스로의 상호작용 패턴을 드러내는 것이 필수적이며, 이렇게 하면 그들 대상자들에게 온전히 함께 할 수 있는 능력이 길러진다.

이 프로젝트를 하기 전에, 저자들은 상급 간호학생들이 기술적으로 능숙하게 간호하는 데에 초점을 두고 많은 노력을 하고 있다고 생각했다. 교육경험을 통해, 그들은 대상자와 자신들과의 상호작용에서 나타나는 진화해가는 패턴을 볼 기회를 자주 놓쳤다. 때때로, 학생들은 대상자들과 치료적 관계를 맺는 데에 어려움을 겪기도 하였고 이 같은 문제가 왜 일어났는지 밝히지도 못했다. 교수로서, 우리는 치료적 관계를 향상 시킬 수 있고, 환자들의 건강경험에 간호가 기여할 수 있음을 알도록 도와줄 수 있는 가능성을 보았다.

구조적 성찰(Structured Reflection)

Johns의 구조적 성찰 모델은 HEC과 양립할 수 있는 중간단계 이론이다 (Johns & Freshwater, 1998). 이 모델은 신참 간호사들이 전문직 발전과정에서 자신들의 암묵적 지식 베이스를 드러내도록 돕고 신참에서 전문가로 계속 발전해가도록 돕기 위한 것이다. 이렇게 신참내기에서부터 전문 간호사가 되기까지 발전은 Newman의 의식의 진화 이론에 부합한다. 간호사 또는 학생으로서 그들은 보다 광범위한 지식의 범위와 질을 동시에 통합하는 능력을 통해 전체 임상경험을 보다 깊이 이해할 수 있는 지식을 얻는다. 이와 유사하게, HEC의 틀 안에서는, 사람이 보다 높은 의식 수준으로 진화하게 되면, 그(녀)는 환경과의 더 깊은 수준의 연결성을 통해 더욱 폭 넓은 질적 정보를 통합할 수 있게 된다 (Newman, 1994).

Johns(2002)는 학생들로 하여금 그들 자신의 상호작용 패턴을 밝혀내는 방법으로서 자기-성찰을 권한다. 성찰은 패턴에 대한 통찰력을 기르고 상호작용의 새로운 방식을 배우는 데에 필수적인 것이다. 통찰과 상호작용의 방식을 선택하는 이 방법은 Newman의 패턴 인지와 패턴 변환의 과정과 맞는 것이다. 패턴 인지는 학생들의 전문적 역할 개발은 물론 그들의 환자들과의 상호작용을 도울 수가 있다.

이 성찰적 실무모델은 (Johns & Freshwater, 1998) 학생들에게 다양한 렌즈를 제공하기도 하고, 자신들의 상호작용을 바라볼 수 있는 관점을 갖게 해준다. 이 렌즈들을 통해, 학생들은 그들이 상호작용에 쓴 요인들을 드러내고 그 요인들이 상호관계의 질에 어떤 영향을 미칠 지 인식할 수 있게 된다. 그들이 한 학기 과정중의 여러 상호작용들을 조사한 결과, 상호작용의 패턴들이 드러났다. HEC의 틀 안에서, 개인의 패턴은 드러나지만, 그 내러티브를 말하는 데는 어떤 구조도 없다. Johns의 모델이 그러한 구조를 제공한다. 상급실무 간호교육에서는, 표준 임상자료를 통합하고 배우는데 중점을 두는데; Johns의 모델은 (사람들과) 만남에 대한 보다 전체론적 이해를 위해 학생들로 하여금 그 자료 너머를 바라보도록 한다.

Nurse practitioner의 교육에서는, 은연중에 의학모델에 가치를 둔다. 의학적 진단과 치료에 바탕을 둔 사례발표는 간호대학원 교육에서도 하나의 교수법으로서 널리 받아 들여졌다. 학생들은 종종 이 모델에 따라 사례 발표를 하도록 교육 받았다. 이런 접근은 임상적 만남에서 중요한 측면들을 조사하려는 학생들의 시각을 제한해 버린다. 상호작용에 대해 보다 광범위한 관점을 취하는 것을 돕는 도구로서, 다양한 렌즈들을 사용하는 Johns의 성찰적 모델은 패턴 인지 과정을 촉진시킨다.

Johns의 모델에는 여덟 가지 관점의 틀(framing perspectives)이 있다:

1. 철학적 틀
2. 역할 틀
3. 이론적 틀
4. 평행 패턴 틀
5. 문제 틀
6. 현실 틀
7. 시간 틀
8. 효과성 개발 틀 (Johns, 2002; Johns & Freshwater, 1998)

이와 같은 관점의 틀들로는 상호작용 전체를 파악할 순 없어도,

이것들은 학생들로 하여금 그들이 상호작용의 질을 결정하도록 한 세세한 요인들을 볼 수 있게 해준다.

철학적 틀에 따른 렌즈를 통해서 학생들은 "이상적인" 실무를 밝힐 수 있다. 학생들은 사람의 본질과, 삶, 그리고 "이상적인" 간호를 제공하는 것과 관련된 실무에 관한 개인적 신념과 가치들을 조사한다. 역할 틀에 따른 렌즈로는 학생들이 전문성의 경계와 관계들, 그리고 권력의 문제들을 주로 조사한다. 이론적 틀에 따른 렌즈를 통해서는, 그들은 "이상적인" 간호를 제공하기 위해 필요한 이론적이고 과학적인 지식을 규명한다. 평행 패턴 틀에 따른 렌즈로는 학생들로 하여금 역할극(role-play)을 통해 상호작용의 역동성을 깨닫도록 한다. 이 외에도, 그들은 환자들과 관계를 맺는 능력을 향상시키기 위한 대안적인 상호작용 방법을 모색할 수 있다. 문제 틀에 따른 렌즈는 상호작용의 질에 영향을 주는, 숨겨지거나 때로는 잠재의식 속에 있는 문제들을 분명하게 밝혀내고 설명하는 방향으로 학생들의 학습을 이끌어간다. 현실 틀은 학생들로 하여금 맥락이 상호작용에 대해 어떤 영향을 미치는지 이해할 수 있게 하는 한편, 시간 틀은 학생들에게 패턴의 진화하는 본질을 이해할 수 있게 해준다.

HEC 이론과 일치시켜 본다면, 학생들은 과거 자신들의 경험이 현재의 상호작용에 어떤 영향을 주었는지 알게 되며 미래의 상호작용 형태를 만드는데 사용될 새로운 경험들로 통합되는 것이다. 효과성 개발 틀에 따른 렌즈를 통해, 학생들은 그들 자신의 진화하는 상호작용 패턴 안에서 성찰적 학습이 중요하다는 것을 배운다 (Johns & Freshwater, 1998; Johns, 2002).

이 여덟 가지 관점 틀 외에, Johns(1997a, 1997b) 은 성찰적 실무 과정에 임하는 학생들을 돕기 위해 성찰적인 실마리들을 개발하였다. 이 실마리들은 학생들을 보다 깊은 자기-성찰 수준으로 인도하는 데에 도움이 되는 예리한 질문들로 되어 있다. Johns가 개발한 질문 유형의 사례를 보면 다음과 같은 것들이 있다. "[그 상호작용에서] 내가 달성하려 했던 것은 무엇인가? 내가 그렇게 반응한 이유는 무엇인가? ... 그 상황에서 나는 어떻게 느꼈는가? 나에게 구체화되어있거나, 혹은 환경 안에 내재되어 있으면서 나에게 영향을 미친 요인들은 무엇인가?" (Johns, 1998, p.4). 이러한 실마리들은 학생들로 하여금 상호작용에 대한 피상적인 분석을 넘어서서 그 경험에 대해 보다 깊고 전체적인 이해를 하는 방향으로 나아가게 한다.

과정으로서의 성찰

상급 실무 임상 세미나는 학생들에게 이론적 바탕과 임상 실무를 통합할 수 있는 시간이다. 임상 세미나는 종종 동료들의 경험으로부터 배울 수 있는 장소가 되기도 한다. 우리 세미나 그룹은 아홉 명의 학사출신 입학생 프로그램에서 상급 가족간호사 과정을 밟고 있는 학생들이었다. 그들은 다양한 일차 또는 외래 간호현장에서 일하고 있었다. 이 세미나 그룹은 Johns의 모델을 근거로 매주 두 시간씩 만나도록 계획되었다. 세미나 중에, 학생들은 그들의 임상 경험을 나누고 임상 상황을 발표하기로 되어 있었다. 이 외에도, 자신들의 임상 경험에 관해 매주 일기를 써서 그 내용에 관해 세미나 리더로부터 서면으로 피드백을 받았다.

그룹 내 각 개인들은 정보를 처리하고 환자들과 서로 다른 방식으로 상호작용을 하였으며, 교수진은 각 학습자들로 하여금 이러한 차이점들을 존중하고 자기-성찰과정이 안전하고 지지적인 환경에서 일어나도록 해주었다. 이러한 상호작용과 지지는 그 과정에 아주 중요하였다. 학생들은 그들의 경험을 교수진과 동료들에게 개방적으로 논의하고 학급 동료들로부터 피드백을 받을 수 있는 것이 중요하다 하였다. 교수진은 이러한 과정이 일어날 수 있도록 보호적인 환경을 만들어 주었다. 그들은 여럿이 하는 성찰과정을 권장하였고, 각 개인의 시각을 존중했으며, 세미나에서 나온 모든 내용은 비밀로 하기로 하였다. 일단 대화를 위해 안전성과 개방성이 확보되자, 참여하고 성찰하는 과정이 가속화 되었다. 학생들은 보다 나은 환자 간호를 제공하고자 하는 동기가 생겼고 자기 자신을 보다 깊이 이해하기를 간절히 바랬다. 학습자들은 임상에서 환자들과 그 짧은 만남 속에서 그들과 어떻게 관계를 맺어야 하는지를 알게 되었다. 이 학생들은 이러한 기회들을 간호실무의 진수로서 가치를 부여하게 되었고 자신들의 실무가 다른 전문가들과 다른 것은 각 환자들과 맺은 관계였음을 알게 되었다. 한 학생은 다음과 같은 말을 하였다:

> 내 임상실습 기간 동안 어떻게 내가 다른 사람이 들려주는 삶의 비밀스러운 이야기까지 듣게 되었는지 놀라고 있는 나 자신을 발견한 때가 여러 번 있었어요. 그것은 종종 환자가 그 질환과 함께 또는 그 질환을 통해서 자신의 존재에 대한 특성이 어떻게 비추어졌는지의 여정을 환자가 이야기할 때였지요. 그것은 그 자신에게 진실하게 될 때 이 마주보는 순간에 있지요. 그래서 나는 여기에 계속 앉아 내가 이러한 발견이 이루어지는 순간을 볼 수 있다는 것이 얼마나 큰 행운인가 생각했어요.

또 다른 학생은 임상모임에서 거론되지 않았던 것들의 가치에 대해 회고하였다:

> 시험 보는 교실에서처럼 말없이 교류하는 것을 반추해 보는 것도 가치 있어요. 비언어적인 의사소통 방식이 아주 많기 때문이지요. 이 모든 것들을 생각해 보면 아주 유익할 거예요.

학기가 끝나갈 무렵, 학생들은 그들 자신의 개인적이고 전문적인 성장을 되돌아보고 조사하기 위해 주간 일기에 기록된 내용을 시간순으로 다시 검토하였다. 일기를 쓴 사람들이 모든 일기를 주제별로 분석했다. 그 학기 그 과목에서, 특정 주제들이 떠오르기 시작하였는데, 이런 주제들은 주로 학생들의 개인적인 가치가 환자들의 그것들과 마찰을 일으키는 상황에서 나온 것들이었다. 학생들은 또한 낙태, 모든 형태의 학대, 흡연, 그리고 청소년의 성행위 관련 영역에 대해 그들이 가지고 있었던 개인적인 편견이 있음을 자각하게 되었다고 기술하였다. 이 외의 주제들로는 다른 사람과 함께 있어주는 것, 개인적인 분노, 정직, 환자의 자기노출, 직업상의 관계, 그리고 의사소통 등을 포함하였다. 반복적으로 나타나는 주제들은 학생의 통찰과 드러난 패턴 인지에 비추어 조사하였다. 저자들은 학생들이 자신들의 상호작용 패턴에 대한 통찰을 얻을 수 있었다는 것을 알았고, 환자들과 관계를 맺기 위해 스스로 설정해놓은 장애물을 줄이기 위해 개인적인 신념과 행동들을 재평가하였음을 발견하였다. 한 학생의 일기에 이 같은 통찰이 드러나 있다:

> 내 생각에 내가 오늘 배운 것은 이런 세세한 것들이 중요하다는 것이다. 또한 내가 비록 때로는 한 환자와 같이 보낸 시간이 좀 더 관련 있는 문제들을 논의하며 보내는 시간보다 더 낫다고 느낀다 해도, 결국 의미 있는 것은 바로 환자가 나와 함께 나누기로 한 것이다.

세미나 그룹을 끝내는 과정은 힘들었다. 그 그룹은 서로 결속되고 지지적인 단체로 발전되었다. 단체로든, 개인으로든 자아성찰과정을 통해, 각 참여자들은 자기 자신과 서로를, 그리고 세미나 리더를 더 깊이 이해하고 알게 되었다. 이 그룹 과정은 전체로서의 각 개인과 그룹의 의식이 진화되었음이 겉으로 나타난 것이었다. 이렇게 깊이 알게 되다 보니, 서로 헤어지기가 더욱 어려웠다. 그들 서로간에 맺은 관계를 유지하기 위해, 학생들은 인터넷 대화그룹을 만들었다.

논의

HEC과 구조적 성찰을 이렇게 사용함으로써 임상 실무에 능동적으로 중점을 둘 수 있는 학생들의 역량을 향상시켰다. 실무에 대한 성찰은 자기-성찰의 기초 단계이다 (Johns & Freshwater, 1998). 이 과정 중에 자신의 행동에 대해 되돌아 보면서 성찰하는 법을 배우게 된다. 간호사가 신참으로 시작하여 전문가로 발전해 가면서, 그의 성찰과 행동의 기술도 발전해간다.

성찰을 행동으로 옮기는 것은 어떤 일을 겪는 와중에서 그 상황을 반추해 볼 수 있는 능력이다. 이는 성찰과 행동화 과정이 가지는 동시성 때문에 보다 발전된 자기 성찰의 수준을 나타낸다.

Johns의 모델은, 간호사의 실무는 계속 배움과 자기발견을 통해 이상적인 간호로 가까이 가도록 끊임없이 노력해야 함을 전제로 한다. 이 모델은 자기-자각을 발전시킬 수 있는 구조를 제공하고 가치와 신념, 그리고 상호작용 방법에 대한 보다 깊은 이해를 요구한다. 성찰적 실무는 또한 신참들로 하여금 그들 자신의 암묵적 지식을 밝혀낼 수 있는 틀도 제공하며, Benner(1984)는 이를 신참으로부터 전문가가 되기까지의 여정을 표시하는 것이라 하였다. 암묵적 지식은 반드시 개발해서 육성 시켜야 하는데, 이는 과학과 지각의 변증법적 산물이다. 이 모델은 전체로서의 경험을 근거로 학생들이 지식과 행동을 동시에 통합시킬 수 있는 능력을 함양 시켰다. 전체성을 파악하는 것은 전문가와 HEC-기반을 두고 일하는 간호사의 두드러진 특징이다.

성찰적 실무를 상급간호 실무교육과정에 통합시키기

자기-성찰은 상급 실무 교육에 있어 필수적인 간호역량이다. 자기성찰은 이론적, 과학적, 개인적 지식을 질적 간호에 통합시킬 방안을 제공하며, 돌봄의 관점에서와 Newman의 HEC의 이론적 틀과도 일치한다. 다른 형태의 지식도 상급 간호 실무 학습과정 내 적당한 장소를 차지하지만, 간호사-환자 간의 관계가 간호실무의 중추적인 초점이다. 이 프로젝트가 학사출신 입학자들과 함께 이루어졌지만, 학생들의 교육 수준이나 입학 자격을 불문하고 모든 간호학생들에게 다 같은 의의를 가지는 것이다. 본 저자들은 성찰적 실무 방안을 교육과정에 포함시킬 수 있는 최상의 장소가 임상 세미나라고 생각하고 있다. 이는 실습과 일기 쓰기를 통해 향상될 것이다.

결론

보건의료분야의 과학기술이 발전함에 따라, 환자들과 돌봄 관계를 유지해야 할 필요성은 근본적인 문제로 남아있다. 상급 실무 간호사들은 사람들이 가장 연약한 때에 다가가 이러한 관계를 구축할 수 있는 유일한 위치에 있다. 성찰적 실무는 각 환자의 건강의 의미를 파악할 수 있는 학생들의 능력을 향상시키는 수단이 된다. 상급 실무 간호 학생들에게 성찰적인 실무 전략과 함께 HEC을 가르치는 것은 진정한 간호 정체성을 찾을 수 있는 기회가 된다. 한 학생은 이것을 다음과 같이 요약하였다. "다시 한번 말하지만, 내가 신체적으로는 많은 일을 할 수 없는 상황이지만, 허나, 정서적으로는, 나는 무한한 동정심과 지지를 줄 수 있다. 이것이 내가 간호를 사랑하는 이유이다."

References

Benner, P. (1984). *From novice to expert.* Menlo Park, CA: Addison-Wesley.

Johns, C. (1997a). Reflective practice and clinical supervision — part I: The reflective turn. *European Nurse*, 2(2), 87-97.

Johns, C. (1997b). Reflective practice and clinical supervision — part 2:

Guiding learning through reflection to structure the supervision "space." *European Nurse*, 2(3), 192-204.

Johns, C. (Ed.). (2002). *Guided reflection: Advancing practice*. London: Blackwell Science.

Johns, C., & Freshwater, D. (Eds.). (1998). *Transforming nursing through reflective practice*. London: Blackwell Science.

Newman, M. A (1994). *Health as expanding consciousness* (2nd ed.). New York, NY: National League for Nursing.

Newman, M. A. (1999). The rhythm of relating in a paradigm of wholeness. *Image: Journal of Nursing Scholarship*, 31 (3), 227-229.

Newman, M. A, Sime, AM., & Corcoran-Perry, S. A (1991). The focus of the discipline of nursing. *Advances in Nursing Science*, 14(1), 1-6.

Noveletsky-Rosenthal, H. T. (1996). *Pattern recognition in older adults living with chronic illness*. Unpublished doctoral dissertation, Boston College, Boston, MA. Dissertation Abstracts: University of Michigan.

제 17 장

박사과정 학생의 본보기: 환자-간호사 양자관계의 변환

Susan M. Lee

서론

학생들은 교실에서 배웠거나 교재에서 읽은 이론을 가지고 연구를 한다. 실질적인 문제는 이론을 실무에 사용하여 이론적 견해에 내재된 원리와 개념을 임상실무에 적용하는 것이다. 단일-변환적인 패러다임을 읽고, Newman과 Rogers, Watson, 그리고 그 외 다른 사람들의 관점들에 관해 논의한 후에, 나는 나의 실무를 보다 비판적으로 바라보고, 환자들과의 상호작용을 평가하며, 이론적 견해와 실제 실무 사이에 새롭게 연결시켜준 것이 무엇이었나를 찾아보려고 의식적인 노력을 하였다. 이 장에서 제시하고자 하는 본보기는 이러한 목표를 성취하기 위한 의식적 노력이 나타나 있다. 결론에서, 나는 학생의 관점에서 실무에 사용한 이론의 장점들을 요약하고 임상가와 교육자가 고려해야 할 몇 가지 제안을 하고자 한다.

중환자 간호 본보기: 환자-간호사 양자관계(Dyad)의 변환

간호사에게 기억나는 환자를 떠올려보라고 하면, 간호사는 종종 응급 때의 극적인 상황, 문제를 조기에 알아냈을 때의 만족감, 환자나 의사의 행동을 독려했던 것, 또는 간호사-환자간의 관계에서 특별히 보상을 받았던 상황을 떠올린다. 우리 기억 속에 들어있는 기록들은 우리의 생각을 변화 시켰던 환자들, 우리가 했던 일들, 그리고 인간으로서 간호사들의 이야기들이다.

실무 속에 내재되어 있는 간호 지식을 설명하기 위해 Benner (1984)와 그 외의 사람들은 본보기들을 사용해왔다. 이 장에서는, 간호사-환자 관계에서 인지적, 정서적 차원의 풍부한 자원이 되는 한 사례를 소개한다. 간호실무에서 당연하다고 생각하는 간호행위를 설명하려는 것으로 (어쩌면) 그 안에 내포된 지식보다 그것을 밝히는 것이 더 어려울 수도 있다. Noddings(1984)은 우리의 행동을 정당화하고 그 행동에 대한 논리적 이유를 대는 것이, 우리를 동기화 시키고 감동을 주는 것이 무엇인지를 분명하게 밝히는 것보다 쉽다고 했다. 그밖에, Newman, Sime, 그리고 Corcoran-Perry가 제기한 질문에도 답해야 한다: "간호사와 환자로 하여금 변환이 이루어지는 방향으로 나가게 해 주는 관계의 질이란 무엇인가?" (1991, p.35).

첫 날 밤

캐시(Cathy)가 관상동맥질환집중치료실(CCU)에 온 첫날 밤 나는 캐시의 담당 간호사가 아니었다. 두 명의 간호사가 근무 중이었는데, 내 파트너가 그녀를 데리고 왔다. "악착스러워 보여요." "난 그녀가 이렇게 사나워보이기는 처음이에요" 라면서 3-11시 저녁번 간호사가 말해 주었다.

나는 그녀의 이름과 그녀가 전에 병동에 있었던 것도 기억하였다. 나는 그녀가 다루기 힘든 사람이라는 딱지가 붙었던, 제 1종 당뇨병 환자라는 것과 "배우"나 "약물 중독자"로 이름이 나있었던 것 말고는 그녀에 대해 확실하게 아는 것이 없었다. 그녀는 또한 만성적인 흉통을 호소하는 것으로도 알려져 있었다 그녀는 눈 하나 꿈쩍하지 않고 최대 용량의 니트로글리세린 정맥 주사를(IV) 맞으면서 "가장 편안함"을 느꼈다.

"단골 손님들"이란 우리 병원식구가 되어버린 만성질환자들을 일컫는 말이었다. 우리는 그들을 잘 알았고, 그들의 가족과, 그들 이야기도 잘 알고 있었다. 캐시는 특히 억센 사람이었고, 그녀의 나이는 45세였다.

캐시는 발궤양을 외과수술로 제거한 상태로 겨우 24시간 전에 퇴원한 상태였다. 집에 도착한 후에, 그녀는 토하고 설사를 하기 시작해서 방문간호사는 응급실로 가서 검사해보도록 권고 하였다. 그녀가 응급실에 왔을 때 열도 나고 패혈증을 의심하였다. 체액 부족에 대비하여 수액을 맞고 있었다.

한 밤중 무렵 나는 그녀가 침대로부터 일어나 나오려는 것을 보았다. 모니터 케이블, 산소 튜브, IV 튜브, 그리고 정체도뇨관이 뒤얽혀서 팽팽하게 당겨져 있었다. 나는 그녀가 떨어지는 것을 예방하기 위해 달려갔다. 그녀는 팔을 내뻗어 내 허리를 감싸며 마치 공포에 질린 어린아이처럼 나를 껴안았다. 나는 내 팔로 그녀를 감싸고 그녀를 나에게 기대도록 잡아주었다. 그녀는 호흡곤란과 과호흡 상태였고 그녀의 양 다리를 침대 가장자리 너머로 떨어뜨렸다 - 전형적인 폐부종 환자에게 나타나는 행동들이었다. 나는 그녀가 나를 감싸도록 내버려 두었고 그녀의 등에서는 "내내 목까지 올라오는 폐잡음(crackles)"이 들렸다.

"자 이제 괜찮아요. 우리가 도와 드릴께요. 응급실에서 수액을 조금 지나치게 많이 맞았나 봐요. 폐 속에서 액체 소리가 들리네요. 그냥 약간의 물에 불과하니 이뇨제를 좀 써서 바로 빼내드릴 수 있어요." 그녀는 내게서 떨어져 침대에 누웠다.

캐시는 십대부터 당뇨병을 앓아왔다. 이 병 때문에 많은 기능 변화를 겪었는데, 예를 들어, 망막증, 신경병변, 말초혈관질환으로 인한 다섯 개의 발가락 절단, 대퇴슬우회로, 여덟 번의 심장 카테터 삽입, 세 군데의 혈관성형술을 하게 만든 관상동맥질환, 지속적인 흉통, 한 때 _-튜브삽입까지 해야했던 위장관 무력증, 그리고 발의 궤양 등이었다. 그녀는 수없이 많은 입원으로 우리와 같이 하였고 또한 자주 3차 병원으로 이송되곤 하였다.

패러다임적 시각들

Newman, Sime와 Corcoran-Perry (1991)는 모든 간호 연구는 자연

제4부 교육

과학에서 시작하여, 사회과학, 인간과학에 이르는 세 가지의 패러다임적 관점들 중 하나로부터 시행되어왔다고 주장하였다. 이 패러다임은 하이픈으로 연결된 이름인데: 첫 번째 구성 요소는 연구 대상의 실체에 관한 것이고, 두 번째는 변화 과정에 관한 것이다.

미세-결정론적 패러다임 (Particulate-Deterministic Paradigm)

첫 번째 패러다임은, **미세-결정론적 시각**으로서, 현상을 고립적이고, 측정 가능한 실체들로서 간주한다. 변화 과정을 선형으로 그리고 인과관계가 있는 것으로 바라본다. 전제조건을 밝히는 것이 예측과 통제를 하기 위한 첫 번째 단계이다. 지식은 검증 가능한 경우가 아니면 받아들여지지 않는다. 이 시각 안에 자리잡고 있는 것은 지식을 객관적으로 그리고 관찰 가능한 것으로 바라보는 아리스토텔레스적인 관점이다. 이 관점으로부터 파생된 시각으로는 실증주의, 객관주의, 합리주의, 그리고 환원주의가 포함된다. 이 패러다임에서 연구를 수행할 때에는 혈청 코르티솔 수준이나 포도당 수준과 같이 검증할 수 있는 측정 가능한 물리적 과정이 사용된다. 간호연구도 대개 신체의 건강이 환경적 요인들로 인한 것으로 보고 있다 (Newman, 2000).

상호작용적-통합적 패러다임 (Interactive-Integrative Paradigm)

두 번째 패러다임은, **상호작용적-통합적 패러다임**으로서, 이것은 미세-결정론적 시각이 확장된 것이다. 이 관점에서는, 다차원적이고 전후 맥락을 고려한 개념들이다. 이 관점에서는 아직도 예측과 통제가 있긴 하나, 전체론 쪽으로 가려 하며, 관심을 갖는 현상 이해를 위해 주관적인 자료를 합법적으로 사용한다. 그러나, 이 시각은 진정한 전체론이라고 볼 수는 없는데, 그 이유는 인간을 아직도 부분으로 쪼개는 방식으로 분석하며 환자를 부분들의 합으로 보아 이들에 대한 지식추구를 하고 있기 때문이다. "현재 널리 사용되는 패러다임은 인간을 부분으로 나누어 분석하고 그 부분의 요소들을 측정 가능한 실체들로 변형하고 부분들을 통제하거나 조작하며, 부분에 대한 지식에 근거해 전체를 추론하는 것이 정당하다고 전제하고 있다." (Newman, 2000, p.81). 이는 후기-실증주의와 일치하고 있긴 하지만, 이러한 관점으로부터 여러 앎의 방식들 가운데서도 존재론적인 앎과 가치로 이동해가는 증거가 나타난다. 간호 지식은 기록, 병력, 가족, 기타 상황적 단서들 뿐만 아니라 관찰로부터 나온다. 이러한 패러다임적 관점 안에서의 간호연구는 건강에 있어서 몸-정신-환경 요소들간의 상호작용을 관찰한다.

단일-변환적인 패러다임 (Unitary-Transformative Paradigm)

세 번째 패러다임은 새롭게 떠오르는 독특한 관점으로, 앎의 두 패러다임에서 나온 것이 아니다. **단일-변환적인 관점**은 현상을, 보다 크고 자기-조직적 장 안에서의 단일하고 자기-조직화하는 장으로서 간주한다. 고립된 실체들 속에 다방향적인 변화가 특징인 이전의 선형적이고, 인과론적 패러다임들과 달리, 일방향성이고, 보다 복잡한 조직을 향해 움직인다는 것이다. 이 패러다임에서 탐구는, 상호성과 전개를 갖춘 과정 안에서 관찰자와 대상자 모두의 패턴 인지를 포함한다. 이 단일-변환적인 패러다임은 간호 실무에 있어서 예측과 통제가 불가결한 것은 아니라고 보는 대신, 패턴을 한 개인의 전체성을 결정짓는 특징이라고 본다.

사람의 독자성은 순간에 나타나며, 인간과 환경의 상호작용 안에서 전체성이 나타난다. 간호사는 이 같은 경험에 함께 하며 그(녀)가 의도적으로 함께 함으로써 진실이 밝혀지고 개인적인 선택을 촉진시킨다.

이론을 실무에 연결하기

미세-결정론적 시각은 중환자간호 분야에서 두드러진다. 관찰, 신체 계측치, 그리고 기술과학으로부터 지식을 얻는다. 환자의 주관적 지식은, 통증 척도에서와 같이 검증할 수 있고 객관화 할 수 있는 경우에만 적법한 것으로 간주된다.

"첫날 밤", 그 간호사는 다른 간호사들에게 그 진실성과 확실성이 의심되는 "까다로운 환자"에 관한 이야기를 듣는다. 간호사들은 환자들과의 경험에 대해 자신들이 지각한 것에 대한 개인적인 이야기들을 서로 나눈다. 때로는 어떤 경험에 대해, 예를 들어, "그보다 더 좋은 방법이 있어요." 하면서, 간호사가 "한 발 앞선" 태도로 이야기하기도 한다. 간호사가 환자를 간호하기 전에, 기대와 편견이 생긴다. 환자에 관한 판단이 내려지고, 환자와의 연결을 형성하는 간호사의 역량은 적당히 얼버무려지며, 윤리적 간호는 위협을 받게 된다. 간호사가 다른 사람이 그 환자를 인식한 것에 근거를 두면, 그 간호사는 환자에 대한 선험적 믿음 (a priori beliefs)을 가진 채 간호를 시작하게 되며 이것이 간호사정과 뒤이은 간호계획에도 영향을 미치게 된다. 캐시 같은 사례가 이와 관련 있을 것 같은데, 캐시를 "배우"라고 생각하는 선험적 믿음 때문에, 간호사는 캐시가 신체적 통증을 경험하고 있지 않다고 생각해서 즉각 약을 주지 않을 수도 있다.

"첫날 밤"에 미세-결정론적 관점에서 기본가정은 명백하다. 예를 들면, 캐시의 흉통이 그것이다. 간호사는 제반 증상들은 구두로 말했고 이 패러다임에서는 주관적인 지식은 인정하지 않기 때문에 그녀가 흉통을 호소하는 것을 정당하게 받아드리지 않았다. 이 외에도, 캐시의 흉통은 관상 동맥 질환 테스트가 항상 음성으로 나타났기 때문에 실증되지 않았고, 니트로글리세린도 만일 그 문제가 생리적 원인 때문이라면 통증을 완화시킬 수도 있었을 것이다. 흥미롭게도, 비록 캐시가 다른 형태의 신경장애인 위 마비가 있었다 하더라도 신경 장애가 가슴 통증의 원인이 될 수 있다는 것이 그렇게 널리 알려지기 전이라는 것이다. 의학적 패러다임으로 증상을 바라볼 때에는, 인과관계를 찾는 것이 일반적이다.

이 같은 관점으로 본 결과, 검증할 수 있는 증거가 없는 모든 현상들은 모두 주관적인 반응으로 간주하여 존재하지 않는 것으로 본다. 증거에 의해 뒷받침되지 못한 모든 경험이나 생각들, 느낌들, 그리고 증상들이 정당하지 못한 것으로 여겨진다면 이것이 환자에게는 무슨 의미일까? 이 시각은 느낌과 감각이 있는 존재인 인간의 가치를 평가 절하할 수 있다. 이 미세－결정론적 시각은 한계가 있고 사람을 하나의 생리적 과정으로만 바라본다. 이 시각은 사람은 모두 언제나 가치있다고 보는 간호과학에서는 거의 적용되지 않는다. 지배적인 패러다임 속에서, 중환자간호환경에서 이런 미세－결정론적 관점은 거의 불변이다. 새로운 구성원은 모두 이 패러다임 문화에 젖어 들게 되고, 기존 공동체 내에서 다른 어떤 방법은 생각할 수가 없다 (Newman, 1995). 이 미세－결정론적 패러다임은 중환자실 간호 형태를 결정짓는다. 베테랑 간호사는 기꺼이 다른 패러다임을 인식하거나 받아드리려 하지 않는다. 그들은 "생리적 안정성"에 먼저 초점을 맞춘다. 이것이 적절하다고 간주되는 한, 이 같은 패러다임은 간호에 그 사람의 참여를 제한할 수 있다.

"첫날 밤" 캐시의 담당이 아니었던 간호사의 행동에서 하나의 대안이 나왔다. 캐시가 그 간호사를 향해 손을 뻗었을 때, 그 간호사는 인간적인 방식으로 응했다. 환자를 돌보기 위해 뒤로 다가갔고, 함께 있으면서, 그리고 질병 너머에 있는 그 사람의 전체성을 받아들였다. 간호사는 환자를 안심시켜주었다. 침대에 그녀 등을 떠미는 대신에, 위로하고 사정을 할 시간을 가짐으로써, "나는 무엇을 해야 할지 알고 지금 당신과 함께 있어요."라고 하듯 돌봄 관계를 위한 무대를 마련한 것이다. 캐시가 호흡 곤란과 공포에 쌓여 다가갔다. 이것이 간호사로 하여금 의도적으로 행동 하게 되는 전제 조건인데, 그렇게 함으로써 참여하게 되고, 의미있는 함께 함에 자신을 내어줌으로써, 주는 사람이나 받는 사람 모두 함께 성장하게 되는 것이다 (Nelms, 1996). 그러므로 이 무대는 간호의 핵심이라고 불려왔던 상호적, 변환적 과정을 위한 장(set)인 것이었다.

둘째 날

다음날 캐시는 호흡 정지 후에 삽관을 하고 있었다. 양측성 폐렴 진단도 내려졌다. 나는 저녁시간에 그녀를 간호하였다. 그녀의 남편은 다음과 같이 말하며 자꾸 업무인계를 방해했다: "캐시는 진통제가 필요해요. 캐시는 가래를 뽑아주어야 해요. 캐시는 얼음 조각이 필요해요. 캐시의 체위를 바꾸어 주어야 해요. 캐시에게 변기가 필요해요."

"캐시는 남편이 집에 가면 괜찮아질 것 같아요." 라고 교대를 마치고 나가는 간호사가 말했다. "내가 그에게 '짐, 가서 커피 한잔만 드시겠어요,' 라고 말해서 그를 잠시 동안 여기서 나가 있게 했어요. 나는 짐을 안 지 오래되었어요. 그는 저 환자와 휠체어를 타는 딸을 돌보고 있지요. 나는 그 방에서 12시간 동안 나가지 못했어요." 이 간호사는 화가 나있었다. 나는 짐이 커피를 몇 컵이나 마셨을까 궁금했고 그것이 그의 걱정을 얼마나 덜어 주었을까 생각했다.

나는 캐시와 짐에게 내 자신을 소개하고 그날 저녁근무 계획을 쭉 말해주었다. 그들은 기꺼이 동의하였다. 짐은 캐시에게 등 맛사지를 해주고 있었다. 그녀는 입에 ET 튜브를 문 채 병상에 앉아 있었다. 그녀의 인공호흡기 설정 치와 수치는 그녀가 매우 편안한 상태임을 말해주고 있었다. 튜브는 분비물이 없이 맑았다. 머리부터 발끝까지의 간호사정과 부분 침상 목욕, 체위변경, 그리고 진통제(Demerol)를 뒤이어 투여했다. 나는 가족들이 머무는 것을 항상 허용하기는 했지만, 짐이 있는 것은 캐시를 산란하게 만들었다. 나는 불을 끄고 짐도 TV를 껐다. "짐, 이제 캐시가 쉬도록 해주어야지요." 라고 나는 부드럽게 말했다.

간호의 역동성

중환자 간호의 경우, 수많은 빈칸으로 채워진 클립보드 플로우시트가 간호 활동의 지침이 될 수 있다. 시간이 허락되어야, 환자를 면도해 주는 것과 같은 덜 중요한 업무에서부터 가족을 지지하고 교육하는 일 같은 대인관계의 중재까지, "다른" 간호를 제공할 수 있다. Newman은 이것에 대해, "인간의 건강 경험에 대한 돌봄의 지식은 패러다임적 관점에 의해 영향받는다" 고 하였다. 그러므로, 우리가 사람을 보는 관점이 우리가 제공하는 간호를 결정한다.

"둘째 날"에 간호사는 "환자를 한 인간으로서 알아가기"를 시작했다. 인공호흡기에 나타난 생리적 기능에 대한 평가 결과, 환자는 신체적으로 안위를 나타내고 있었다. 인공호흡기 설정값과 수치는 환자가 전반적으로 안락한 상태에 있는지를 보는 척도로 사용된다. 그러나, 건강 평가를 위해 단지 생리적 척도만을 다루게 됨으로써, 육체와 정신과 영혼의 분리가 일어난다. "전체성"은 최소화되고 이 경우 기능적 건강만이 "전체적인 안위"의 전제가 되어버린다.

사람을 알아가기

환자를 아는 것은, "즉시 알아보는 것", "직접적으로 이해하는 것"으로, 간호 실무에서 중심적인 개념으로 본다 (Tanner, Benner, Chesla & Gordon, 1993, p.275). 간호 연구 문헌을 검토해보면, Radwin (1996)은, 환자를 알게 되는 것은 환자를 이해하고 정확한 중재를 결정할 수 있음을 의미한다는 것을 발견하였다. 환자를 안다는 것은 환자를 파악하고, 그 상황에 처하고, 환자의 상황을 특징과 미묘한 차이, 그리고 질적 특질들의 맥락에서 이해하는 것이다 (Tanner et al., 1993, p.275). 이 개념은, 간호사가 환자에게 접근하여 지식을 얻고 중재와 함께 대응하는 방법에 따라 비록 다른 결과를 거둔다해도 모든 패러다임에 걸쳐 공통으로 관련이 있다.

HEC 관점에서 환자를 알아가는 방법은 환자에게는 (간호사의 환자에 대한) 연구 과정의 초점으로서 인식할 수 있는 기회가 되며, 참여자 자신의 관점에서 자신의 이야기를 할 수 있게 해 준다. 간호사와의 동반자 관계 내에서, 환자는 그(녀) 자신을 드러낸다. 이렇게 공유가 이루어지는 과정에서, 간호사와 환자간에 역동적인 교환이 일어난다. 종국에는, 두 사람 모두 서로가 상대방이 자신과 함께 있음으로 인해 영향을 받게 된다.

넷째 그리고 다섯째 날 밤

다음에 이어지는 기간은 조금 더 쉬운 과정이었다. 캐시는 계속 인공호흡 장치로 숨을 쉬고 있었지만, 짐은 이제 집에 가 있었다. 나는 밤 11시에서 오전 7시까지의 근무시간 동안 캐시를 돌보았다. "당신이 좀 더 편안해지고 조금이라도 주무실 수 있도록 제가 계획을 짰답니다. 저에게 당신 생각을 말해주세요. 우리는 몸을 돌리거나 흡입을 하거나, 등 맛사지나, 그리고 활력징후 체크 등, 모든 것을 한꺼번에 묶어서 할 수 있답니다. 그리고, 데메롤을 주사할 것이고, 당신이 깰 때까지 편히 주무시게 해드릴 겁니다. 그 동안 저는 이 병실에 있을 거예요. 이마 위에 차가운 물수건도 교체해드리고, 데메롤 없이 두 시간이 지나지 않게 해드릴 거예요. (당신이 요청하지 않아도) 제가 알아서 드릴께요. 괜찮지요? 호출벨은 항상 당신의 배 위에 있으니 누르시면 됩니다. 만일 그것을 못 찾으면, 맥박 산소 측정기를 떼어 버리시면 되구요 그러면 기계가 경보음을 울리게 되니 제가 바로 달려오도록 하지요."

캐시는 나에게 엄지 손가락을 들어 올리며 사인을 했다. 그 이후 삼일 연속되는 밤근무 동안 우리는 한 팀이 되었다. 그녀는 나를 신뢰했고 모든 것이 그녀가 만족할 때까지 되어있지 않는 한 내가 병실을 떠나지 않을 것임을 알고 있었다. 나는 그녀에게 혈압, 검사 결과, 그리고 그녀의 모든 긍정적인 변화를 이야기 해 주었다. 그녀는 항상 자신의 경과에 대해 알게 되었고, 그래서 언제고 인공호흡기를 뗄 수 있을 것 같았다.

"만일 오늘 저 튜브가 각동되지 않더라도 저는 걱정 안해요 이 튜브를 오늘 뗄 수 없다해도 전 신경쓰지 않아요." 나는 어느 날 아침에 그녀에게 말했다. "지금

해내고 있는 일이 많잖아요. 폐렴도 나아가고 있고, 지금이라도 내려가서 그것을 내버릴 수 있거든요. 그러니 오늘 할 수 없다고 해서 너무 실망하지는 마세요. 그대로 끼고 있는 것도 나름대로 도움이 되는 것도 있답니다." 그녀는 끄덕거렸다.

지식과 실무를 잇는 연결고리

"넷째 그리고 다섯 째 날"에 그 간호사는 캐시와 관계가 진전된 것을 기술하였고, 이 관계 속에는, 동시성을 가진 전체(a synchronous whole)로서 정서적, 인지적, 시간적 요소들이 포함되어 있었다. 전체는 부분들의 합 이상으로, 환자-간호사 양자 관계의 복잡성을 보여주기 위한 요소들은 여기에서 별도로 논의될 것이다. 그 관계의 **시간적** 측면에서, 내리 삼일밤을 근무하고 나서야 비로소 간호사는 "환자를 알게" 되었다. 간호사는 환자의 안위에 대한 증거가 되는 생리적 수치들-예를 들어, 흡기시 압력의 저점, 기관내 튜브 안의 분비물의 양, 맑은 호흡 소리 및 쉬거나 잠잘 수 있는 능력인 신체적 상태- 뿐만 아니라 환자의 취향과 욕구들도 알게 되었다. 이러한 성과들은 지속성, 지식, 그리고 간호사의 의도적 함께 함을 통해 얻어진 것들이었다.

"넷째 그리고 다섯 째 날 밤"은 간호사-환자 관계에 있어서의 정점을 나타낸다. 이 본보기는 역동적 상호작용 안에서의 간호사와 환자 사이의 관련성을 보여주고 있다. 비록 그 관계를 그 하부요소들로 환원시키는 것이 어렵긴 하지만, 간호사-환자 양자관계를 변환시킨 증거를 여기서 몇 가지 찾아볼 것이다. Noddings' (1984)의, 돌보는-사람과 돌봄을 받는-사람이라는 용어를 기초로 논의해 가고자 한다.

돌보는 사람으로서 간호사는 돌봄의 자세, 즉 "가능한 한 사정이나 평가없이" 거기 있는 그대로 수용한다 (Noddings, 1984, p.34).

Newman (2000)은 이를, 시간에 따라 만들어진 대상자의 삶의 패턴에 대한 무조건적인 수용으로 기술하였다. 간호사는 환자에 대한 모든 선입관을 버리고, 관계적 태도 혹은 수용적 태도로 들어가게 되며, 이는 모든 돌봄 관계의 기초가 된다. Boykin과 Schoenhofer (1993)는, 간호사가 돌봄에 근거를 두고 살아간다면 완전한 형태의 간호지식을 만들기 위해서는 이러한 태도가 필요하다고 주장하였다.

ICU 간호사는 반드시 분석적－객관적 방법을 사용해 경험적 데이터를 계속해서 평가해야 한다. 그러나, 분석적 방법과 관계적 혹은 수용적 방법 간에는 의식적이고 유동적인 움직임이 있다 (Noddings, 1984). 간호사들은 환자에게 안위를 제공하는 상황들과 간호행위들을 개발해 왔다. 특정한 방식으로 꾸준하게 수행되는 일상적인 일련의 업무들은 환자에게 안도감과 돌봄을 제공한다. 간호사는, "나는 당신에게 마음을 쓰며 당신에게 중요한 일들을 할 겁니다. 당신이 두려워한다는 것도 알고 있습니다. 나는 당신의 말을 듣고 있으며 당신의 말에 응답하겠습니다"라는 메시지를 전달하는 돌봄의 자세를 가지고 업무에 임한다. 그저 간호사가 병실에 함께 있어 주고, 상호간 목표들이 성취될 때까지 환자를 혼자 있게 내버려두지 않겠다고 확실하게 안심시켜주는 것이 사람(personhood)에 대한 돌봄과 존중을 의미하는 것이다. 간호사는 말을 할 수 없는 환자가 간호사의 주의를 끌 수 있는 것과 같은 의사소통 방식을 통해서도 환자의 안녕에 대한 관심을 보여준다. 이것은 그 간호사가 없을 때에도 상호연결된 관계성(connectedness)을 유지시킨다.

간호사의 돌보는 태도는 조용한 목소리, 부드러운 터치, 환자에게 중요한 일을 완수하는 것, 서두르지 않고 일하는 것, 환자의 정숙함를 보호하는 것, 인내를 가지고 응답하는 것, 고통을 덜어주는 것, 자유롭게 자신을 헌신하며 정보를 제공하는 것 등의 행위에 의해 드러난다. 어떤 간호행위를 강조하거나 줄이거나 간에, 돌봄을 받는 사람에게 전달되는 자세에 따라 의미가 있기도 하고 없기도 한다 (Noddings, 1984, p.64). Quinn은 질문하기를, "치료를 위해 나의 의식, 나의 존재, 나의 목소리, 나의 손길, 나의 표정을 어떻게 사용할 수 있을 것인가?" 하였다. 여기에는 자신과 정보, 혹은 돌봄을 아끼는 일이 있을 수 없다.

ICU 안에서는, 간호지식을 의도적으로 사용하는 것이 시간과 다른 사건들에(events) 의해 제약을 받는다. 그러나, ICU의 고도로 기술적이고 위급한 상황이 존재하는 환경 안에서, 간호사는 그(녀)의 함께 함, 손길, 목소리, 그리고 안녕과 안위와 신뢰 및 휴식을 증진시키는 방법들을 통해 치유 환경을 창조할 수가 있다. 환자가 모든 통제감각을 상실하였을 경우라 할지라도 간호사는 상황이 통제되고 있음을 소통할 수가 있다. 종종 환자의 눈에서 (환자의) 응답을 볼 수가 있을 것이다. Watson (1987)은 돌봄이 인간적 의미의 맥락(the context of human meaning)안에서는 기술과학과 과학을 대신할 수도 있다고 본다. 그렇게 되려면, 다른 길을 선택하기 위한 간호사들의 자각과 의식이 필요하다.

환자, 즉 돌봄을 받는 사람은, 간호사와 그(녀)가 베푸는 간호를 받음으로써 이 상호적 관계에 참여한다. 이번 사례에서는, 이 환자는 "엄지를 올리는" 몸짓으로 받아들이고, 동의하고, 승낙한다는 의미를 나타내고 그리고 간호사에게 전달하였다. 이 단순한 몸짓은 간호사의 행위를 확인해주며, 이번에는 그(녀)의 노력과 간호가 받아들여졌다는 지식에 의해 그(녀)에게 동기가 부여된다. "내가 얼마나 잘 할 수 있는가 하는 것은 부분적으로 당신 - 다른 사람들 - 이 어떻게 받아들이고 나에게 응답하는가의 함수이다 (Noddings, 1984, p. 6). 관계적이고 분석적 방식 사이에서 움직이는 간호사로서, 그녀는 생리적 변수를 통해서도 긍정적인 피드백을 받았다. 예를 들면, 인공호흡기를 달고 있는 환자들을 수평으로 눕히고, 그들을 굴려서 등

간호를 해주어 종종 기침, 기관지경련, 또는 심장 박동 증가의 원인이 되던 자세를 바로 잡아주었다. 간호사는 그(녀)의 간호 효과를 확인하기 위해 환자가 내보내는 많은 신호들을 계속해서 처리한다. 간호사가 가진 패러다임적 시각을 가지고 간호사는 이 같은 신호들을 중요도의 순위에 따라 정리한다.

여섯 째날 밤 – 충돌 !

나는 근무계획이 없었지만 오전 7시에 한 번 더 밤근무를 해 달라는 요청을 받았다. 나는 캐시 앞에서 이 문제를 감독과 논의하였다.

나는 캐시에게 "지금까지 모든 게 잘 되고 있으니, 오늘 밤은 여기에 와서 굳이 밤샘 간호까지 할 필요는 없을 것 같군요" 라고 말하였다. 그녀는 미소를 지었고 나에게 엄지 손가락을 들어 올리는 사인을 하였다. 그때 까지만 해도, 그녀는 다섯 가지의 수신호 레퍼토리밖에 갖고 있지 않았다. 나머지 우리간의 의사소통은 최소한 말로 하는 것 만큼은 일방적인 것이었다. 내가 이야기하면 그녀는 동의를 하거나 혹은 동의하지 않았다. 이 시점에, 그녀에게는 각종 모니터에 연결된 도자들과 선들, ET 튜브, 비강영양관, 두개의 정맥수액 줄이 달려 있는 정맥 삽관 장치, 왼 손에 맥박산소측정기, 소변호스, 이마에 차가운 물수건, 베게에 받쳐놓은 두 발에는 소독 드레싱, 배 위에 호출 벨, 그리고 오른손에 가래 흡입관을 달고 있었다.

그 세 번째 밤에, 캐시는 내가 조심했음에도 불구하고 "충돌을 일으켰다". 그녀의 소변 배출량이 밤에는 항상 그랬듯이 떨어졌다. 나는 그녀에게 약간의 라식스를 주었지만 한 시간 정도 흐른 후에 산소 포화도가 떨어져서 극심한 고통을 겪고 있었다. 나는 다른 간호사에게 병실로 오라고 손짓을 했고 동맥혈가스 분석과 긴급 흉부 엑스레이 촬영을 지시하였다. 나는 내 팔로 그녀를 감싸 안은 채 나직한 소리로 그녀에게, "당신은 이겨낼 수 있어요" 라고 얘기하였다.

"도울 일이 있나요?" 다른 간호사가 물었고, "됐어요, 이제 괜찮을 거예요." 나는 대답했다.

캐시는 여러 가지의 호흡상 공황발작이 있었지만 이번에는 달랐다. 나는 다른 간호사를 재빨리 불러서 전공의를 찾아 병실로 와서 엑스레이를 판독하고 약간의 모르핀을 준비하도록 하였다.

캐시의 엑스레이는 "하얀 부분"을 보였고 이것은 그녀의 폐에 온통 물이 들어차 있음을 의미했다. 우리는 그녀의 호흡기 설정값을 변경했다. "의사가 1-6mg의 모르핀을 처방했어요." 그녀는 다섯 손가락을 들어 올렸다. "5mg을 원하세요?" 엄지손가락이 올라갔다. 그녀는 모르핀을 맞고 즉시 나아졌다.

돌봄의 실무: 치료가 아닌 치유

돌봄은 불행한 사건의 발생을 예방하지는 못한다. HEC 관점의 돌봄은 어느 한 순간에 환자와 간호사를 위한 경험을 통합할 수 있다. 간호사는 그 환자를 알고 있었고 주의를 하고 있었다. 그렇지만 그녀가 경계한다고 폐수종을 막지는 못했다. 이 간호사는 꾸준히 환경을 통제했고 그녀의 부드러운 표정과 목소리, 그리고 손길과 함께 치유를 위한 장소를 조성했다. 이 간호사는 그녀 자신과 자신의 반응을 조절 하였고 과도한 경보가 없도록 모든 일들을 의식적으로 조용하게 유지하였다. 그녀는 환자로 하여금 그녀가 맞을 모르핀의 양을 선택하게 하였다. 왜냐하면 그녀는 수 십 년간 병을 앓아 온 사람으로서 그녀 자신에 대해 가장 잘 알고 있는 사람이라고 인정하였기 때문이었다. "나는 그녀가 가장 최상의 그녀 자신을 머릿속에 그리고 있을 수 있다고 생각을 했고 그녀에게 그것을 확인시켜 주기 위해서 그녀를 알아야 했다."(Noddings, 1984, p.67). 개방적인 환경 하에서 완전하게 함께 같이 있고 자신을 내어 줌으로써 에너지가 교환되었고 경험은 진화하게 되었다. 그 사람의 인간성(the humanity of the person)을 계속 확인할 수 있었다.

여섯 째날 - 혼돈

인계가 끝난 어느 날 아침에, 캐시에게 또 한 번의 폐수종 문제가 발생했다. 이 사건은 아주 다른 방식으로 다루어졌다. 캐시는 앉아서 숨을 헐떡이고 있었다. 호흡기의 경보도 날카롭게 울리고 있었다. 낮번 간호사가 도움을 요청했고 bagging을 하였다.

"진정하세요! 뒤로 기대세요! 긴장을 풀어요!" 그들은 그녀에게 이렇게 지시했다. 다른 간호사가 와서 호흡 bag을 넘겨받았고 힘을 주어 bag을 눌렀다. 게다가 캐시의 들숨날숨과 맞추지도 않았다. 캐시의 호흡은 호흡 bag의 리듬과 부딪쳤고, 경보도 계속 날카롭게 울리고 있었다. 의료진은 계속 그녀에게 진정하세요! 라고 말했으며, 이 상황은 완전히 혼돈이었다.

"ABG를 체크해요, 엑스레이도 호출하구요. 누가 라식스를 조금만 가져다 줘요!" 내게는 이 상황에서 병상에 있는 캐시는 잊혀진 듯 보였다. 배기 경보는 여전히 날카롭게 울리고 있었다. 내 근무 시간은 30분 전에 이미 끝났다. 간호사들이 이전에 어떤 중재가 효과적이었는지 듣고 싶어하지 않는다는 것을 알게 되자, 나는 나의 새로운 친구가, 험악하게 다루어지는 것을 바라보면서 (어쨌든, 최소한 나에게는 그렇게 보였다), 병동을 떠났다. "사람(person)"에 대한 자각은 실종되고 없었다. 밤 근무를 같이 한 간호사도 역시 대경실색 하였다. 그녀의 충고가 색다른 방식으로 나에게 위로를 주었다. 나는 그녀가 지난 밤에 우리가 비슷한 사건을 다룬 방법에 대해 동의했다고 본다. 나는 다른 간호사들이 하는 중재 방식을 바꿀 수 없었다. 하지만, 결국 - 그들은 그녀의 증상을 완벽하게 완화시켰으리라고 믿는다.

돌보는 것과 돌봄을 받는 것

서로 포용의 관계맺는 과정 안에서, 돌봄을 제공하는 사람은 두 개의 관점, 즉 간호 제공자 자신의 관점과 돌봄을 받는 자의 관점에서 사물을 보아야 한다 (Noddings, 1984). 조용한, 치유적 환경 하에서 사람과 자율성에 대한 존중을 가지고 여러 날 밤을 그 환자를 돌보았고, (환자의) 급성발작에 매우 다른 대응이 있은 후, 그 간호사는 무력감을 느꼈다. 그녀는 중재를 시도했었고, 환자의 목소리를 대변하려 노력하고, 무엇이 효과적인 중재였는지 말하려 했지만, 결국 집에 가야만 했다.

이 이야기는 현재의 임상 실무에서 지배적인 위치를 차지하고 있는 패러다임적 시각에 관한 하나의 사례이다. 수십 년의 중환자 간호 경력을 가진 전문 간호사조차 환자가 즉각적이고 극적으로 호흡곤란에 빠지기 때문에 돌발적인 폐부종에 깜짝 놀란다. 그들의 폐부종에 대한 패러다임적 알고리즘에 따라서, 그 낮번 간호사들은 상황을 관리하는 데만 초점을 맞추었는데, 즉 (환자가) 타고난 치유자로서와, 치료적 환경을 만들 수 있는 힘이 있는 사람이라는 생각도 못하고, 실무를 변화시키면 환자에게 잠재적인 다른 영향을 줄 수 있다는 것도 알지 못한 채 그저 환자만 통제하였던 것이다. 그 간호사는 이 시각에서 보면, (무엇이든) 알고 있는 사람으로 간주되어; 무엇인가를 통제해야 할 필요성이 있는 상황이 되었을 때에는 그 상황을 통제할 수 있다고 보았으며 환자는 객체화 되었다. 매 호흡마다 사투를 벌이고 있던 환자는, 마치 그녀가 자기 행동을 선택할 수라도 있는 것처럼 "누우세요", "진정하세요"라는 말을 들어야 했다. 돌봄의 윤리를 실천해온 입장에서, 그 간호사는 이제 이 지배적인 패러다임 하에서 도덕적인 고민에 빠진다.

그것이 나를 깨어나게 한 것이었어요

결과적으로, 8일 간의 인공호흡과 혹독한 수액 제한을 거친 후, 캐시는 인공호흡기를 뗐고 훌륭하게 이를 해냈다. 내가 밤 11시에 병실에 들어갔을 때, 그녀는 그녀의 호출등의 불을 켰다.

그녀는 "당신과 이야기하고 싶었답니다." 라고 내게 말했다. "나를 친절하게 간호해준 것을 정말 감사하게 생각해요. 나에게 말도 걸어 주었고, 모든 것이 어떻게 돌아가고 있는지 자세하게 이야기 해주었지요. 나를 향해 큰소리로 소리치지 않았던 것도 감사하구요. 다른 사람들은 내가 귀가 먹은 사람으로 생각 했었나 봐요. 당신이 내게 말해줌으로써 내가 이 어려운 고비를 벗어날 수 있었어요. 한번은, 내가 거의 혼수상태로 죽음에 가까이 갔었을 때에, 짐이 내내 나에게 말을 해주었지요. 그게 나를 깨어나게 했어요. 이야기 해주는 것. 그날 당신이 하루 더 밤번을 해준 것이 무척 기뻤답니다.

"캐시, 제가 첫날밤에 당신을 보고 저는 생각했어요. '맙소사, 그녀는 겨우 내 나이인데 병상에 누워 있다니, 그녀를 내가 간호를 받고 싶은 것과 똑같이 간호해 줄거야.' 라고. 나는 당신이 당신 자신을 간호하는 데에 전문가라는 것을 알고 있었고 그래서 당신에게 계속 무엇이 일어나고 있는지 알려줄 필요가 있었어요."

ICU에서의 멋진 보람은, 이제 막 인공호흡기를 뗀 환자가, 간호사를 그녀의 병실로 불러서 그녀가 돌보아 주었기 때문에 차도가 있었다고 말해준 때에 일어난다. 이것은 변환과 긍정의 신성한 순간이다. 환자는 필시 "나는 당신이 정말로 열심히 나를 위해 수고해 준 것을 알아요. 그리고 그렇게 당신이 해 준 덕분에 내가 나아지게 되었어요." 라고 말한다. 이것이 바로 치유적 환경으로서의 간호사가 아닌가? 그 환자가 능력은 있지만 거친 간호사를 불러, "내가 이겨낼 수 있게 해 줘서 감사해요" 라고 말했는가?

논의

이 장은 중환자간호 현장에서 간호사-환자 양자간 관계를 묘사하는 임상 사례를 보여준다. 이야기에서 보듯이 현대에 우세한 패러다임은 미세-결정론적 관점이다 (Newman, Sime & Corcoran-Perry, 1991). 대답을 찾고자 했던 주제는, "변환이 일어나는 방식으로 간호사와 환자 간 연결을 가능하게 만드는 관계의 질은 무엇인가?" 라는 것이었다.

먼저, 돌봄을 제공하는-간호사는 판단하기를 거부하고 개방적이고 수용적이었다. 이 간호사는 환자를 처음 만났을 때에 밀어붙이지 않았고 그저 부드러운 목소리와 손길, 그리고 환자가 원하는 대로 돌보는 순서에 주의함으로써 열린 태도를 보여주었다. 그녀는 환자와 연결되었다. 이 간호사는 권위를 내세우거나 환자에 대한 통제력을 휘두르거나 정보를 독차지하지 않기로 하였다. 맥박, 호흡, 혈압과 같은 활력징후(vital signs)와 검사 수치, 그리고 의사의 지시사항들을 자유롭게 나누고 환자로 하여금 자기 자신에 대해서 잘 알고 있는 사람으로서 선택권을 주어 그 사람을 진실로 존중한다는 것을 보여주었다.

그 간호사는 관계적 방식과 분석적 방식 사이를 유연하게 오가면서 환자에 대한 지식을 사용하였으나, 존재론적 앎을 인식론적인 앎보다 가치있게 보았다. 환자가 폐수종으로 심하게 아팠을 때 조차도 분석적인 방식은 간호 중재에 있어서 이차적인 것이었다. 이 간호사는 치유적 환경을 창조하였고 그녀 자신은 물론 제반 수단들까지도 그 장(field)에 통합시켰다.

Newman은 이 과정을 다음과 같이 설명한다: "간호 중재는 전문가로 하여금 그 대상자와의 동반자 관계 안으로 들어가도록 인도하는 관계적 패러다임으로부터 도출되는데, 종종 혼돈의 시기에, 진정한 관계에 참여하고자 하는 쌍방의 목표를 가지고, 그 자체의 전개가 이루어지는 과정 안에서 둘 다 의식의 높은 수준으로 드러나게 될 것을 믿는 중에 이루어진다." (2000, p. 97). 이 본보기 간호사가 비록 단일하고 변환적인 패러다임을 가지고 일을 하지는 않았지만, 많은 개념들이 상호작용적-통합적 패러다임과 연결되어 있다. 환자들, 즉 돌봄을 받는 사람은, 주로 상호성을 통해 이 관계에 참여하였다. 그녀의 손짓, 고개를 끄덕이는 것, 자세, 그리고 얼굴의 표정은 간호사에게 지속적인 피드백을 주었다.

그러나, 환자-간호사 양자관계에서, 상호성은 돌봄의 동시성, 함께 있어주기, 신뢰, 존중, 그리고 인정(affirmation) 속에 명백히 나타난다. 각 파트너는 변환의 경험을 만들어내는 데에 있어 서로 함께 그리고 별도로 공헌하였다. 환자는 인공호흡기를 뗀 후 그 간호사에게 그녀가 "어떻게 견뎌내고 나아지게 되었는지" 말을 하고 싶어했다. 간호사는 이 경험을 본보기로 기록하여 이 환자의 경험을 성찰해 보았다.

이 환자는 그 경험들을 통합하는 한 방식으로서, 그 경험에 대한 일기를 만들어 보도록 권고받았다 ("후일담"을 볼 것). 환자-간호사 양자 간에 일어난 일은 각 사람의 기여－환자와 간호사 모두를 영원히 변화시킬 강력하고 상호적인 과정 이상이다.

변환이 일어나는 경험으로서의 환자－간호사 양자 관계에 대하여 더 깊이 연구할 필요성이 있다. 간호사가 그들 자신에게 있어 최선의 것을 주고 그것이 받아들여졌을 때에 느낄 수 있는 기쁨, 행복, 또는 만족과 같은 이런 강력한 동기요인들이 다루어진 연구문헌은 거의 없다. Noddings(1984)는 기쁨을, "본질적으로 반영해주는 것", 즉 "우리를 돌봄 속에 유지시키는" (p.147), "자신의 거리낌 없는 변환" (p.144)으로 분류하였다. 그녀는 이것을 하나됨의 동양적 감각(Eastern sense of oneness)에 비유하였다.

후일담

나는 캐시가 CCU에서 나온 후 그녀를 방문하였다. 나는 그녀에게 계속 일기를 쓰고 있는지 물었고, 그녀는 "아니요" 라고 말하였다. "당신이 집에 돌아오면, 당신은 아마 이 모든 일에 대해 쓰고 싶을 수 있어요. 그 동안 꽤 특별한 경험이었잖아요." 캐시는 정말로 관심을 가졌다. 나는 그녀에게 그리 비싸지 않은 일기장을 가져다 주었다. 나는 그녀가 그 일기를 계속 썼는지 알지 못한다. 나는 한동안 그녀와 계속 만났고 몇 년 후에 그녀가 세상을 떠났음을 알게 되었다.

변환이 일어나는 연결관계

이 본보기와 주제에 관한 대답을 찾고자 하는 생각은 Newman 등에 의해 제기된 것으로서 "간호사와 환자가 변환이 일어나게 만드는 관계의 질은 무엇인가?" 라는 것이다 (1991, p.35). 환자는 아프고, 공포에 떨고 있으며, 연약하다. 이 환자는 그 간호사에게 도움의 손길을 내밀고, 간호사는 신체적으로 뒤로 다가간다. 행동과 말을 통해서, 간호사는 "나는 일어나고 있는 일들에 대해 충분히 주의하고 있어요. 나는 당신의 두려움을 들어요. 난 응답할 거구요. 나는 당신의 문제를 이해하고 있답니다. 어떻게 도와야 하는지도 알고 있지요. 여기에 당신과 함께 있으면서 당신이 내가 가도 좋다고 말하실 때까지 머물 겁니다."

내가 없을 때에는 어떻게 도움을 청하는지 가르쳐 드릴께요. 나는 당신에게 평안함과 안도감을 드리는 방식으로 돌보아 드리겠어요. 나는 당신이 당신 자신에 대해 가장 잘 알고 있다고 믿고 있어요. 그리고 당신이 알고 있는 지식을 경청할 거예요. 나는 이 상황이 당신에게 좋은 것이 되도록 만들겠어요. 나는 모든 것을 주의하며 돌볼 거예요. 내가 알고 있는 것에 대해 당신께 말씀 드려서 상황을 이해하시도록 도움을 드릴 거예요. 나는 내 자신과 병실의 모든 기구들을 당신이 편안하게 쉬도록 신체적인 안정성을 드리는 데에 사용할 것입니다. 나는 필히 당신에 대해 더 배우기 위한 노력을 계속하여 당신의 몸과 정신, 그리고 영혼에 대한 전인적인 간호를 제공할 수 있도록 할 것입니다." 이 같은 돌봄 업무(caring operations)들은 함께 같이 있기, 긍정적으로 확신을 주기, 가치를 부여하기, (서로에 대해) 알아가기, 촉진시키기, 성찰하기, 그리고 조심성과 같은 개념적 이름으로 불릴 수 있다. 이러한 것들은 변환이 일어나게 만드는 관계의 핵심 요소들이다.

교육에 대한 권고 사항: 개인적 변환

나는 학사 학위를 얻기 위해 학교로 되돌아간 정규간호사들로부터 종종 "나는 실제로 배우는 것이 없어요" 라는 말을 자주 듣는다. 그들의 미세-결정론적 패러다임에서 보면, 간호의 기술적 측면에서는 배우는 것이 아무것도 없을 수도 있다. 이에 대한 나의 대답은 거의 항상, "우리는 당신이 다른 방식으로 생각하도록 돕고 있어요." 라고 대답하는 것이다. 이것은 실제로 진실과 그리 멀리 떨어져 있는 것이 아니다. 새로운 패러다임적 시각을 학습하면서, 간호사는 그들의 실무를 되돌아보고, 그들의 업무현장에 뿌리 박혀 있는 관습들에 대해 조사하고, 그리고 새로운 접근 방법을 "시도 해보도록" 독려를 받게 된다. 대학원 프로그램을 수강하는 간호사들은 종종 초기에 간호 이론이 언급하는 것과 그들이 "유용한 것들"을 배울 수 있는 연구의 포인트를 바라보면서 힘에 겨워 끙끙 앓는 소리를 낸다. 실무에 임하는 간호사를 통해 배운 이론은 비판적 사고와 윤리적 실무를 향상시킨다. 상급교육(과정)은 간호사로 하여금 방대한 경험과, 낡은 관습의 파괴, 그리고 새로운 패러다임의 시각에 대한 학습도 함께 할 수 있게 만든다. 좋은 간호사가 더 훌륭한 간호사가 되는 것이다. 다양한 출처로부터 얻은 지식은, 특히 간호 과학에 있어서, 이 같은 변환의 발생에 있어 필수적인 것이다.

이 장의 본보기는 한 간호사의 상황적 경험을 시간대별로 정리한 것이다. 마찬가지로, 일반화 할 수도 없다. 그러나, 그림 17.1은 귀납적 모델을 가정하고 있다. 간호 대학원 프로그램에서는, 자신의 신념과 실무, 그리고 가치를 가지고 있는 간호사에게 그녀에게는 새로운 간호 이론을 소개하였다. 이로 인해 그녀는 그녀의 임상 업무 현장(즉 ICU)에 대한 자각이 향상되었다. 이 간호사는 뿌리 박힌 관습들과, 그녀 자신 뿐 아니라 다른 간호사들의 실무, 기술들, 그리고 존재 방식에 대해서도 자각을 하게 되었다. 이 간호사는 윤리적, 미학적, 개인적 구성요소 같은 다른 방식의 앎에 대해 배웠고 (Chinn & Kramer, 2003) "내가 무엇을 하고 있는지 알고 있는가? 내가 알고 있는 것을 실천하고 있는가?" 라는 질문을 통해 그녀 자신의 실무의 일치성을 성찰해 보았다.

이 이야기에 등장한 간호사는 사람이 메타패러다임의 다른 모든 구성요소를 대체하게 되는 존재론적 변화를 경험하였다. 사람의 선함이 환경, 간호사, 건강, 그리고 사람의 전체성의 한 양상으로서 보이는 건강보다 우선하였다. 이 간호사는 선험적 정보(선입견)를 버리고 단지 경험주의에만 더 이상 의존하지 않음으로써 인식론을 다시 정의 하였다. 사람 우선주의(primacy of person)가, 간호사로 하여금 미세-결정론적 시각으로부터 멀리 벗어나, 단일하고 변환적 시각을 향해 움직이게 하였다.

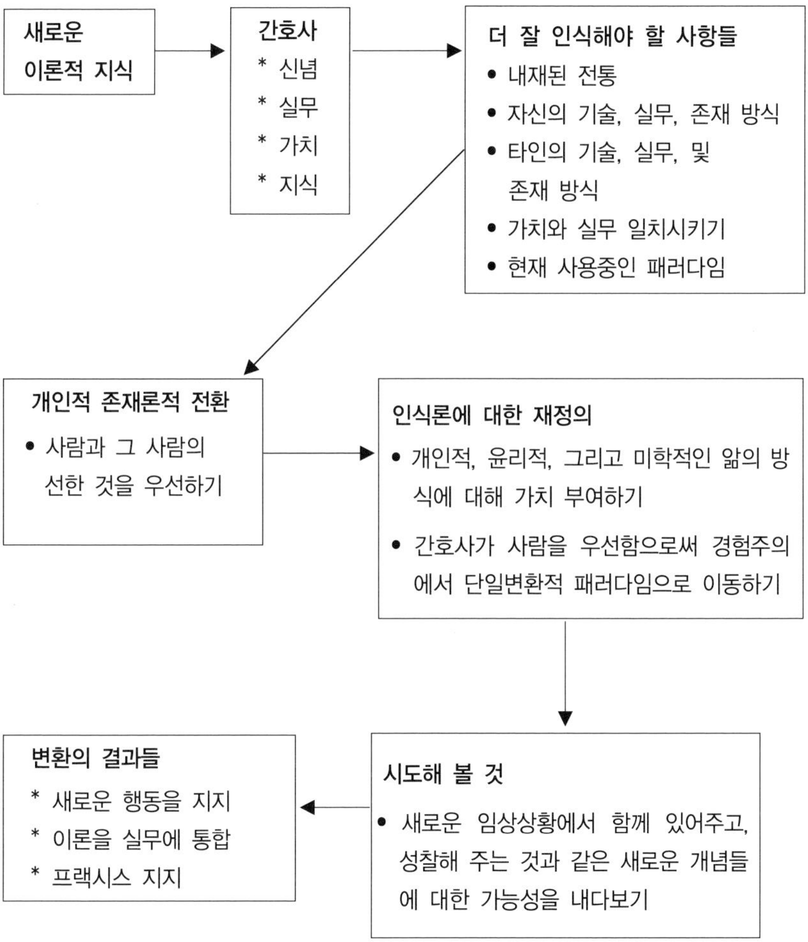

그림 17.1. 지식의 합성: 간호사 변환의 일 모델.

이 간호사는 함께 있어 줌, 성찰, 가치부여, 그리고 개방성, 그리고 통제의 포기 같은, "시험 중인" 새로운 개념들; 즉 존재의 새로운 가능성들을 상상하였다. 이 환자와 함께 나눈 경험은 패러다임의 본보기가 되었다. 이 성과로서의 변환경험은, 새로운 행동들을 지지하였고 간호사로 하여금 비슷한 지식을 찾아가게 만들었다. 이러한 방식으로, 이론 전체라기 보다는 (이론에) 부합된다고 여겨지는 개념들로서, 이론적 지식이 실무에 통합되었다.

Watson, Newman, 그리고 기타 저자들은 우리가 사람을 바라보는 관점이 돌봄을 결정한다고 했다. 21세기에 계속 진보해나가기 위해서, 간호사들은 기존의 패러다임적 시각에 질문을 제기할 필요가 있고 새로운 패러다임을 통해 얻을 수 있는 성과물을 머릿속에 그려볼 필요가 있다. 간호사들은 뿌리 박힌 관습들을 해체하고 비판적으로 평가해야 할 필요가 있다. 상급과정의 교육을 받은 사람들은, 인간이 된다는 것이 무엇인가에 대한 존재론적 자각을 반영하는 방식으로 새로운 존재 방식과 새로운 돌봄의 방식에 대한 모델을 만들어내야 한다. 이러한 새로운 패러다임 하에서 환자에게 일어난 결과의 증거를 제공하기 위한 연구가 필요하다. 포스트모던적 간호사-환자 현상을 드러내기 위해 민감한 성과들에 대한 측정도 필요하다. 그런 후에야, "두 사람 모두가 보다 높은 의식의 수준으로 나아가는" (2000, p.97) 진정한 관계인 환자-간호사 관계의 질에 관해 Newman이 제기한 질문에 대답할 수 있을 것이다 (2000, p.97).

References

Benner, P. (1984). *From novice to expert: Excellence and power in clinical nursing practice.* Menlo Park, CA: Addison-Wesley.

Boykin, A, & Schoenhofer, S. (1993). *Nursing as caring: A model for transforming practice.* New York, NY: National League for Nursing.

Chinn, P. L., & Kramer, M. K. (2003). *Theory and nursing: Integrated knowledge development* (6th ed.). St. Louis, MO: Mosby Year Book.

Nelms, T. P. (1996). Living a caring presence in nursing: A Heideggerian hermeneutical analysis. *Journal of Advanced Nursing*, 24, 368-374.

Newman, M. A. (1995). *A developing discipline: Selected works of Margaret Newman.* New York, NY: National League for Nursing.

Newman, M. A. (1994). *Health as expanding consciousness* (2nd ed.). New York, NY: National League for Nursing.

Newman, M. A, Sime, A, & Corcoran-Perry, S. A (1991). The focus of the discipline of nursing. *Advances in Nursing Science,* 14(1), 1-6.

Noddings, N. (1984). *Caring: A feminine approach to ethics and moral education.* Berkeley, CA: University of California Press.

Quinn, J. (1992). Holding sacred space: The nurse as healing environment. *Holistic Nursing Practice*, 6(4), 26-36.

Radwin, L. (1996). Knowing the patient: A review of research on an emerging concept. *Journal of Advanced Nursing*, 23(6), 11421146.

Tanner, C, Benner, P., Chesla, C, & Gordon, D. (1993). The phenomenology of knowing the patient. Image: *Journal of Nursing Scholarship*, 25(4), 273-280.

Watson, J. (1987). Nursing on the caring edge: Metaphorical vignettes. *Advances in Nursing Science,* 10, 10-18.

DIALOGUE AND COMMENTARY

제5부

대화와 논평

제 18 장

수렴과 발산: 간호 이론가들과의 대화: Newman, Watson, 그리고 Roy

Carol Picard & Dorothy Jones

서론

2002년 Boston에서 열렸던 인간 간호 국제 협회의(International Association for Human Caring (IAHC) 연구 회의 중에 지식 개발과 전반적인 간호 과학에 많은 공헌을 한 세 명의 간호 지도자와 대화에 참여할 기회가 있었다. 회의에 참석했었던 사람으로는 Jean Watson 박사와 Margaret Newman 박사, 그리고 원로인 Callista Roy 수녀가 있었다. Carol Picard 박사와 Dorothy Jones 박사는 이 지도자들을 만나 미래의 간호 지식 개발, 간호 이론의 잠재적 수렴(방향), 그리고 이 이론이 가진 단일성의 철학적 및 개념적 초점에 관해 개인적인 대화를 나눌 수 있었다. 이 장은 이 그룹이 대화 중에 나눈 생각들을 다룬다. 또한, 토의 내용은 간호 지식 개발이 가지는 함축된 의미에 관한 논의 뿐 아니라 이 간호 지도자들의 생각 사이의 연결 고리를 밝혀보는 것으로 시작 하였다. 이 대화 내용에 대해 언급한 Margaret Newman의 글은 이 책 1장에서 볼 수 있다.

Carol Picard (CP): 대화를 시작하면서 나는 Flannery O'Connor의 "떠오르는 모든 것은 어느 곳으로든 모여지기 마련이다(Everything That Rises Must Converge)" 라는 제목의 책의 내용을 두 분과 함께 나누었습니다. Dorothy와 나는 두 분이 연구하신 내용, 특히 최근의 연구 내용을 읽으면서 수렴(convergence)이라는 의미를 알게 되었습니다. Margaret박사님, IAHC에서 발표하신 기조연설 내용 중 수렴이 일어나는 것을 보신 것에 관해 말씀 해주면 고맙겠습니다. 그것은 간호가 어떻게 지식을 개념화하고, 우리 전문가들이 우리의 철학이 무엇이고 우리의 공통 가치가 무엇인지 어떻게 개념화해야 할 것인가의 견지에서 앞으로의 전진을 위한 행동을 요구하는 진정한 부름 이었지요. 먼저 그것부터 말씀해 주시면서 대화를 시작하시면 좋겠습니다. Jean박사님, 스코트랜드에서 있었던 IAHC 회의에서 발표하신 내용도 이와 유사한 차원에 중점을 두셨던 것으로 기억합니다. 이 회합은 바로 그 일, 수렴에 관해 생각해야 할 시간입니다.

Jean Watson (JW): 좋습니다, 나는 마가렛의 논문이 실제로 현장과 보조를 맞춘 것이라 생각하며, 내게 있어선 이 국제 간호회의에서 다음 세기 혹은 금세기를 위한, 그리고 미래에, 함께하는 돌봄에 관한 연구들이 수행되는 데에 쓰일 원칙들을 실제적으로 명확히 한 시발점이 되었다는 것을 느낄 수 있어서 매우 흥미로운 시간이었습니다. 의식확장은 우리 모두에게 정말 아름다운 공헌을 하였으며－지적으로나 또 다른 측면에서도 특별한 선물이었습니다. 나는 우리 모두가 간호 이론의 저장고 안에서 －서로 분리되어 있던 모든 것들이 결국에는 어느 한 점으로 수렴되는 모습을 보게 되는- 고립되어 있었던 존재들이었다고 생각합니다. 당신은 이것을 보다 높은 혹은 보다 깊은 수준의 질서로 이끌어 주셨습니다. 그리고 나에게 있어서, 이 모델 안에 돌봄을 통합하는 것은 당신이 우리에게 실마리를 풀어주고 반영하고 통합하여 준 것과 부합할 뿐 아니라, 그것은 전문직의 도덕적 기초였으며, 이는 우리가 정말 중요하게 여기는 기본적 가치라고 생각합니다. 일단 돌봄을 (이론적) 틀 안으로 통합하게 되면, 자동적으로 관계적인 종류의 모델이 되는데, 이는 그 전문직의 도덕적 입장에서는 윤리적인 입장이 되는 것입니다. 나는 이것은 별도로 보아야 한다고 생각합니다.

Margaret Newman (MN): 그래요, 저도 많은 분들이 그것을 그렇게 생각해주는 것을 보면서 놀랐습니다. 내가 다른 연구 문헌을 일부 찾아보기 시작했을 때 돌봄과 앎을 함께 결합하고 있는 용어들을 보았구요, 거기에 진짜 희망이 있다고 생각합니다.

JW: 내가 당신이 만든 모델에서 마음에 든 것은 "의식"이라는 다른 용어 입니다. 그것은 더 많은 사랑과 궁극적으로 보다 높은 의식의 무한성을 나타내고 있습니다. 그것은 진짜 사랑이 나타난 것으로 무한성과 영혼 속으로 들어가게 만드는 것이지요. 그리고 그것은 수 많은 것들의 모습을 드러내게 합니다.

CP: 1997년의, Nursing Science Quarterly 10주년 기념호의 주제가 기억납니다. 두 분 각각 지금 여기에서 하신 것과 같은 일을 하셨었구요, Callista도 또한 지금 우리가 이야기하고 있는 방향으로 그녀의 철학적 가정들을 전개시켰던 그것이 이미 이슈가 되어 왔었다고 생각합니다. 이제, 요점을 말씀 드리자면, 내 경우엔, 내가 수렴이 일어난 것에 대하여 생각할 때 - 나는 이것을 두 분이 각각 저술하신 내용에서 볼 수 있다는 것입니다.

MN: 나도 그것이 Callista의 연구와 가깝다고 느꼈습니다. 그녀가 보스톤 지식 개발 회의에서 이를 발표했다고 들었고 (속으로 미소를 지으며), 그것이 "나에게 의식이 확장되는 듯한 소리로 들리는 것처럼" 생각 되었습니다.

Dorothy Jones (DJ): 그러면, 지금 말씀하신 바와 같이, 각각의 이론 안에 돌봄이 나타날 것이라는 데에 모든 이론가들이 동의할 거라고 생각하시는지요? 그것은 이것을 해석하고자 하는 특정 이론가에게, 돌봄에 대해서 이 학문 분야의 본질에 대하여 다른 종류의 보편적 시각을 줄 수도 있습니다. 아니면, 예를 들어, Margaret이 돌봄에 대해 그녀의 생각을 논의한 것처럼, Jean이 돌봄에 대해 논의한 것과 같은 것입니까? 돌봄이 보편적인 핵심인 것입니까? 그것이 모든 것을 걸러내는 보편적인 구성물입니까 아니면 돌봄의 철학과 이 다른 이론적 견해들 사이에 어떤 유형의 수렴이 존재하는 것입니까? 이 점에 관해 어떻게 생각하십니까?

JW: 만일 당신이 돌봄을 가지고 있다면 – 내 말은 일단 돌봄을 학문분야의 기반 안에 짜넣게 되면, 그것이 보편적인 것이고 내가 그것이 보편적이라고 말한 이유는 윤리적인 것이기 때문에 그렇다고 말하는 것입니다. 그리고 보다 최근에, 내가 빠져 있었던 것들 중 하나는 (물론, 나는 지금 모든 종류의 방향으로 갈 수 있지만), 내가 Levinas의 연구를 더욱 더 많이 읽어오고 있었다는 것입니다. 그는 프랑스의 철학자입니다. 그는 윤리를 첫 번째의 원칙 즉, 믿음의 윤리로서 말하고 있으며, 이 관계적인 부분은 실제로 하이데거를 비판하면서 그리고 관계적 존재론으로 인도하는 바로 그 돌봄의 존재론을 뛰어넘는 것입니다. 그렇지만 첫 번째 원칙으로서의 돌봄의 개념은 윤리적 토대이므로; 여러분은 그 관계적인 것으로부터 벗어날 수는 없습니다. 그러면 그것은 그 벗어난 것과 그 둘 사이에서 패턴의 모습을 얻게 됩니다. 돌봄은 학문과 전문직업적 실무를 위한 핵심인 것입니다. 사람들은 그들의 이론적 시각을 심사숙고 해보기 위해 그들이 원하는 어떤 안경을 끼고서라도 이것에 다가갈 수가 있습니다. 제 생각에는 Margaret이 어제 발표를 하기는 하였지만, 이것은 이렇게 진화하는 것에 따른 하나의 우발적으로 일어난 일로 보입니다 [제1장 참조]. 그것은, 거의 마치, 이렇게 단정적인 방식으로 "굳어져가는(solidifying)" 이라는 표현을 쓰고 싶진 않지만, 그러나 일단 이 굳어져 가는 이론을 가지고 난 후에, 여러 이론들을 가지고 보다 공고해지는 또는 통합되는 방식으로 학문적 기반을 명확하게 만들어가는 것과 같은 것입니다. 그러면 그것이 큰 그림을 (보여)줍니다. 그리고 나서 여러 가지 일들이 그 안에서 일어나는 것을 볼 수 있습니다. 당신이 말한 것처럼, 그것은 그 앞으로 오는 무엇이라도 초월하며, 받아들입니다. 그래서, 그것이 아마도 내가 그것에 관해 생각하는 방식이라고 할 수 있습니다.

DJ: 그렇지만 그것은 보편적인 핵심으로서의 돌봄으로 보이며 그 핵심을 중심으로 당신은 가장 큰 개념적 공감대를 얻을 수 있을 것입니다.

CP: 그것이 공감대가 이루어진 것이 아니라는 내용을 제외한다면 - 좋아요, 그것에 대해 들어보고 싶습니다.

MN: 간호에 있어서 우리는 돌봄을 넘어서는 무엇을 가지고 있어야 합니다. 그것은 말하자면, 우리 실무라는 무대의 견지에서 보면, 조건적이어야 합니다. 내가 생각하는 한, 우리의 실무 무대는 건강에 초점을 두고 있고, 거기에는 수많은 종류의 건강이 있습니다. 건강의 의학적 모델과 관련된 돌봄, 아니면 의식 확장으로서의 건강과 같은 또 다른 건강 모델과 관련된 돌봄도 있을 수 있습니다. 우리는 돌봄에만 멈추어 있을 수는 없습니다.

JW: 돌봄 그 자체만으로 있을 수는 없다는 바로 그것 때문에 내가 이 연결 관계를 만들기 위해 돌봄과 치유를 점차 연결하기 시작하였습니다. 그것은 실제로 사람의 건강/질환-치유의 경험 안에서의 돌봄이며, 인간의 경험이 개의치 않더라도 건강과 함께 하는 그리고 … 그것은 인간에 관한 것이고 이 관계 속에서 간호가 할 수 있는 일입니다. 그것은 어떤 종류의 건강/질환의 상태라도 초월합니다.

MN: Martha [Rogers]는 인간에게 중심을 두었고, 그녀는 결코 건강이나 혹은 돌봄의 개념을 다듬지 않았습니다. 그녀는 돌봄이 간호에 있어서 고유한 것이라고 보지 않았고, 그렇기 때문에 그것을 학문의 초점으로서 삼지도 않았습니다. 그것은 제반 개념들이 함께 모아지는 방식에서 보면 발전적인 것입니다.

JW: 그리고 나는 그녀가 실제로 한번도 돌봄에 대해서 내가 여태까지 설명해 온 방식으로 이해해본 적은 없다고 생각합니다. 그것은 윤리적인 관점일 뿐 아니라 인식론적인(epistemic) 관점입니다. 그것은 그저, (앞으로) 되어져야 할 조금 더 친절하고 동정적인 방법으로서의 돌봄이 아닙니다-이것은 그런 종류의 간호가 아닙니다. 그것은 인식론이며, 존재론입니다.

MN: 그렇지만 이것은 사물이 진화하는 과정의 일부분일 뿐입니다. 왜냐하면 초기의 이론가들은 (내가 말하는 사람들은 "이론가"라고 불리는 사람들로서; 이론가이지만 이론가로 불리지 않았던 사람들이 많이 있습니다) 돌봄을 중심으로 하나가 되는 것이 어렵다는 것을 깨달았기 때문입니다. 나는 간호 이론의 초기 단계에 개발된 것들 너머에 무엇이 있는지를 보기 위해 거기서 한 발짝 빠져나온 것입니다.

DJ: 나는 두분 모두가 선구자라고 생각합니다. 저장고 주도(silo driven)로 이루어진 것은 진정으로 지식 개발의 물결이었구요, 그렇지만, 이전에는 현실적으로 일어나지 않았던 방식으로 학문을 이끌어가야 할 세대가 있다는 점에서 절대적으로 필요한 것이었습니다. 나는 두 분이 스스로의 연구를 하시는 것이 꽤 에너지가 필요한 일이고, 연구를 계속 진행하시기 위해 계속 집중하고 계실 것으로 생각 했었습니다. 그런데 이 수렴의 아이디어와 함께 어떤 일이, 즉 여러 시각이 섞이는 융합이 일어나고 있습니다. 차이점이 무엇인지 말씀해 주실 수 있습니까?

MN: 나는 그 이 전의 시각들에 얽매어 있지 않은 학생들로부터 많은 피드백을 듣습니다. 당신 자신의 저장고 밖에 있는 그 무엇에 대해 듣는 일이 어려운 만큼, 말하자면, 당신은 들어야 합니다. 왜냐하면, 이 학생들은 간호와 간호지식에 아주 헌신하기로 한 사람들로, 똑똑한 사람들이며, 이들은 무엇인가 약간 다른 것에 대해 말하고 있기 때문입니다. 그래서 그것에 대해 눈을 뜨고 있어야만 하고, 그리고 나는 우리가 이 시점에 있다는 것이 매우 기쁩니다.

JW: 그것은 참신합니다. 자유롭게 해방시켜주는 것이기도 합니다. 왜냐하면 우리는 지금까지 문을 닫은 채 지내왔었고 진짜로 이러한 범주들을 설정하는 것이 (우리의) 전문직과 간호지식의 개발에 파괴적이라는 생각이 들었기 때문입니다. 그것은 마치, 어떤 무엇을 한꺼번에 합쳐버리는 또는 무한성과 전체성(infinity versus totality)에 관해 이야기 하였던 Levinas와 같기도 하고, 우리들이 한 이론을 이 범주에 세팅하여 전체적으로 합쳐 버리고, 또 이 핵심 패터다임에 세팅해서 그것에 대해 영원히 비평에만 집착하는 것처럼 보입니다. 한 편으로는, 그렇지요, 이런 차이점들을 볼 수 있게 하는 데는 도움이 되었지만, 다른 한 편으로는, 이는 생각들을 고정시키고 간호가 진화하는 것을 방해합니다. 이제 그것이 느슨하게 풀리면서, 여러 가지의 패러다임들이 존재하고 있습니다. 그렇지 않다면 그 패러다임 자체가 다양한 현상들을 여러 시각에서 받아들일 수 있는 방식으로 확장된 것이겠지요.

DJ: 이는 과학이 성장하고, 과학지식이 개발되어 가면서, 사람들은 자신들의 연구의 기초에 대해 좀 더 잘 알게 되며, 종종 다른 과학들 안에서도 기초를 발견하는 것 같습니다. 예를 들어 정신의학을 볼 경우, 거기에는 돌봄이 주어지는 방식 즉, 치료계획을 세울 때는 다양한 관점에서 보고 수립하게 됩니다. 여러분은 간호의 성장 즉, 실무의 진화와 지식의 성장이 동시에 올 수도 있다고 보십니까?

MN: 사람들은 찾고 있습니다. 나는 내 연구가 다른 학문으로부터 온 것처럼 보이는 것을 원치 않습니다. 나는 내 연구가 하나의 간호 패러다임에서 나온 것이라고 생각합니다.

CP: Callista수녀님 어서 오십시오. 나는 Flannery O'Connor의 단편 소설 "떠오르는 모든 것은 어느 곳으로든 모여지기 마련이다" 라는 제목의 책을 이야기 하면서 대화를 시작 하였고 Margaret이 발표했던 놀라운 기조연설 원고 일부를 가지고 이야기 하고 있었습니다. 이제 막 수렴에 관해 이야기 하고 있었고, 이 학문

분야 발전 다음의 수준이나 사조가 어떻게 될 것인가를 이야기 하려던 참이었습니다. 우리 역시 이 점에 관해 당신의 생각을 듣고 싶습니다. Jean은 Margaret 돌봄의 전체적인 개념에 관해 이야기 했던 일부의 것들에 대해 응답을 해주었고, Margaret은 그녀 발표 내용 중에 그 개념에 대해 조금 더 소개를 해주셨습니다. 우리는 돌봄만이 가지는 특징을 살펴보고 있었습니다.

JW: 그것 역시 2년 전에 Marlaine Smith 와 저의 Rogerian과 돌봄 과학 모델에 관한 일부 연구로부터 파생되어 나온 것으로 볼 수 있는데; 그것에 관한 보다 구체적인 초점을 맞춘 것이 되었습니다. 내가 지난 5년 남짓한 동안의 [Callista Roy의] 최근 연구들을 읽어보고 또 보면서, 이제는, 전체적 우주론을 듣고 있다는 것이 놀라울 뿐입니다. 그것은 마치 우주 안에 무엇인가 일어나는 것과 같습니다.

Callista Roy (CR): 나는 실제로 이 연구를 1983년에 시작했고, 나도 이에 공감합니다. 나는 모든 아이디어의 수렴과 더 높은 수준의 단일성이 아주 많은 다양한 방법으로 나타나고 있다고 생각합니다. 특히 흥미로운 것은, 이 회합에 오는 길에 라디오에서 시를 쓰는 의사들이 사용한 문헌과 약에 대해 들은 것입니다. 나는 우리가 Florence Nightingale 이래 내내 올바른 궤도를 따라 가고 있었다고 생각하지만, 지금은 지식적 측면에 있어서 매우 흥미로운 때입니다. 나는 20세기의 믿을 수 없을 정도로 발전한 과학과 철학에 관해 생각했고, 그리고 나서 이러한 21세기로 가는 도약이 우리에게 모든 가능성을 열어줄 것으로만 생각했습니다. 과학에서 매우 철학적인 종류의 분석과 일치하는 것으로 결론을 짓는 사람들이 아주 많이 있습니다. 내가 생각해보았던 또 다른 한 사람은 발달심리학자인 Ken Wilber로, 그는 영혼의 눈, 즉 통합적 시각에 관해 기술하였습니다. 내가 생각하기에 이는 확실히, 일반적으로 지식과 세계관이 그 안에서 수렴될 수도 있고 지식 획득을 위한 많은 다양한 방법들-앎의 방법들-을 사용하는 데에 있어, 더욱 더 많은 방식들을 가지고 있는 사례인 것 같습니다. 나 역시 우리가 한 연구에 관해 이에 동의할 것입니다.

나 자신도, 개인적으로 나 자신에 관한 모든 종류의 영향력을 가지고 있을 뿐만 아니라, 또한 이 영향력들이 즉, 쓰기, 읽기, 여기에서 듣기, 이야기하기….가 서로 다르다고 생각 합니다. 제게 있어서 어떤 경우에는 또한, 어떤 아이디어에 대해 들으며 "아니오, 내 생각은 그와는 약간 다릅니다" 라고 말하게 되는 경우 나는 이후에 이를 어떻게 설명해야 할 것인지 생각해보게 되었습니다. 1983년 Rogers 학술대회가 내가 처음으로 그러한 의욕을 느꼈을 때였습니다. 나는 오랫동안 이런 열망을 가지고 있었습니다. 나는 거기서 약간의 차이점을 느꼈는데, 그것이 동양 대 서양의 지역적인 차이인지에 대한 질문이 제기되었습니다. 1983년 학술대회에, 나는 무엇이 진행되고 있고 Rogers가 무엇을 이야기 하였으며 그리고 다른 보고들에 관해 좀더 알고 싶어서 참석하였습니다. 나는 누군가를 저녁식사에서 만나기 위해 타임스 스퀘어 광장을 가로질러 걸어가며, "그래, 거기에 무엇인가 더 많은 것이 있을 거야. 그것이 무엇일까?" 라는 생각을 하고 있었습니다. 다음날 아침 첫 번째 논문들 중 하나가 Rogers의 책이 말하는 일차적인 가정으로서 상대성(relativity)에 관해 이야기하고 있었습니다. 그것은 내가 믿고 있던 바가 아니었기 때문에; 그게 무엇이지? 하고 물었습니다. 그때가 이 궤도에 들어서기 시작한 때였습니다. 나는 샌프란시스코 대학교의 예수회에서 임상 간호사 학자로서 연설해줄 것을 초대 받았습니다. 그 이유는 그 당시 샌프란시스코에 있던 캘리포니아 주립대학에서 박사 후 과정을 밟고 있었기 때문이었습니다. 그들은 윤리와 과학에 관한 전체적인 토의를 열었고, 내 발표는 개시 발표였습니다. 연설을 하는 것은 아이디어를 명확하게 만들어 줍니다. 그 Rogerian 회합에서 제기했던 일련의 질문들이 저로 하여금 무엇인가를 하도록 강하게 밀었습니다. 나는 먼저 한 연설 안에서 그것을 분명하게 밝히기 시작했습니다.

그 일을 시작으로, 다음에 이어진 주요 연결 고리는 1988년 Nursing Science Quarterly 창간호에 Roy 모델의 철학적 전제조건들에 대한 설명과 함께 기고하게 되었던 것 같습니다. 나는 몇 가지의 것들을 기고할 것을 요청 받았었습니다. 그리고 나서 10년 후에, 그들은 나에게 그것에 대해 회고해 볼 것을 요청 하였습니다. 그 때까지 나는 보스톤에 있었고, 간호사들을 가르치면서 그들과 함께 저술을 하고 있었습니다. 이 외에도, 보스톤 신학 협회(the Boston Theological Institute)의 "믿음과 과학의 교환"이라 부르던 학제간 연구 그룹에 속해 있었습니다. 이 그룹은 천문학자, 화학자, 다른 이슬람, 유대인, 그리고 기독교인의 전통을 가진, 나에게 거대한 영향을 주었던 여러 학자들이 속한 대단한 그룹입니다. 이것은 제 인생 내내 제게 미쳤던 영향들 가운데 단지 한 사례에 불과합니다. 다른 영향으로는 내 개인적 영적 삶을 말할 수 있으며 이 영적 삶 안에서 나는 Thomas Berry와 같은, 세상에 뿌리를 둔 영성 안에서 사고하는 뛰어난 사람들을 만날 수 있었던 것입니다. 이것들이 나에게 개인적인 영향을 준 일부이고, 그래서 그와 동시에 내가 생각하고 저술을 하면서도 읽고 다른 사람들의 이야기를 경청하였던 것입니다. 여기 뉴잉글랜드에서의 일련의 간호 학술대회 역시 나에게 영향을 주었습니다. 나는 보편적인 우주적 요구로서의 지식에 관한 논문을 썼습니다. 그로부터, 나는 목적성에 관한 몇몇 생각들을 가지고 계속 연구해오고 있습니다. 그것으로 내가 추구하고자 하는 것은 무엇일까요? 나는 진실성의 철학적 전제조건들에 대해, 이후엔 그것들이 함축하고 있는 의미에 대해 더욱 깊이 파고들고 있습니다.

일부 국제적인 연구 – 특히, 동양적 사고방식 – 역시 나에게 영향을 미쳤습니다. 나에게 단기 박사 후 과정을 경험하기 위해 찾아온 방문객이 있었습니다. 그녀는 저와 아시아 문화와 관련된 저의 일부 철학적 전제조건들에 관해 이야기하기를 원했습니다. 나는 "이 일을 나 혼자만 해서는 안되겠어" 라고 생각했고, 중국 본토에서 온 보스톤 대학 간호학 박사과정 졸업생, 한국에서 왔던 동료, 태국에서 온 현재 박사과정 재학생, 그리고 '(삶의 목적성에 대한) 진실성' 으로 많은 연구를 하였고 실제로 도구를 개발하였던, 최근에 박사과정을 마친 졸업생으로 구성된 작은 그룹을 만들어 저와 함께 합류하게 하였습니다. 이 그룹은 이 대화에 함께 하기 위해 저와 합류하였습니다. 내가 가진 생각들은 이러한 상호교류 서로를 풍성하게 만드는 대화로부터 상당한 영향을 받았습니다.

DJ: 우리는 이 분야의 실질적인 내용에 관해 논의에 막 들어가기 전에 이야기를 나누고 있었습니다. 우리가 정말로 간호를 정의하고 정제하는 내용을 일관성 있게 가져가는 데에 조금이라도 근접한 것입니까? 우리가 간호 과정에 관한 일관성을 가지고 있을 수 있겠지만, 그러나 이 논의는 전혀 우리를 새로운 방향으로 이끌고 있습니다. 이러한 시각으로 간호과학을 좀 더 잘 설명할 수 있다는데 의견의 일치를 본 것입니까? 더 나아가, 교육과정에서 필수적인 지식을 언급한 교육적 기준을 세울 수 있겠습니까? 연구는 분명히 우리가 그것을 구축하는 데 도움을 주지만, 그러나 우리에게 일관성이 부족하여, 그래서 이것이, 내가 보기엔, 간호가 가진 잠재력을 약화시킵니다.

CP: 내가 학사 과정과 대학원 과정 모두에서 본 것은 이론이 실무가 전개되는 곳에서 살아남아 견뎌내고 있지 않다는 것이었습니다. 그것은 한 과목으로 분류되어 교육과정을 관통하여 살아있지 못했습니다. 각 프로그램은 질병에 관해 가르치지만 전체성을 가르치지는 않습니다. 우리에게 우리의 목적이 분명하지 않습니다.

JW: 이론과 실무를 요구하는 석사 학위자의 실무간호사 프로그램이 단 하나 있습니다. 그것은 미국 전체 간호사 협회의 실무간호사 프로그램 입니다. 이것이 반드시 실무가 간호 이론에 바탕을 둘 것을 요구하고 있는 단 하나뿐인 상급 실무 자격 인증 과정입니다. 다른 과정들은 모두 근본적으로는 비이론적인 것들입니다. 이런 과정들을 수강할 수는 있겠지만, 그러나 그들의 실무를 목적적으로 인도하지는 못합니다. 내가 가진 의문점들 중 하나는, - 그것이 아마 Dorothy의 질문에 대한 답은 안되겠지만, 내가 알아내고자 애쓰고 있는 것입니다 - 이 수렴과 연결 관계 속에서 회오리치며 움직이고 있는 것에 관한 것입니다. 우리가 일원적 시각을 향해 나아가며 간호실무를 보다 명확히 할 때, 우리는 에너지 속으로 그리고 영혼 속으로 들어가게 됩니다. 내가 인정하고자 하는 것은 바로 그것이 경험적인 것이라는 것입니다. 당신은 그 빛과 함께 일하는 것에 대해 정말로 경의를 표해야 합니다.

MN: 저도 그것이 경험적이라는 것에 대해 동의합니다. 바로 그것이 내가 우리의 지식을 "과학"이라고 부르지 않고 이제 그것을, 이론과 연구, 그리고 실무의 병합인 "프랙시스"라고 말하게 된 이유입니다. 여러 연구 문헌들이 전체성과 패턴, 상호과정, 의식, 초월, 그리고 변환의 개념이 내재된, 돌봄과 건강의 합치된 개념을 지지하고 있습니다. Advances in Nursing Science [vol. 26, no. 4, pp.240~245, 2003]에 실린 제 최근 논문에서 인용한 다음 구절은, 다양한 이론적 신념을 나타내는 저자들의 의견들을 모아 놓은 것으로서 [각 구절의 논문이 있는 출처 참조] 우리 생각의 수렴에 대해 자세하게 설명해주고 있습니다:

> 간호에 주어진 의무는 돌봄을 통해 인간의 전체성을 다루는 것이며, 이는 삶의 모든 차원에 영향을 미치는 건강의 개념을 포함한다. 건강은 풍족함, 질환, 안녕 그리고 질병을 보다 큰 전체로 구체화시킨다. "인간 건강 경험의 돌봄" 이라는 실무적 구절에서, 돌봄과 건강은 상호간 관계되어 있는 것으로 보여질 수 있으며…의식 확장의 과정처럼 병합이 이루어진다. 전체성은 돌봄과 함께 도덕적 이상으로서의 출발점이다. 치유는 바람직한 전체성을 찾는 것이 아니라 오히려 타고난 전체성을 깨닫는 것이다. 치유는 한 사람의 패턴을 (전체성을) 깨닫는 과정이다. 패턴은 간호에 있어서 중심적인 것이고; 간호 이론은 삶의 의미들에 초점을 맞춘다. 의미와 의식은 인간과 환경의 통합을 구성하는 성질의 것들이고…. 삶은 초월적인 의미를 가지고 있다. 변환은 행위에 있어서의 이론의 변증을 거치면서 패턴의 인지 과정에서 일어난다. 상호과정으로서의 간호는 대화를 통해 확증되는데, 바로 간호사-환자의 만남 안에서 의식의 상호침투성과 의미의 유일성으로 확증된다. 간호는 깊게 체험한 경험과 의미를 연결해주며, 또 다른 현실 속으로 발을 내디딜 수 있는 능력, 즉 경험을 다른 영역으로 이동시킬 수 있는 능력을 가지고 있다. 확장된 의식과 관련된 개인적 변환과 자기-초월 간에는 연결관계가 있다. 의식은, 패턴과 의미의 형태를 가진 정보이므로, 확장된 의식이란 심도 깊은 의미, 통찰, 자기자신과 다른 사람을 관계 짓는 새로운 방식 속에서 보인다. (p.243)

CR: 나는 미국과 다른 나라에서의 내 경험에 비추어 이론-기반 실무에 대해 Jean이 언급한 것보다 더 많은 관심이 있음을 봅니다. 저 역시 일부 Margaret이 수렴에 관해 확인한 점들에 대해 동의하고 – 특히 주목할 만한 것으로서 전체성과 패턴, 상호적 삶의 과정, 의식, 초월, 변환에 초점을 둔 간호 지식과 실무에 대해 동의합니다. 내가 기억하기로 우리 문헌에 남아있는 발산에 관한 한 가지 특별한 점은, 특히 근대 이후 사고방식의 영향을 받은 것으로서, 상대주의에 대한 양가감정입니다. 이것이 앞으로도 내가 인류의 보편적인 목적성, 우주적 유일성, 그리고 내가 진실성이라고 칭하는 것들에 대해 분명하게 규명하려는 노력을 계속할 이유입니다.

CP/DJ: 이렇게 간호 과학과 지식 개발의 현재에 관해 함께 이야기를 나눌 기회를 주신 것을 감사 드립니다. 내내 정말 독특하면서도 역사적인 의미가 있는 대화였습니다.

제 19장

뉴만 학파의 학자들과 HEC에 관심을 가진 다른 사람들과의 대화

Katherine Rosa

서론

2002년 5월에, 단일-변환적 관점, 특히 의식 확장으로서의 건강 이론의 관점에서 간호 과학을 논의하는 데에 관심이 있던 간호사들이 보스톤에서 회합을 가졌다. 이 회합은 제 24차 인간 간호 국제 협회(IAHC)가 끝난 후 이루어졌고, 참석한 많은 사람들이 논문을 발표하였고 워크샵을 진행하였다. 이 그룹에는 미국, 캐나다, 영국, 아이슬란드, 뉴질랜드, 그리고 호주에서 온 임상가, 교육자, 그리고 연구자들이 포함되어 있었다. 잇따라 이어진 대화에서 참석자들에게는 다양한 시각에서 HEC를 논의하기 위한 기회가 되었다.

이 회합에서 발표를 한 사람 중에는 Margaret Newman 박사도 있었다. 그룹에 참여한 사람들 중 많은 이들이 HEC 이론을 그들의 임상 실무, 교육, 그리고 연구 프로그램에 구체화시키고 있었고 이로 인해 그룹 내에서 많은 신념들이 공유되었다. 돌봄의 환경 내에서 드러난 대화 속에서 논의는 서로를 존중하는 가운데, 반영적이며 물 흐르는 것 같이 이루어졌다. 대화가 이루어지는 내내, Newman박사는 패턴이 전개되는 것을 막을 수 있는 정신적 장벽들을 떼어 내버릴 것을 참석자들에게 부드럽게 상기시켜 주었다. 따라서 회합은 하나의 프랙시스와 마찬가지였고, 그 속에서 경험들을 나누었고, 이론에 대한 반성이 이루어졌으며, 의미들을 가설적으로 설정하면서, 새로운 선택에 대한 모색이 이루어졌다. 이 장에서는 대화 중에 드러난 일부 주제를 가지고 살펴보기로 한다. 여기에서는 간호실무와 교육, 간호과학과 기술, 그리고 간호 지식, 간호철학, 함께 있어 줌, 의도성에 HEC 이론을 사용할 때 일어나는 구조와 과정 상의 변화들을 다룬다.

HEC: 간호 교육과 실무

그룹 참석자들은 HEC-기반 간호가 간호학 분야에서 볼 수 있는 전통적인 간호와는 근본적으로 다르다는 점에 동의하였다. 전통적인 간호 교육과 임상 실무의 구조와 과정에서는 종종 간호 이론을 주관적인 일로 제한시켜 버리고 실무에 응용하는 것도 거의 관심을 두지 않았다. 이러한 관점과는 달리, HEC에서는 과정으로 보는데, 그 과정이란 간호사가 의도적으로 환자/대상자/가족의 동반자 관계를 증진시키고, 그 관계 안에서, 그들이 매우 연약해져 있는 시기에 (자신들의) 개인적 의미와 선택에 대해 성찰해 보도록 하기 위해 구체화한 것이다.

영국 Bournemouth 대학에서 온 Dawn Freshwater 교수는, 간호 학생들이 실무에 대한 증거를 찾을 때에 직접 사람을 대하여 얻은 자신들의 지식에 집중하는 방법이 아닌, 주로 문헌만을 찾아보도록 종종 권유받고 있음에 대한 염려를 표현하였다. Freshwater는 학생들이 그들의 간호에 대한 임상설명 중 경험을 통해 얻은 그들 자신의 지혜를 말해보도록 요청을 받는 일이 거의 없다는 것을 발견하였다. 만일 관계에 대한 중요한 증거가 무시될 경우, 그들이 환자와 함께 실재하려고 노력하는 일의 평가절하 될 것이고, 간호사-환자 관계 속에서 전개되는 의미에 대한 깨달음도 잃어버릴 것이다. 관계가 가지고 있는 풍성함과 잠재력은 문제중심적 중재자로서의 접근방법에 뒤처지게 될 것이다. Freshwater는 HEC을 가르칠 방법으로, 학생들로 하여금 만남에 관한 그들 자신의 이야기를 하도록 요구하는 방식에 의한 서술적인 접근 방법을 제안하였다.

콜로라도 주립대학의 간호학 교수인 Fran Reeder 박사는 교수진이 대학원 학생들에게 실무에 부합하는 방식으로 이론을 가르칠 필요가 있다고 하였다. 그녀에 따르면, 대학원 학생들은 의학적 모델 안에서 혼란스러워하며 곤경에 빠져 있다고 하였다. 대학원 학생들에게 이론을 가르치는 것은 그들에게 개인의 (의식이) 전개되는 과정을 이해할 수 있는 언어를 제공한다. 교육자들이 각 개인의 자기 자신의 감각을 육성시키면, 학생들은 그들의 임상 경험 안에서 보다 향상된 자각으로의 연결을 이뤄낼 수 있고 의학과는 다른 시각에서 환자들의 경험에 관한 논의를 할 수가 있다.

참석했던 많은 사람들이 실무 현장의 요구들과 환자와 정보를 빨리 처리해야 할 필요성에 의한 속도에 대한 요구가, 환자와 가족들이 질환에 대처하고 건강을 증진하는 과정에 함께 있어주고 그들과 함께 그 여정을 같이 하는 방법이 아닌, 기술-지향적이고 능력-기반적인, 환자와 가족에게 무엇인가를 해주어야 하는 (접근방법을) 조장했다는 점에 대해 동의하였다. 한 참석자는 환자와 함께 있는 것이 얼마나 어려웠던 일이었는지를 이야기하였다. 그녀는 균형을 잡는 기술이 이 목표를 달성함에 있어서 결정적으로 중요한 것이라고 하였다. Margaret Newman은 환자와 그 가족들과 온전하게 함께 있어주며, 그 과정을 프랙시스의 핵심으로서 신뢰하고, 그리고 그 과정이 가르치는 사람과 배우는 사람 모두를 위해 진화하고 있음을 기억하도록 조언하였다.

Dorothy Jones 박사는 모인 사람들에게, 교육과정과 임상 모델 안에 강력한 이분법적 논리들이 버티고 있을 때 HEC 학자들, 선생들, 그리고 임상가들이 어떻게 하면 HEC-기반 프랙시스 접근 방법을 따라 움직일 수 있을지를 마음 속에 그려보게 하였다. 그녀는 그룹을 향해서, 간호교육자들-자신의 학생들에게 HEC 같은 이론에 따른 이상적인 환자 간호를 가르쳤지만, 실무현장의 요구들이 자신의 학생들을 더욱 기술 주도적 실무로 몰아붙여 가도록 내어놓을 수 밖에 없었던-과 관련된 도의적 난제들을 생각해 보도록 하였다. 이 점에 관해 이제 (우리의) 도덕적 의무는 (간호)과학을 가르치고 또한 실무현장을 변화시키기 위해 일하는 것이라는 어느정도의 공감대가 형성되었다.

간호 윤리학자이면서 간호 연구자이자 임상가이기도 한 Carolyn Hayes 박사는, 이미 실무에 종사하고 있는 간호사들에게 주의를 기울이는 것이 중요하다고 주장하였다. 그녀는 실무 환경에서의 점진적인 변화를 일으킬 기회들이 있고, 그리고 간호사들은 간호의 (이론적) 틀 안에서 실무를 수행하고자 하는 열의가 있음을 밝혔다. 콜로라도 주에서 일하는 간호 실무자이자 교육자인 Sue Hagedorn은, 환자와의 짧은 만남의 기간 중에라도 의미와 패턴에 대해 사람들과 함께 의도적으로 관심을 기울이는 것이 가능하다고 하였다. 그녀는 자신의 실무현장에서, 각 임상적인 만남마다 "성역(sacred space)"을 창조하기 위한 작업을 하였다. 다른 간호사들은 이 같은 민감성을 어떻게 유지시키고 있는가에 관해 다음과 같이 놀라움을 표현하였다. "환경 안에서 뒷받침이 되어주는 것은 없어요. 그 일은 실무상 매우 고독한 일입니다." 이 그룹은 간호-집중적 실무를 독려해주고 뒷받침이 되어줄 수 있는 학자들과의 대화가 중요하였다는 점에 동의하였다.

뉴질랜드에서 온 HEC 학자이자 간호 컨설턴트인 Merian Litchfield는 그룹 구성원들에게, 간호를 조직적 구조와는 별개의 것으로 바라보는 것이 중요하다고 말하였다. 그녀가 가진 비전은 대화를 간호 실무에 대한 개인적인 틀을 넘어 새로운 실무 모델의 창조를 향해 확장하는 것이었다. 일부 참석자들은 이 시각을 지지하며 말하기를, 간호사들이 두 개의 전혀 다른 패러다임 속에서 실무를 수행하는 것은 불가능하며 이제 그런 노력은 끝내야 할 때가 왔다고 말하였다. 간호 임상가이자 연구자인 Jane Flanagan은 그녀의 연구에 참여한 간호사들이 HEC의 시각에서 환자에게 초점을 맞추는 것의 가치를 주장하게 되었음을 이야기하였다. 그녀의 연구 결과를 보면, 그 병원의 간호사들이 왜 처음부터 간호사가 되었는지 그 이유를 이 연구 과정이 확인시켜 주었음을 보여주고 있다. 그것은 HEC의 틀을 사용하는 간호사들이 경험하게 되는 관계 속에서만 온전하게 존속하는 간호의 예술(the art of nursing)이었다. 많은 사람들이 그들이 과거의 실무 방향으로는 "결코 다시 되돌아 가지 못할 것"이라는 말을 하였다. 이 시각은 한 실무 현장 내에서의 간호 시스템을 변화시키는 데 도움이 되었고 그리고 전반적인 환자와 간호사의 만족도를 증대 시켰다.

간호지식과 예술

IAHC 회의에서, 한 기조 연설자는 예술가로, 병든 사람들을 대상으로 하는 예술의 역할에 관해 이야기하였다. 환자와 함께 한 그녀의 경험 중에서, 그녀와 함께 공동으로 일을 하고 있는 사람들에게 개방적인 상태로 함께 하는 것과, 개인의 삶의 의미들을 반영하는 예술작품을 창조하는 것이 중요하다는 것을 볼 수 있었다. 대화는 예술의 본질과 간호 지식에 대해 탐색하게 되었다. 간호사와 이 예술가 사이에 철학적으로 차이점이 있는가? 돌봄을 제공하는 사람으로서의 그 둘의 역할은 무엇이었는가? 그룹이 찾아낸 결론은, 이 둘의 차이점은 각 분야의 목표가 같지 않다는 데에 있었다.

간호의 목표는 치유를 촉진하는 것이다. 예술은 이 목표 달성하기 위한 전략으로 간주될 수 있다. 예술가에게 있어서, 예술은 의미를 가지고 있는 그 무엇에 대한 창조였고, 모든 참여자의 지각에 따라 기쁨의 근원이기도, 아름다움 혹은 신비로움의 근원이기도 한 것이었다. 예술가의 초점은 예술 작품 속에 있다. 간호사는 예술을 삶의 이야기 속에 들어있는 인간의 표현을 밝혀내기 위해 사용한다. 아직은, 그러나 곧 하나의 의문점이 떠올랐다. "HEC의 이론이 이 (간호학의) 분야보다 더 광범위한 것인가?" 이 질문은 전반적인 논의를 불러일으켰고, HEC이 이 분야를 넘어서는 함축적인 의미를 가지고 있음을 깨달음과 함께, 과정 그 자체는 이 학문 안에서 일어난다는 데에 대한 어느 정도의 동의가 이루어졌다.

간호지식, 철학, 의도성; 그리고 함께 있어주기

회합에 참가한 일부 참석자들은 Watson의 "돌봄의 이론"의 틀 안에서 실무를 수행하였는데, 이 틀 안에서는 치유를 향한 의도성이 돌봄 실무의 한 요소이다. 이 참석자들은 Watson의 돌봄의 이론과 HEC-기반 실무 간의 유사성이 무엇인지에 관한 의문을 가졌다. Sue Hagedorn은 그 순간을 온 마음으로 포용하며 도움이 되고자하는 마음을 가짐으로써 돌봄의 환경을 만들어 내는 데에 그녀의 의도를 사용하였다는 경험을 나누어 주었다. 다른 사람들은 의도성을 통해 "성역"을 만들어야 할 필요성에 대해 이야기 하였는데; 만일 어떤 사람이 함께 있어주면서 함께 있기를 원한다면, 그것은 그 사람이 의도한 것이라고 말할 수 있다. 다른 참석자들은 Husserl을 인용하면서 의도성은 인간의 능력이라고 하였다. 우리가 무엇을 인식하고, 판단하고, 무엇을 하고자 하고, 즐기고, 그리고 무엇을 바라는 데에 있어서 우리가 본질적으로 가지고 있는 지식은, 무엇을 향해가는 움직임이 관계적인 만남으로부터 전개되어 나온다는 것이다. 의도(intention)와 의도성(intentionality) 간의 차이점은 참석자들의 개인적인 경험들을 통해 조사하였다.

어떤 사람은 의도성에 대한 결과-중심(outcome-oriented) 접근 방법이 있는 것처럼 보일 수 있음에 대해 주의를 환기시켰다. 몇몇의 학자들은 의도가 구체적인 목표와 연결이 이루어질 경우, 그것이 제한적 경계를 만들어낼 수 있음을 주장하였다. 예를 들면, 만일 교수진이 학생들의 변환을 의도하고 있다면, 이것이 학생들의 패턴 전개에 있어 장애물이 될 수도 있다고 생각하는 사람도 있었다. 의도성을, 다른 사람을 향한 한 사람의 실재함, 그 순간에 함께 함에 초점을 맞추는 것, 그리고 무엇이든 그 모습을 드러내는 것에 대하여 마음을 여는 것과 연결지으면서 대화는 계속되었다. Merian Litchfield는, 이러한 긴장 속에 앉아서, 다음과 같이 언급 하였다. 나는 간호사들이 어떻게 하나의 패러다임에서 다른 패러다임으로-함께 있어주는 것이든 무엇을 해 주는 것이든- 옮겨가는지 알 수 없습니다… 주된 과제는 그것을 당신의 머릿속에서 하나로 묶는 것입니다. 우리는 이론의 구체화에 대해 이야기 하고 있습니다. 의도는 비의도적이어야 합니다." 여기에서 또한 HEC과 Watson의 돌봄의 이론 사이의 유사성과 차이점에 관한 토의가 이루어졌다.

저자의 성찰

이 장을 쓰면서, 나는 다음과 같은 생각을 하였다. 의도란 "함께 있는" 것 보다 "무엇을 해 주는" 돌봄의 환경을 만들어 내고자 하는 것인가? 나는 개인을 위해 무엇을 해 주는 수준으로부터 개인(간호사 혹은 환자/가족)에게 도움이 되는 환경을 위해 무언가를 하는 수준으로 이동하였었는가? 만일 그렇다면, 그 이동이 나에 대한 패턴이 되는 것인가? 만일, 대화에서 이야기가 나왔듯이, 나만 혼자 이상하게 생각하는 것이 아니라면, 이것이 진화하는 본질을 가진 HEC 간호의 패턴 표현 안에서의 이동을 나타내는 것인가? 아니면 실상, 환경에 보다 큰 관심을 기울이는 것이 그 동반자 관계에 관여된 모든 사람을 위한 변환이 일어나도록 하기 위한 명백한 다음 단계가 되는가? 나는 의도성을 사용하는 것이 전체성, 존재하고 있음, 개방성과 같은 표현과 연결되어 있음을 깨달았다. 그것은, HEC의 과정을 움직이는 개인적인 의미나 가치, 그리고 인식과 더불어, 함께 있음이다. 돌봄의 만남은 이러한 마음과 마음이 연결된 관계로부터 자연스럽게 진화한다. 그래서 나는, 이것이 간호란 "무엇을 위해 존재하며" 그리고 "누구와 함께 행할 것인지"를 향해 끊임없이 발전해가는 것인가? 라고 자문하게 된다.

글 맺기

회합이 끝나갈 무렵에, HEC-기반 실무가 주류가 되도록 하기 위해서는, 실무자들은 반드시 자신들의 시야를 넓히고 간호 지식에 헌신해야 한다고 주장하는 사람도 있었다. 다른 참석자는 우리는 앞으로 HEC 이론/프랙시스를 움직일 수도 있을 전개과정에 대해 열린 태도를 가져야 할 필요가 있다고 말하였다.

대화가 끝나갈 때에 Margaret Newman은, 이루어진 대화를 성찰해 보도록 하였다. 그녀는 간호사가 할 수 있는 가장 중요한 일은 의식이 전개되는 과정을 신뢰하는 것임을 믿는다고 하였다. Newman에 따르면, HEC 이론을 주류로 만들어가는 데에 조직적인 접근 방법은 필요치 않고; 오히려, 간호사들이 그 이론대로 살아야 그 효과가 퍼져나갈 것이라고 하였다. 그녀는 "당신은 마치 유행성 감기에 걸리듯이 그것을 붙잡을 수 있습니다."고 하였다. 이 그룹에서 이루어진 것과 같은 대화에 참여하는 것은 이 (간호학) 분야 내에서 의식의 이동을 일으킬 수 있는 한 방법이 된다.

HEC에 관심을 가지고 있는 사람들과 의견을 나누고 이 이론과 관련된 서적들을 찾아보려는 독자들은 www.healthasexpandingconsciousness.org를 참조하길 바란다.

대화에 참여하였던 사람들

Linda Andrist, Ann-Marie Barron, Christine Bridges, Patrick Dean, John Deckro, Sharon Falkenstem, Jane Flanagan, Dawn Freshwater, Sue Hagedorn, Carolyn Hayes, Alex Hoyt, Dorothy Jones, Merian Litchfield, Arlene Lowenstein, Margaret Newman, Maggie Dexheimer Pharris, Carol Picard, Elizabeth predeger, Fran Reeder, Katherine Rosa, Sandra Ruka, Susan Ruka, Kathleen Solomon, Katherine Lizzie Teichler, Lynne Wagner, Barbara Zust.

제 20 장

HEC이 미친 영향: 결론적인 생각과 향후 방향

Dorothy A. Jones

이 책을 통해 소개된 논의, 성찰, 그리고 통찰은 Newman (1994)의 의식 확장으로서의 건강 이론(HEC)의 바탕이 되는 이론적 전제 조건들을 뒷받침한다. 이 이론적 시각은 프랙시스로서의 연구, 임상 실무의 혁신, 그리고 교과 과정의 개발과 임상현장에서의 전문 영역들과 그룹들을 망라하여 이론을 적용키 위한 지침을 제공하고 있다. HEC은 간호의 기본적인 존재론, 즉 간호사와 환자와의 관계를 말하고 있다. 이 동반자 관계 안에 환자(혹은 가족 및 공동체)와 간호사 간의 대화 과정을 통한 발견, 자각, 선택, 그리고 변환의 기회들이 깔려 있다.

간호사는 HEC을 통해 목적을 가지고 의도적으로 환자와 그 환경과 함께 함으로써 인간경험에 대해 알게 된 것에 대해 새로운 목소리를 낼 수 있는 기회를 갖게 된다. 일단 HEC 프랙시스가 가진 가능성에 접하게 되면, 간호사는 그들의 간호를 과제-중심적 시각으로 바라보기 힘들어지며, 그들로 하여금 간호에 종사하게 이끌었던 근본적인 가치들과 신념이 무엇이었던가를 다시 한번 깨닫게 된다. HEC 이론에 근거하여 배울 수 있는 기회를 가지게 된 학생들은 환자들이 건강하거나 아플 때 그들의 "성역"의 한 부분이 될 수 있는 간호만의 독자적인 기회를 알게 된다. 이러한 깨달음은 환자와의 만남에 새로운 의미를 부여하며 환자를 돌봄에 있어서 간호만이 할 수 있는 독자적인 공헌을 부각시킨다.

HEC의 이론적 지식은 또한 임상실무를 재구성하고, 혁신적인 실무모델을 개발하며, 치료 제공자와 환자를 위한 갱생과 치유를 촉진하는 간호환경을 발전시키는 데에도 사용될 수 있다. 이러한 환경 안에서 실무를 이행하게 되면, 환자와 그들의 건강 경험을 새로운 방식으로 알게 되는 기회들과, 삶의 변화와 변환적인 전환을 시작하기 위한 방안으로서 패턴평가와 패턴반영을 연구하기 위해 간호사-환자 간 동반자 관계 내에서 연구조사에 사용할 기회들을 제공한다.

이론, 실무, 연구: 반복되는 과정

이론, 연구, 그리고 실무는 반복적인 것이고 "상호적, 주기적, 그리고 상호작용적인 방식"으로 관련되어 있다 (McEwen & Willis, 2002, p.80). 이론은 연구를 통해 검증이 이루어지고 정당화된다. 연구의 결과는 이론을 더욱 공교하게 하며 지속적인 연구조사를 통해 그 정당성을 확보한다. 이론이 보다 공고해져서 안정성을 가지게 되면, 임상 실무를 인도하고, 간호 실무에서의 역할을 정하는 데에 사용될 수 있다.

임상 실무 환경은 탐구를 위한 자극제로서의 역할을 한다. 임상실무 환경은 간호 과학자의 실험실이며, 그 안에서의 과정을 통해 인간 경험을 이해할 수 있다. 일부 간호 연구자들은 특별한 경험이나 임상상황을 되비추어보며 하나의 사건과 관련된 현상들을 논의한다. 다른 간호사들은 환자의 인지로부터 나온 경험을 연구하기 위해 "당신의 삶에 의미를 주는 사람과 사건에 대해 말을 해주십시오."와 같은 대화나 이야기를 사용한다. HEC과 같은 이론적 틀을 사용하여 실무를 행할 때에, 간호사-대상자 동반자 관계에 대한 인식은 개별화되고, 간호사와 환자가 함께 만들어지는 순간은 개인적 발견, 반영, 그리고 의식 확장을 위한 간호현장이 된다. 연구를 통해 간호사는 인간 경험에 관한 지식을 얻게 된다.

이론과 HEC

Newman에게 있어서, 건강은 의식 확장이다. HEC는 다음과 같은 전제조건에 바탕을 두고 있다:

- 건강은 전체성의 단일한 과정이다.
- 질병과 질병이 없는 것은 전체성의 표현이다.
- 패턴은 의미에 의해 특징이 지워지는 인간/환경의 진화하는 과정이다.
- 의식은 전체성의 진화하는 패턴으로 드러나는 전체성에 관한 정보를 아는 능력이다. (Newman, 1994, 2002)

이 이론은 다른 과학자들의 다음과 같은 생각에 의해 지지를 받고 있다:

- Rogers: 단일하고, 환원될 수 없는 인간, 그들의 환경, 및 진화하는 패턴 (1970).
- Young: "새로운 규칙"의 확립과 선택의 인식에 의해 궁극적 자유로 향하는 의식의 단계를 통한 개인적인 이동 (1976)
- Prigogine: 소산 구조 이론; 해체와 불확실성으로 향하는 주기로 이끌어가는 붕괴적 사건의 영향에 뒤이어 나타나는 새로운 질서

와 보다 높은 수준으로의 조직화 (1976)

- Bentov: 시스템이 환경과 상호작용 하는 방식을 통해 바라본 시스템의 정보제공 능력으로서의 의식에 대한 설명 (1978)
- Bohm: 질병을 건강의 한 표현으로 통합하기 위하여 어떻게 표재질서(explicate order)에 대한 외적 표현을 통해 내재질서(implicate order)가 드러나게 되는지에 대한 논의 (1980)

HEC은 간호가 그 역할이나 관련된 기능으로서 기술되는 것과 달리 간호학 분야의 독특성을 분명하게 밝히기 위한 사고방식의 전환을 제안한다. 이러한 사고방식의 전환은 간호를 증상치료에서 벗어나 간호 환경 내에서 의미와 패턴을 찾는 과정으로 변화해가는 간호사와 환자간의 동반자 관계를 맺는 것에 초점을 두고 있다. 이러한 시각을 가지면, 질환을 부정적인 경험으로서 바라보지 않게 되며 그 대신 자기 자신의 성장과, 재조직화가 이루어지고, 보다 높은 의식으로 나가게 된다 (Newman, 1994).

Dudley-Brown (1997, p.101)은 이론을 평가할 수 있는 여러 가지 기준을 제안 한다. Newman의 HEC은 이러한 기준을 일관성 있게 충족시키고 있다. 이 이론은 간호를 **정확하게** 설명한다. 이것은 다양한 세팅 하에 있는 간호사들이, HEC을 철학적으로 포용하는 데서 영향을 받았다. Newman의 이론적 입장은 간호학 분야의 본질적인 가치와 신념을 반영하는 것으로 보인다. 그러나, 이러한 생각은 제품 주도적이고 빠르게 변화하는 건강관리 환경이나 혹은 대학이 기술-지향적이고 질병-주도적으로만 나가 학문적 지식에서 아예 얼버무려질 수도 있다.

이 이론은 그 자체가 용어의 정의, 제 개념들, 그리고 이론 전체를 통해 비슷한 방식으로 언급된 구절들이 모두 논리적으로 일관성이 있다. Newman의 연구를 연구와 실무에 적용한 많은 저자들이 실증해준 것과 같이, 이 이론은 또한 열매를 많이 맺고 있다. HEC은 여러 문화와 다양한 배경 하에서 사용되어 왔다. 사용된 후에 나타난 결과들은 건강과 질병에 있어서의 인간과 삶의 경험에 관한 새로운 정보를 내어주었다.

이 이론은 단순하면서 동시에 복잡하다. 대화에 참여하도록 권유하는 것은 삶의 의미에 대해 초점을 둔 대화를 통해서 환자(가족 또는 공동체)와 함께 과정에 참여하고자 하는 간호사의 목적성과 의도적인 실재에 의해 주도된다. 일단 대상자들이 패턴을 되돌아보고, 선택할 것들을 인식하고, 변화에 필요한 지지와 지식을 보게 되면 이 이론은 복잡해진다. 이 모델은 그 자체의 범위가 매우 넓고, 실무의 다양한 차원을 포용하고 있으며, 간호 공동체에 있는 다른 분야의 사람들에게도 중요한 간호 이론으로서 받아들여졌다 (Chinn & Kramer, 1999; McEwen & Willis, 2002, p.102). 앞 장에 있는 내용에서 실증이 되었듯이, 이 이론은 광범위한 사회적 효용성을 갖고 있다. 이 이론은 행정, 실무, 그리고 교육환경에 걸쳐 활용될 수 있으며, 많은 다양한 문화가 가진 가치와 신념들과 관계가 있다.

연구와 HEC

HEC을 연구의 틀로 사용하여 개발된 지식은, 과거와 예상되는 미래 행동의 맥락에서 그 사람의 현재 상황의 의미를 밝혀주는 데에 도움이 되는 정보, 새로운 통찰을 자극하여 행동의 명확성을 갖도록 인도하는 정보를 밝히기 위해 발굴되어져 왔다. “해석학적 논증 방법은 사람과 환경의 패턴이 가지는 유일성을 침해하지 않으면서 그 자체를 드러내도록 하기 위해 사용됩니다. 이 과정은 직관적 이해와 표현 속에서 정점에 다다르게 됩니다.” (Newman, 2002). 이 연구 과정은 다음과 같은 국면에 초점을 맞춘다:

- 상호적 탐구 과정이 일어나는 것을 허용하는 환경 만들기
- 참여자에게 있어서 의미 있는 삶 속의 사건과 관계에 초점을 맞추는 대화에 참여하기
- 시간이 지남에 따라 진화하는 (예, 발전하는) 패턴들 속에 있는 네러티브에 대한 시각적인 표현을 개발하고 네러티브 자료를 조직화하기
- 참여자와의 대화 과정을 통해서 얻은 연구자의 패턴 인식을 정확성, 반영 및 확장을 위해 공유하기
- 행동 가능성을 밝혀줄 수 있는 패턴 인식을 통해 참여자가 통찰을 얻을 수 있는 기회에 가치 부여하기 (Newman, 1994)

프랙시스로서의 연구는 "세상을 변환시키는 방향에서, 신중한 반영과, 이와 동시적으로 일어나는 행동"으로서 정의된다 (Wheeler & Chinn, 1984, p.2). 프랙시스가 일어나게 하려면, "살아온 경험에 빛을 비추어 줘야 할 뿐만 아니라 … 반드시 그들의 노력에 의해 빛이 비추어져야 한다." Newman에게 있어서, "연구는 반드시 실무의 현실에 초점을 맞추어야 한다." (1994, p.92; 강혜영 역, p.90). 간호사가 참여자와 함께 그 개인적 삶의 경험에 있어 중요한 사건들과 관계들에 참여한 것으로부터 나온 연구는, 패턴 인지와 의식 확장이 일어날 수 있게 한다. "간호 실무의 과정이 간호연구의 내용이다." (Newman, 1994, p.92; 강혜영 역, p.90).

이 교재에 포함되어 있는 발표 내용들은 프랙시스로서의 연구의 사용을 다루고 있다. 패턴 인지를 통해서, 참여자들은 삶 속의 사건들, 관계들, 그리고 선택에 관한 새로운 자각을 표현하였다. 연구의 프랙시스로서 HEC을 사용함으로써, 연구자들은 과정이 빛을 밝히고 있음을 발견하고, 과정 안에서 의미와 자유를 발견하여 심지어는 평화로운 죽음에까지도 다다를 수 있게 된 참여자들에 대하여 기술

하였다 (Barron, 2000). 다른 연구에서는 삶 속의 사건들이 현재 상태에 미친 영향을 깨닫고 과거의 삶 속의 사건들을 "내보내거나" "받아들이는" 것의 중요성을 자각하게 되어 그들의 삶의 선택과 함께 앞으로 나아갈 수 있었던 참여자들에 대해 기술하였다 (Picard, 2000). 여러 저자들이 변환과 의식의 확장에 필수적인 것으로서, 파괴와 격동의 기간에는 지속적인 지지가 중요함을 보고하였다 (Berry, 2002).

패턴 분석과 패턴표현을 통해서, 어떤 종류의 지지도 없을 경우, 참여자들은 "(거기에) 사로잡혀", 그들의 삶 속에서 더 이상 나아갈 수 없다는 것을 알 수 있다. 어린 시절에 겪은 정신적 상처가 되는, 파괴적인 사건도 패턴의 진화를 방해하는 것으로 알려졌다 (Novolesky-Rosenthal, 1996; Capasso, 2000). 이러한 방해요소들은 의사소통에 있어서의 장애와 의미있는 가족관계의 단절로 종종 나타난다. 난소암을 앓고 있는 환자와 (Endo, 2000) 류마티스 관절염을 앓고 있는 환자의(Neill, 2002) 패턴 인지는 삶의 선택을 향상시키는 행동에 초점을 두는 데에 도움이 된다. 수감자들에 대한 연구 (Pharris, 2002)와 만성적인 질환에 대처하면서 살아가는 가족들에 대한 연구 (Picard & Margolis, 2002)는, 개인의 패턴 파괴가 그 가족 전체적에 어떤 변화가 일어나게 하는지를 기술하였다.

많은 경우, 질병 경험은 성장과 변화를 위한 기회로 본다. HEC 내에서의 패턴은 "움직임의 다양성과 리듬을 그 특징으로 하는…관련성"으로 정의한다 (McEwen & Willis, 2002, p.190). 시간과 공간은 일시적인 패턴으로서 또는 세상 안에서 존재하는 방식으로서 반영될 수 있다. 패턴의 반영을 통해 참여자들은, 살아온 경험에 대한 진실을 인식하고, 의미를 찾으며, 새로운 방식으로 노력하게 되었고, 질병경험을 삶의 변화를 향한 새로운 기회를 찾는 데에 사용하게 되었다.

프랙시스 연구를 활용함으로써, HEC을 구체화하는 연구자는 인간 경험에 대하여 그 전체성 안에서 새로운 이해를 하게 된다. 질병은 전체성이 겉으로 나타난 표현이며, 사람-환경 경험에 있어 인간성이 드러나도록 하는 하나의 방식이다. 과정을 통해 얻어진 통찰은 간호사와 환자 모두에게 영향을 미친다. 이 상호적 만남의 과정은 (간호) 제공자와 진정한 연결 관계를 세운다. 참여자들은 과정을 신뢰하게 되고, 이로부터 나오는 성과는 개인적이고, 전개되는 것이며, 그리고 새로운 자각과 확장된 의식을 향해 열린 마음이 된다. 신체적 건강 상태는 전체론적인 치유에 대한 부가적인 증거를 제공할 수도 있다 (Capasso, 2000).

응용: 실무와 교육

HEC을 실무와 교육에 사용하는 것은 꼭 필요하다. 두 요소 사이에는 상호적인 관계가 존재한다. HEC 틀 안에서 실무를 실천하고자 하는 간호사는 이론 속에 내재되어 있는 지식을 반드시 알아야 하며 그것이 교육 과정을 통한 학습 경험 속에서 조직화되는 것을 보아야 한다. 이론과 실무를 연결하기 위한 의도로 개발된 임상경험은 학습을 증진시키고, 환자 경험에 대한 감수성을 증가시키며, 간호사로서 학생의 자기 자신에 대한 감각을 증대시킬 수 있다 (Novolesky-Rosenthal & Solomon, 2001).

이 외에도, 보건의료 현장 안에서의 지지적인 간호 리더십과 환자 간호에 있어서 혁신을 위한 헌신이, 실무 안에서의 이론-특히, HEC의 영향력을 가장 크게 만들 수 있다. Coakley와 Coakley (제10장)가 언급한 바와 같이 직원을 개발하고 임상가와 대화를 갖는 것은 변화를 위한 자극제가 될 수 있다. 새로운 방향을 모색하는 데에 있어 지지적인 환경과 더불어, 실무에서의 난제들에 대해 논의할 수 있었던 자유가 간호사들에게 동기를 불어 넣었음을 증명할 수 있다.

이 과정은 간호사로 하여금 "우물 밖에서의" 사고와 간호제공 실무에 있어서의 혁신을 가능케 한다.

HEC에 이끄는 새로운 실무 환경은 환자와 간호사들의 삶을 변화시킬 수 있다. HEC이 입원 전 검사하는 곳에서 실현되었을 때에, 환자와 간호사에게 새로운 의미와 통찰을 가져다 주었다 (Flanagan, 제5장). 명상이나 치유적 손길과 같은 부가적인 간호중재가, 환자의 긴장을 풀어주었을 뿐만 아니라 입원 전 검사하는 곳에서는 물론 병동에서도, 환자와 간호사 간의 의미있는 대화를 촉진하였다. 환자들은 종종 입원전 검사하는 곳에 있는 간호사들에게, 그들의 병원 경험이 "그들의 삶을 변화시켰다"고 이야기하기 위해 종종 병원을 찾곤 했다.

Ruka(2003) 또한, 알츠하이머 질병을 앓고 있는 사람들을 위한 환자 간호 제공 모델을 바꾸기 위해 요양원에서 근무하는 직원들과 함께 일하였다. 이 HEC에 기반한 실무 모델 안에서, 가족들로 하여금 환자에 관하여 그들의 이야기를 나누도록 하였다. 이 지식은 환자에 대한 간호사의 지식을 향상시키는데에 사용되었고, 특히 환자가 저항적인 행동을 보일 때에 안정과 치유를 증진시키기 위한 창조적인 중재활동을 이끌어가는 데에 도움이 되었다. 이 같은 변화는 요양원의 직원들에게 중요하였고, 가족들도 "자신들의 이야기들"을 나눌 수 있었고 그리고 이 경험을 통해 위로를 받았다.

HEC: 향후 발전방향

지금은
과거와 헤어질 때입니다
그리고 지금은
과거의 닻을 내리고
미래를 향해 떠나야 할 때입니다

(Newman, 1994, p.137; 강혜영 역, p.125)

오늘날 그 어느 때보다도 사회는 간호를 필요로 하고 있다. 간호는, 하나의 학문분야로서, 독특한 방식으로 건강과 인간의 경험에 가치를 부여한다. 인간(가족과 공동체)의 고유한 존엄성과 가치를 보존하는 것이 간호의 주요한 핵심이다. 이 학문은 그 전체성 안에서 인간경험을 다루는 방법을 찾고자 한다. 간호사-환자 관계 안에서 창조되는 연결관계는 신뢰와 개인적인 발견을 장려한다. 이 대화를 통해서, 환자는 의미를 밝혀내고 경험을 알게 되며 그리고 의미를 이해하게 된다. 간호 돌봄은, 사람들과의 의도적이고, 진실하며(authentic), 영적이고, 목적을 가진 경험으로, 지식을 사용하고 치유를 촉진하기 위해 이 학문의 가치와 신념을 반영하고 간호사의 함께 있어 줌(the presence)에 중점을 둔다 (Jones, 2001).

HEC: 향후 고려해야 할 사항들

컨센서스 문서 (회합 참가자들의 논의에서 공감대를 이룬 것들에 대한 기록)에 명시된 바와 같이, "간호 이론은 이 학문의 가치와 신념을 표현하며, 인간 경험의 틀을 세우고 돌봄의 과정을 이끄는 데에 도움이 된다" (1998, p.4). HEC은 안정적이고, 이론적으로 건실하며, 임상가, 연구자, 교육자, 그리고 운영관리자에게 이 학문 분야의 관련성을 분명하게 하고 그 자체의 본질적 핵심, 즉 간호사와 환자간의 동반자 관계를 이끌기 위해 설계된 유용하면서 장대한 이론이다. 이 이론은 그 깔려있는 전제조건들이 진실하며 그리고, 연구조사와 함께 한 테스트를 통해, 이 분야에 새로운 지식을 생성시켰다. 최근에, 19장에서의 이론가들이 논의한 것과 같은 이론적 수렴에 관해 더 많은 관심이 집중되고 있다. 여기에서 우리는 HEC 이론의 사용과 발전에 관한 몇 가지 향후 고려사항에 초점을 두기로 한다.

실무연구방법론

- 실무에서 나온 연구에 계속하여 초점을 맞춘다. 보다 다양한 문화적, 인종적 배경을 가진 인구집단에 HEC의 사용을 확대한다. 이 외에, 어린이들이 포함된 모델에 관심을 더 기울이는 것과 가족과 공동체로의 사용을 확대하는 것이 필수적이다.
- 연구 방법론의 범주에서는, 연구자들은 대상자와의 대화를 반영해 볼 기회를 최소한 두 번 가진다. 일부 연구자들은 이 같은 만남을 늘려야 할 것을 주장 하였다. 시간이 지남에 따른 변화를 평가하기 위해 종단적 연구의 필요성이 있다. 패턴 반영에 관한 시간에 따른 이론적 해석은 새로운 연구 결과에 비추어 검토를 해야 한다. 신체적 지표들은 움직임, 개인적 변환, 그리고 전체론적인 치유의 표현으로서 간주할 수 있다.
- 의미를 이해하기 위해 미술이나 춤, 혹은 전체로서의 패턴을 반영해 보기 위한 개인적 그림 등(picard, 2000) 미학적 표현방법을 이용한 보조적 패턴 인지 방법에 대한 모색을 계속한다.
- Newman은 해석학적 변증법이 패턴을 밝혀내는 데 유용한 방법으로 생각하고 있다. 초점은 개인에게 주어진다. 참여자들의 패턴을 훑어 보기 위해 이 방법을 사용하는 것에 대해, 그리고 주제를 확인하기 위한 여러 가지 방법의 접근방법을 사용하는 것에 대해 의문이 제기되고 있는 상태이다. Newman은 대상자(환자)의 패턴에 대한 강조는 당연한 것으로서, 그 위에 실무가 자리할 수 있다고 하였다. 현상학(적 과정)으로서 그리고 하나의 탐구 방법으로서 HEC을 명확하게 하기 위해 지속적인 대화가 필요할 것이다. (Newman, TETRA 학자들과의 온-라인 대화 중에서.)
- 연구 방법으로서 HEC을 사용하여 연구 프로그램 개발에 지침을

만들 수 있다. 일부 연구자들은 이미 정량적이고 정성적인 연구 방법론들을 사용하는 연구 프로그램을 확장시켜 왔다. HEC과 전통적인 방법들간에는 긴장이 있으며 이는 더 많은 논의를 필요로 하고 있다.

임상 실무와 혁신

- 패턴 평가 그리고 패턴 인지는 간호 실무를 다른 분야와 차별화시키는 데에 유용한 전략들이다.
- 패턴 인지 반영으로부터 얻어진 결과와 간호사와 참여자와의 결과로서 나온 행위는 조기 퇴원과 재발의 감소 및 치유 등 의료기관 수준에서의 목표와 관련하여 의사소통을 하고 연구도 이루어져야 할 필요가 있다. 이것은 HEC틀 안에서의 증거-기반 실무에 대한 재정의를 요구할 수도 있다.
- 임상가들로 하여금 HEC에 따른 간호 양식을 이행하고 지속하는 데 도움을 주기 위해 (특히 HEC과 같은) 이론-기반 실무 모델의 창조를 위한 지침을 개발할 필요가 있다.
- 새로운 실무 모델의 이행을 염두에 두고 있는 간호운영관리자들은 HEC을 이론적 틀로 여기고, 환자/가족의 만족도, 간호사의 만족도와 전문직업적 성장, 조직적 목표 달성, 및 비용 절감과 같은 변수들에 미치는 효과들을 관찰해야 한다.

교육

- 전반적으로, 간호과학의 목표에 주어진 높은 관심과 간호지식이 미친 영향은 한 과목만이 아닌 전체적인 교육 과정을 통해 다루어질 필요가 있다. 간호 지식과 이론에 대한 가치를 교육 과정과 임상 경험에 반영시킨다.

- HEC과 같은 이론을 사용한 창조적인 학습 경험들을 연구하고 문헌으로 보고해야 한다. 교육과 학습에 HEC을 사용하면 교수진과 학생의 교육적 경험에 변화를 가져온다.
- 간호 교육자들은 보건의료를 재정비하는 데에, 그리고 이론의 개발과 테스트, 평가, 및 교육 과정을 통해 학문을 재 정의하는 데에 있어서의 그들의 역할에 대해 주의를 기울여야 할 필요가 있다.
- 돌봄의 성과에 대한 학문의 공헌을 중요하게 생각하는 교육과정의 개발은, 교수-학습 경험에 있어서 간호지식을 핵심적인 것으로 여긴다. 생리적 안정성에 관한 지식이 간호사의 역할에 있어서 중요한 것이라 하더라도, 인간 전체로서의 인간을 돌보는 데에는 간호사-환자 만남에 중점을 두어야 한다.
- HEC은 모든 전문적 실무 현장에서 간호사들로 하여금 자신들이 알고 있는 것에 대해 제 목소리를 낼 수 있게 하고 다른 의료진들에게 간호가 무엇이 다르며 어떻게 기여하는가를 확실히 보여줄 수 있게 한다.

사회적 변화를 위한 힘

"세상을 변화시키는 과제에 적절한 이론은 반드시 개방적이어야 하고, 독단적이지 않아야 하고, 정보적이며 일상 생활환경에 근거를 두고 있어야 한다" (Lather, 1986, p.262). HEC은 참여자들에게 독특한 방식으로 패턴을 인지하는 데에 집중할 수 있는 기회를 제공한다. 만남 그 자체만으로도 참여한 모든 사람들에게 삶을 변화시키는 것이 될 수 있다. 사람들이, 움직이기를 시작하고 고통을 덜며, 자신들의 잠재력을 깨달을 수 있는 기회를 갖기 위해서는 간호사의 지식과 지지가 필요하다.

HEC은 인간 중심적 이론이다. HEC은 어떤 상황을 겪고 있는 개인에게로 가서, 그 사람이 있는 곳에서 그를 만나기 위해, 그리고 고통을 완화시키며 정의를 향상시키고, 그리고 모든 사람을 위한 공통의 선을 발전시키는 데에 필요한 새로운 대안들을 발견하고자 하는 상호적 과정 안에서 일하기 위해, 시간과 지식을 제공한다. Thomas Moore는 이것을 "그 혼에 대한 돌봄은…. 치유나 교정에 관한 것이 아니라 적응력의 변화 혹은 건강하게 만드는 것이며...... 미래를 이상적인 것으로 바라보는 것이 아니고…. 오히려 현재에 참을성 있게 남아 있으면서 날마다 그 모습을 그대로 드러내는 삶 가까이 가는 것" 이라는 말로 가장 잘 표현하였다.

마지막 생각들

간호지식은 이론개발과 검증을 통해 계속 성장한다. 중간단계와 실무수준의 간호이론은 독특한 방법으로 간호지식을 환자경험에 끌어들여 개발할 수 있다. HEC은 그것이 혁신적이고, 간호를 하나의 학문이자, 과학으로서 세상에 알리고, 그리고 지식을 연구와 실무에 쉽게 연결시킬 수 있다는 점에서 간호학자들에게 관심을 받고 있는 이론적인 관점이다. HEC은 환자에 대한 간호의 도덕적 의무를 알게 하고 (Hayes, Chapter 4) 간호사와 환자들에게 그들이 건강할 때건 아플 때건 의식의 확장을 위한 기회를 최고로 활용할 수 있는 돌봄의 환경을 창조하기 위해, 간호지식과 실무에서 얻은 지혜를 사용하도록 (Litchfield, 1999) 권장한다.

References

Barron, A. M. (2000). Life meanings and the experience of cancer. Dissertation Abstracts *International*, 54 (UMI No. 30-08589).

Bentov, I. (1978). *Stalking the wild pendulum*. New York, NY: E. P. Dutton.

Berry, D. (2004). An emerging model of behavior change in women maintaining weight loss. *Nursing Science Quarterly*, 17(3), 242-245.

Bohm, D. (1980). *Wholeness and the implicate order*. London: Routledge & Kegan Paul.

Chinn, P. & Kramer, M. K. (1999). Theory and nursing: Integrated knowledge development (5th ed). St. Louis, MO: Mosby.

Consensus Document. (1998). In: Sr. Callista Roy & D. Jones, (Eds.). *Nursing knowledge development and clinical practice: Opportunities and direction*. New York, NY: Springer (in press).

Hayes, C. Dissertation Abstracts International Unpublished dissertation, Boston College, Chestnut Hill, MA.

Jones, D. (2000). Linking nursing language with knowledge development. In: Norma L. Chaska, (Ed.). *The nursing profession: Tomorrow and beyond*. (pp.373-385). Thousand Oaks, CA: Sage Publications.

Litchfield, M. (1999). Practice wisdom. *Advances in Nursing Science*, 22(2), 62-73.

McEwen, M., & Willis, E. M. (2002). *Theoretical basis for nursing*. Philadelphia, PA: Lippincott Williams and Wilkins.

Moore, T. (1992). *Care of the soul*. New York, NY: Harper Collins.

Neill, J. (2002). Transcendence and transformation in the life patterns of women living with rheumatoid arthritis. *Advances in Nursing Science*, 24(4), 27-47.

Newman, M. (1994). *Health as expanding consciousness* (2nd ed.). New York, NY: National League for Nursing Press.

Newman, M. (2001). Tetradialogue among scholars: Theory of health as expanding consciousness. Jan. 25, 2001.

Newman, N. (2002). *http://www.healthasexpandingconsciousness.org.*

Noveletsky-Rosenthal, H. T. (1996). Pattern recognition in older adults living with chronic illness. *Dissertation Abstracts International*. Unpublished dissertation, Boston College, Chestnut Hill, MA.

Noveletsky-Rosenthal, & H. T. Solomon, K. (2001). Reflections on the use of Johns' model of structures reflection in nurse practitioner education. *International Journal for Human Caring*, 4(2), 21-26.

Pharris, M. D. (2002). Coming to know ourselves as community through a nursing partnership with adolescents convicted of murder. *Advances in Nursing Science*, 24(3), 21-42.

Picard, C. (2000). Pattern of expanding consciousness in middle life women: Creative movement and narrative modes of expression. *Nursing Science Ouarterly*, 13(2), 150-158.

Picard, C., & Margolis, T. (2002). Praxis as a mirroring process: Teaching psychiatric nursing grounded in Newman's health as expanding consciousness. *Nursing Science Ouarterly*, 15(2), 118-122.

Prigogine, I. (1976). Order through fluctuation: Self-organization and social system. In: E. Jantsch & C. H. Waddington (Eds.). *Evolution of consciousness* (pp.99-133). Reading, MA: Addison Wesley.

Rogers, M. (1970). *An introduction to the theoretical basis of nursing.* Philadelphia, PA: F. A. Davis.

Ruka, S. (2003). *Dissertation Abstracts International.* Unpublished dissertation, Boston College, Chestnut Hill, MA.

Wheeler, C. E., & Chinn, P. L. (1984). *Peace and power: A handbook of feminist process.* Buffalo, NY: Margaret-Daughters.

Young, A. M. (1976). *The reflective universe: Evolution of consciousness.* San Francisco, CA: Robert Briggs.

강혜영 역(1996). **의식확장으로서의 건강**(Margaret A. Newman), 서울, 현문사.

부 록

강혜영(1994). 보건진료원이 농촌주민과 함께 나눈 건강경험: Newman의 실무연구방법론을 근거로, 연세대학교 대학원 박사학위논문.

본 연구는 지역사회간호의 한 분야인 보건진료원(Community Health Practitioner, CHP)실무를 통해 CHP와 농촌주민이 나눈 건강경험을 연구대상(study entity)으로 하여 Newman의 실무연구방법론에 비추어 탐색해간 과정으로 연구의 목적은 이들의 건강경험을 추출하여 실무연구방법론에 나타나는 제 특징에 따라 그 변화과정을 비평하는 것이다.

CHP가 주민과 함께 건강경험을 나눈 기간은 66개월간이고 (1983. 10∼1989. 3), 이를 CHP직무에 따라 분석, 사례보고서로 출간하기까지의 기간은 약 40개월(1988. 8∼1991.12)이었다. 그 후 Newman (1990)의 실무연구방법론의 발표에 따라 연구자가 건강경험을 추출하는 데는 약 7개월이 (1992.10∼1993. 4), 그리고 CHP와 주민들에게 확인하는 데는 약 8개월이(1993. 5∼1993.12) 소요되었다. 건강경험은 일차로 연구자가 사례보고서를 근거로 9개영역에서 순차적으로 추출한 후, CHP와 주민들에게 녹음면담을 통해 확인하였으며, 건강경험의 변환과정에 나타나는 세 가지 특징을 근거로 비평하였다.

연구의 결과는 다음과 같다.

연구대상으로서의 건강경험: CHP와 농촌주민이 나눈 건강경험은 간호진단과 사정을 통한 계획보다는 간호사의 인지를 통해 접근해간 관계에서, 내소환자나 결핵환자등과 같은 기존의 주요보건사업 대상자에서보다는 그때까지 소외되어온 어린이나 여성들에서 질병이나 건강행위관련 활동을 통해서보다는 마을건강원과 유아원이나 신협의 발족과 활성화를 통한 상호관계에서 변환의 속도가 빠르고 범위도 넓어졌음을 볼 수 있다.

건강경험의 비평: 교섭하기(Negotiation) 란 대상자가 자신의 고유한 건강경험을 형성해가는 과정에서 간호사가 그 환경의 일부가 되어 새로운 상호작용을 시작해가는 것이고, 주고받기(Reciprocity)란 대상자가 자신의 건강경험에 대해 통찰력을 가지게 되면서 상호작용과정에서 그들의 관심과 행동에 주도권을 가지고 동반자관계를 수립해가는 것이며, 힘북돋기(Empowerment)란 대상자가 자신의 결정에 따라 추구하고자 하는 관심이나 행동을 스스로 찾아감으로서 건강경험이 더 이상 그 이전의 상태로 되돌아가지 않는 것이다.

건강경험이 형성되어가는 과정에서는 개인차원에서 교섭하기의 특징이 뚜렷하여 주로 일방적인 상호관계를 보였고 규범이나 직무지침보다는 간호사의 인지에 따라 접촉한 대상자에서부터 주고받기로의 변환이 부분적으로 시작되었다.

건강경험이 성장해가는 과정에서는 교섭하기가 여러 차원에서 시작되고 다양한 요인이 복합적으로 작용하여 주고받기로의 변환이 빠르며 새로 시작하는 건강경험의 변화속도 역시 초기에 비해 빨랐다. 간호사의 인지범위도 개인차원에서 집단으로서의 주민으로 확산되어 쌍방적인 상호관계로 발전해갔다.

건강경험의 성숙과정에서는 변환요인이 더욱 복합적이고 속도 역시 가속화되었다. 초기에서와 같이 간호사의 인지에 따라 접근한 대상자에서 특히 어린이와 여성들과의 건강경험에서 보다 빠르고 차원 높게 변환되었으며, 간호사의 변환도 대상자의 변환정도에 따라 달라졌으며 건강경험이 CHP나 대상자 모두 계획하거나 예측하지 못한 차원까지 변환되어 상호자아개방을 통한 성숙을 가져왔다.

이상의 결과로 비추어 볼 때, 건강경험의 변환과정을 탐색하는 것은 지역사회간호실무의 특성을 반영하는 간호이론 개방의 한 대안이 될 수 있음과, 실무연구방법론은 시간을 두고 대상자들의 삶을 전체적으로 볼 수 있는 만성, 또는 재활환자나 노인인구와 특히 지속적인 가정방문을 통해 접촉하는 지역사회간호실무에 적용가능성이 높음과 이의 적용을 위해서는 간호 실무에 대한 관점의 변화가(paradigm shift) 요구됨을 알 수 있었다.

또한 간호교육을 통해 간호사는 건강경험과 그 변환개념을 이해하며, 나타난 문제의 사정보다는 그 변환과정을 인지할 수 있고 동반자관계가 형성될 때까지 지속적인 접근(reach-out)을 할 수 있는 능력이 갖추어야 함과, 자신을 대상자에게 개방하고 간호대상자의 주도적인 선택을 허용할 수 있도록 하는 방법과 간호란 무엇을 해주고 조작하는 것이 아닌 대상자와 함께 성장해가는 건강경험임을 습득할 수 있는 간호교육에의 변화가(paradigm shift) 필요함을 시사하였다.

강혜영(2000). 만성질환노인들의 의식확장으로서의 건강연구, **지역사회간호학회지, 11**(1), 172-183.

본 연구는 Newman의 실무연구방법에서 제시한 실무연구방법을 우리나라 지역사회간호실무 대상자에게 적용하여 연구자가 직접 실무를 통해 실시한 일차 탐색연구이다. 연구대상자는 현재 보건소 간호사의 가정방문을 받고 있으면서 만성질환을 한 가지 이상 가진 지역사회 노인으로서 본 연구자와 3회 이상 면접을 가진 자들이었다.

지역사회노인들의 삶의 양상에서 나온 주제들로는 좌절과 회한 그리고 한이 서린 분노와 체념이었으며 양상인지에 따른 전환점에서의 의식확장은 나타나지 않았다. 이런 결과는 대상자들이 질병의 불확실성으로 인한 기회를 포착하지 못한 점과 간호 실무에 대한 대상자들도 치료중심의 도구적 접근을 우선적으로 기대한다는 점,

면담이 삶의 어떤 특정한 시기가 아닌 일상생활 속에서 이루어진 점, 그리고 보건소 간호사가 함께 방문한 점 때문인 것을 사료되어 이들 노인들의 양상인지에는 보다 긴 연구기간과 반복면담을 필요로 함을 알 수 있었다.

또한 연구 대상노인들 삶의 양상에 나타나 주제들은 노인들이 지닌 질병자체보다는 그 질병의 만성화와 자신들의 늙어감에 관련된 것들이 대부분이었고, 기존의 서양사회를 배경으로 한 사전 연구들에서 제기한 질병이나 그로 인한 신체증상보다는 대인관계망 중에서도 특히 가족들과의 상호작용에서 비롯한 양상화에 집중되어 있음을 알 수 있었다.

공수자(2003). Newman의 실무연구방법론을 근거로 한 성폭력 피해자의 건강경험, 전남대학교 대학원 박사학위 논문.

본 연구는 Newman의 실무연구방법에 근거하여 성폭력 피해자의 변환과정을 탐색하는 기술적 연구이다. 본 연구의 이론적 기틀은 뉴만의 의식-확장으로서의 건강경험이었으며, 연구방법은 Newman의 실무 연구방법론을 근거로 하였다. 이 방법은 연구와 실무 초점을 양상인식에 두며, 이러한 양상 인식은 참여자-연구자 상호작용에서 대화를 통해 이루어진다. 이러한 양상 인식은 사람들에게 자신과 자신의 삶에 대한 통찰력을 얻도록 하여 새로운 행동의 가능성을 제공한다.

본 연구 참여자는 낯선 사람으로부터 성폭력을 당한 후 응급피임을 위해 성폭력 상담소에 내소한 9명의 미혼여성들이었다. 참여자의 연령은 17세에서 26세까지였다. 본 연구의 자료는 참여자-연구자 상호작용 내에서 성폭력과 관련된 건강 경험 양상을 확인하는 과정에서 탐색되었다. 연구 기간은 2000년 9월부터 2002년 3월까지였으며

1회 대화시간은 1시간에서 2시간 사이였다. 이외에도 참여자가 필요할 시는 언제든지 전화와 전자우편으로 연구자와 대화를 나눌 수 있었다. 참여자와 만난 횟수는 대체로 3회-5회였으며 상호작용 기간은 대체로 3개월－6개월이었다.

본 연구의 탐색과정은 참여자－연구자 상호작용 속에서 대화를 통해 이루어졌다. 먼저 참여자들이 성폭력 이후 의식확장 과정의 구속단계에서 경험하는 초기 건강경험 양상을 확인하였다. 참여자의 초기 건강경험 양상을 탐색하기 위한 대화는 "성폭력으로 인해 당신이 경험한 것들에 대해서 말씀해주세요"로 시작하였다. 이 질문에 대한 참여자의 진술을 요약한 네러티브를 만들어 후속 만남에서 대화 주제로 삼았다. 이 대화에서 나타난 참여자들의 초기 경험 양상을 중요한 주제별로 정리했으며 이를 참여자와 함께 확인하였다.

본 연구에서는 Newman의 실무연구방법론에 따라 확인된 성폭력 피해자의 건강경험을 다음 세 가지 주제로 다루었다. 첫째, 참여자가 성폭력 사건 이후 경험했던 초기 건강경험을 확인했다. 그 결과 1) 어떻게 할 수 없는 상황을 주체할 수 없어서 죽고 싶어함 2) 성폭력 사건이 재발할 지도 모른다는 두려움으로 조마조마 함 3) 성폭력 기억을 떨쳐버리지 못해서 고통스러움 4) 누구에게도 털어놓지 못하고 도움을 구하지 못해 답답하고 막막함 5) 원치 않는 임신과 성병에 대한 걱정으로 애를 태움 6) 병원, 성폭력 상담소, 경찰서에서 받은 부당한 대우에 대해 억울하고 화가 치밀어 오름 7) 성폭력 가해자와 주변 사람들에 대한 원망스러움과 섭섭함 8) 돌이키지 못하는 일에 대한 자책으로 나타났다.

둘째, 참여자가 성폭력과 관련한 초기 경험을 확인하는 과정에서 자신과 자신의 상황에 대한 통찰력을 얻고 새로운 행동 가능성을 발견하게 되는 전환점을 확인하였다. 그 결과 1) 누구에게도 털어놓지 못하는 답답함에서 벗어남 2) 사건의 재구성 과정에서 얻은 통찰력 3) 의문이나 걱정되는 일을 의논할 수 있게 됨 4) 지지 받음을 통한 자기-가치 확인으로 나타났다.

셋째, 참여자가 성폭력 피해경험을 통해 새롭게 얻은 자신과 자신의 상황에 대한 통찰력에 따른 변환경험을 확인하였다. 그 결과 1) 의미 찾기를 통한 자아-확장 2) 관점의 변화 3) 자기-성찰을 통한 자기-발견 4) 다른 사람들과의 관계개선으로 나타났다. 이 같은 탐색 결과는 Newman (1994)의 의식확장으로서 건강 이론과 Young (1978)의 의식확장 수준에 비추어 논의되었다. 그리고 참여자-연구자 상호작용에서 나타난 건강경험의 의미와 본 탐색 결과의 간호학적 의의가 논의되었다.

본 연구를 통해 성폭력 피해자들의 경험을 Newman (1986, 1994)의 이론 틀로 접근했을 때 피해자들이 자신과 자신의 상황을 현실적으로 파악할 수 있었고, 내적 잠재력을 동원할 수 있게 되었다는 점을 확인하였다. 본 연구는 우리나라의 성폭력 피해자들과 그들이 처한 상황에 대한 통찰력을 제공하고, 성폭력 피해자들에 대한 실무연구 방법을 제시했다고 본다. 이러한 점에서 볼 때 본 연구는 Newman 이론의 유용성을 지지하는 결과로 보여 진다.

따라서 Newman 실무연구방법론을 기본 간호교육 과정에 포함시키고 다양한 간호실무상황에 사용하여 인간경험에 대한 돌봄 이론을 개발하는 연구가 활성화되어야 할 것이다. 아울러 성폭력의 다양한 유형에 따른 피해자들에게 Newman 실무연구방법론을 계속 사용하여 성폭력 피해자를 위한 돌봄 이론을 정교화 할 것을 제언한다.

공수자 (2003). 의식확장으로서의 건강: 성폭력 피해자의 경험을 중심으로, **대한간호학회지**, 34(6). 913-923.

본 연구는 Newman(1994)이 제안한 의식확장으로서 건강 이론과 그 이론에 부합되는 실무연구방법을 사용하여 성폭력 피해자의 건강경험을 확인하기 위해 시도되었다. 본 연구에서 나타난 결과는 성폭력 피해라는 삶의 역경에 처한 참여자들이 의식확장을 통해 변환되어 가는 과정을 보여주었다. 아울러 간호사로서의 연구자도 참여자들과의 실무연구과정에 참여함으로써 성폭력이라는 새로운 현상에 대한 이해감은 물론 자신을 다시 되돌아 볼 수 있었다. 그리고 무엇보다 Newman(1994)의 실무연구방법론을 적용해봄으로써 성폭력 피해자는 물론 다른 삶의 역경에 처한 대상자들에게도 접근할 수 있는 실무의 기틀을 마련하게 되었다. 이 같은 결과는 Newman (1986, 1994)의 의식-확장을 통한 건강 이론을 지지하는 결과로 여겨진다.

구체적으로 본 연구과정에서 연구자-참여자 상호작용 과정에서 참여자가 성폭력 사건과 관련하여 경험한 건강경험의 양상을 확인한 결과는 다음과 같다. 첫째, 참여자가 성폭력 경험으로부터 성폭력과 관련하여 자신의 행동에 대한 통찰력을 얻고 새로운 행동 가능성을 발견하게 되는 전환점은 1) 누구에게도 털어놓지 못하는 답답함에서 벗어남 2) 사건의 재구성 과정에서 얻은 통찰력 3) 의문이나 걱정되는 일을 의논할 수 있게 됨 4) 지지 받음을 통한 자기-가치 확인으로 나타났다. 둘째, 참여자가 성폭력 피해경험을 통해 새로운 통찰력을 얻는 전환점을 계기로 새롭게 얻은 변환 경험은 1) 의미 찾기를 통한 자아-확장 2) 관점의 변화 3) 자기-성찰을 통한 자기-발견 4) 다른 사람들과의 관계개선으로 나타났다. 셋째, 본 연구과정에서 얻어진 연구자의 건강 경험은 1) 깊은 유대감 속에 '지금 여기'에서의 삶을 체험 2) '진정으로 함께 있어줌'의 체험 3) 다른 사람을 돕는 삶의 귀중함 체험 4) 성폭력 피해자를 도와줄 수 있다는 자신감 5) 이해와 공감을 표시하는 언어의 중요성 깨달음이었다.

이상의 연구결과를 통해 성폭력 피해자들의 경험을 Newman(1986,

1994)의 이론 틀을 가지고 접근했을 때 피해자들이 자신의 상황을 현실적으로 파악할 수 있었고, 내적 잠재력을 동원할 수 있게 되었음을 알 수 있다. 이것은 간호사와 참여자의 상호관계 속에서 이루어졌다. 본 연구는 우리나라의 성폭력 피해자들과 그들이 처한 상황에 대한 통찰력을 제공하고 성폭력 피해자들에 대한 간호실무연구방법의 한 예를 제시했다. 이러한 점에서 볼 때 본 연구는 뉴만 이론의 유용성을 지지하는 것이다.

이상과 같은 결론을 근거로 다음과 같이 추후 연구를 위해 제언한다. 1) Newman(1994)의 실무연구방법을 사용하여 또 다른 삶의 역경에 처한 대상자들의 건강경험 양상을 확인하는 연구가 계속적으로 이루어져야 한다. 2) 다양한 간호실무 현장에 Newman의 실무연구 방법을 사용하여 참여자-간호사 과정을 확인하는 연구가 필요하다. 3) Newman 실무연구에 참여했던 성폭력 피해자의 추후 상태를 확인하기 위한 연구가 필요하다. 4) Newman 실무연구에 참여했던 성폭력 피해자와 참여하지 않은 성폭력 피해자를 종단적으로 비교하는 연구가 필요하다. 5) 이상의 연구 활동을 통해 Newman 실무연구방법에 대한 합의된 지식을 산출해야 하고, 그 지식을 바탕으로 한 간호교육과 간호실무를 활성화시켜야 한다.

심문숙 (2004). Newman의 실무연구방법론을 근거로 한 저소득 독거노인의 건강경험, 전남대학교 대학원 박사학위논문.

본 연구는 Newman의 실무연구방법론에 근거하여 저소득 독거노인의 건강경험 양상 변환과정을 탐색하는 연구이다. 본 연구는 Newman의 의식확장으로서의 건강이론과 실무연구방법론을 근거로 하였다. Newman의 실무연구방법론의 특징은 건강에 대한 의식으로서 양상 인식에 초점을 두고, 양상인식은 참여자와 연구자의 상호작용에서 대화를 통하여 이루어지며, 참여자 자신에 대한 인식과 삶에 대한 통찰력을 얻게 하여 새로운 행동의 가능성을 제공한다.

본 연구의 참여자는 보건소의 방문간호를 받고 있는 7명의 독거노인들로 연령범위는 79세에서부터 86세이었다. 연구의 자료는 연구자가 참여자와 함께 상호작용을 하면서 참여자가 자신의 삶에 대해 대화하는 과정에서 나타나는 건강양상에 대한 인식과 관련 있는 내용이다. 연구기간은 2002년 10월부터 2003년 6월까지였으며 한 참여자와의 상호작용 횟수는 모두 10회 이상으로 1회의 상호작용에 소요된 시간은 1시간에서 2시간이었고, 상호작용 기간은 2개월에서 7개월이었다.

자료의 탐색과정에서 참여자들의 건강경험 양상을 확인하기 위하여 "살아오신 중에 기억에 남는 일이 있으시면 말씀해 주세요"로 시작하였다. 이 대화에서 나타난 내용들을 이야기로 진술하였고, 이를 주제별로 나누어서 다음 만남의 대화주제로 다루면서 계속 참여자와 확인하는 과정을 이어갔다.

이러한 과정을 통해 확인된 저소득 독거노인의 초기 건강 경험은 첫째, 지난 삶을 돌이켜 보며 자책함 둘째, 현재의 삶이 타인에게 부담되는 존재라고 느낌 셋째, 앞으로의 삶이 걱정되고 막막함으로 확인되었다. 또한 참여자가 연구자와 초기 삶의 경험에 대해 대화하는 과정에서 자신과 자신의 상황에 대한 통찰력을 얻고 새로운 행동의 가능성을 발견하게 되는 전환점을 확인하였는데, 이러한 양상 변환 인식은 첫째, 자신의 삶을 노출하면서 이야기가 통함을 느낌 둘째, 타인의 관심을 받고 있다고 느낌 셋째, 질병을 삶의 일부로 받아들임으로 확인되었다. 그리고 참여자가 새롭게 통찰한 건강 양상 인식에 따른 변환된 건강경험을 확인하였는데 첫째, 자신의 삶에 대하여 긍정적인 시각을 갖게 됨 둘째, 타인, 사회와의 긍정적 상호작용을 하게 됨 셋째, 자신감을 가지고 미래의 삶을 계획하게 됨으로 나타났다.

저소득 독거노인의 건강경험을 Newman(1986, 1994)의 이론 틀로 접근했을 때 연구자가 독거노인들의 양상 인식 과정에 참여함으로써 참여자가 자신과 자신의 상황을 실제적으로 잘 파악할 수 있었으며, 자신의 내부에 잠재되어 있었던 힘을 이끌어 낼 수 있게 되었다는 점을 확인하였다. 본 연구결과는 지역사회 실무자들에게 독거노인들이 인식하는 삶과 상황에 대한 통찰력을 제공하고, 대화를 통해 건강 양상 인식의 변화가 이루어짐을 확인함으로써 저소득 독거노인들에 대한 실무연구방법을 제시하고 Newman이론을 지지하는 결과를 보여주었다. 또한 다양한 실무상황에서 Newman의 실무연구방법론을 적용하여 인간의 경험에 대한 연구가 지속적으로 이루어져야 할 것이다. 그러나 지역사회 저소득 독거노인을 위한 구체적인 실무방법을 제공하기 위해서는 다른 상황의 독거노인들을 대상으로 반복적인 연구를 계속할 필요가 있다.

이로서 Newman의 의식확장으로서의 건강이론에 근거한 실무연구방법론을 적용한 저소득 독거노인의 건강경험에 대한 본 연구가 독거노인을 위한 구체적인 간호 실무방법을 제시하게 될 것이다.

권영란 (2008). Newman의 실무연구방법론을 근거로 한 우울 청소년의 건강경험, 전남대학교 대학원 박사학위논문.

본 연구는 Newman(1994)의 의식확장으로서의 건강 이론에서 제시하는 실무연구방법론을 근거로 우울 청소년들의 건강경험을 탐색하는 질적연구이다. 연구 참여자들은 14~19세의 청소년 6명으로 학교적응 및 대인관계 갈등 때문에 상담을 받고자 희망하여 본인이 직접 N정신보건센터로 찾아왔거나 혹은 학교 내 상담교사나 담임교사를 통하여 의뢰되었다. 이들은 BDI검사결과 1명은 경증우울을 5

명은 중증우울을 경험하고 있는 것으로 나타났다.

본 연구에서는 실무연구방법론을 위해 Newman(1994)이 제시한 프로토콜에 따라 면담－옮겨 쓰기－이야기의 전개-그림그리기-후속면담-이론의 적용을 사용하였다. 본 연구의 자료수집 및 분석을 위하여 Newman(1994, 2000)의 실무연구방법론에서 제시하는 해석학적－변증법적 과정으로 패턴분석방법을 활용하였다.

자료수집 기간은 2007년 3월부터 10월까지였으며, 각 참여자별로 6～8회의 심층면담을 진행 하였고, 면담은 40～90분이었으며 평균 60분간 소요되었다. 모든 면담내용은 녹음한 후 필사하여 요약한 후 순환적 이해를 위해 참여자와 함께 확인하였다.

본 연구 탐색결과를 의식확장으로서의 건강 이론에 따라 제시한 결과 참여자들의 건강경험은 다음의 순차적 세 가지 패턴으로 나타났다. 이들 세 가지 건강경험을 구체적으로 제시하면 다음과 같다.

첫째, 참여자들이 우울로 인해 의식확장의 구속단계에서 겪었던 초기 건강경험은 1) 따듯한 둥지에 대한 그리움 2) 자신의 쓸모없음을 한탄함 3) 죽음을 탈출구로 생각함 4) 사람들과 벽 쌓기 5) 감정의 소용돌이를 경험함 6) 분노감에 의해 어긋나게 행동함으로 나타났다.

둘째, 참여자들이 초기 건강경험 패턴에 대한 인식과정과 참여자-연구자 상호작용 속에서 자신과 자신의 상황에 대한 통찰력을 얻고 새로운 행동의 가능성을 얻은 전환점 경험은 1) 현실을 이해하고 변화가능성을 발견함 2) 자기 개방의 필요성을 인식함 3) 삶의 의미를 재발견함으로 표현되었다.

셋째, 참여자-연구자 상호작용 속에서 참여자가 나타낸 변환경험은 1) 자신의 가치와 감정을 표현함 2) 인간관계가 확장됨 3) 우울의 다른 얼굴, 분노를 조절함 4) 현재 생활에 흥미를 갖고 참여함 5) 미래를 희망으로 채워감으로 확인되었다.

또한, 참여자－연구자 상호작용 과정에서 일어났던 연구자의 건강경험 패턴을 탐색한 결과는 다음과 같다. 1) 의미있는 타자와 돌봄을 주고받은 경험의 중요성을 인식함 2) 우울 청소년을 도울 수 있다는 자신감 3) 건강패턴 탐색을 통해 건강의 본질을 체험함 4) 진실한 관계맺음을 통한 돌봄 체험 5) 간호의 본질을 발견하고 깊게 체험함으로 나타났다.

우울 청소년을 대상으로 Newman(1994)의 실무연구방법론을 사용함으로써 연구자－참여자의 상호작용을 증진시켰으며, 이를 통하여 패턴 인식이 증가됨과 동시에 자신과 자신의 상황에 대한 새로운 통찰력을 얻고 또한 새로운 행동의 가능성을 얻는 전환점의 경험과 이러한 전환점을 계기로 변환되는 경험을 탐색할 수 있었다. 또한 대상자뿐만 아니라 연구자에게도 실무에서 환자에 대한 관심이 더 넓어짐과 간호사 자신의 간호개념을 변화시켰다. 이러한 점에서 볼 때 본 연구는 Newman 이론의 유용성을 지지하는 것이다. 따라서 Newman의 실무연구방법론에 근거한 우울 청소년을 위한 간호 실무를 활성화 시켜야 한다.

역자 약력

강 혜 영

1971 연세대학교 간호대학
1994 연세대학교 대학원 간호학과 (이학박사)
1971 - 1972 목포가톨릭대학교 간호학과
1973 - 1975 조선대학교 간호학과
1977 - 현재 전남대학교 간호대학

역서

의식확장으로서의 건강 (Margaret A. Newman), 현문사, 1996.

강 창 열

1986 아주대학교 공대 산업공학과
1986 - 1988 삼성반도체 통신 (구 삼성전자)
1988 - 1994 전주제지 주식회사 (삼성 그룹)
1995 - 2002 한솔제지
2002 - 2005 Saturn Bath & Leading Construction Materials Co. Ltd
2005 - 현재 산학연구원, 린 시그마센타 컨설턴트, 출판기획담당이사 (ProsBooks 출판사)

역서 및 공역서

도요다방식: The TOYOTA WAY FIELD BOOK(Jeffrey Liker & David Meier), 기산출판사, 2004.

Insights from MIT's Lean Aerospace Initiative (Earll Murman, et. al.), 기산출판사, 2008. 5월 출간예정.

새로운 목소리로 **간호를 노래하자**

인쇄 | 2008년 1월 20일
발행 | 2008년 1월 30일

역 자 | 강혜영 · 강창열
발행인 | 강정채
발행처 | 전남대학교출판부

등록 | 1981. 5. 21. 제53호
주소 | 500-757 광주광역시 북구 용봉동 300
전화 | (062) 530-0571~3
팩스 | (062) 530-0579
홈페이지 | http://altair.chonnam.ac.kr/~cnup

값 15,000 원

ISBN 978-89-7598-667-3 (93510)

이 도서의 국립중앙도서관 출판시도서목록(CIP)은 e-CIP홈페이지(http://www.nl.go.kr/cip.php)에서 이용하실 수 있습니다. **(CIP제어번호: CIP2008001335)**